ACTA NEUROVEGETATIVA/SUPPLEMENTUM I

Der bedingte Reflex und die vegetative Rhythmik des Menschen

dargestellt am Elektrodermatogramm

Von

Dr. Hermann Regelsberger

apl. Professor für innere Medizin an der Medizinischen Akademie Düsseldorf und Chefarzt am Städtischen Krankenhaus Dortmund

Mit 46 Textabbildungen

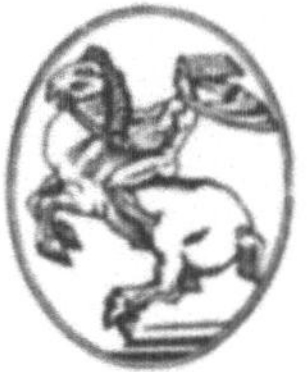

WIEN / SPRINGER-VERLAG / 1952

ISBN 978-3-211-80274-8 ISBN 978-3-7091-5846-3 (eBook)
DOI 10.1007/978-3-7091-5846-3

Alle Rechte, insbesondere das der Übersetzung
in fremde Sprachen, vorbehalten
Copyright 1952 by Springer-Verlag in Vienna

MEINEM VEREHRTEN KLINISCHEN LEHRER

PROF. L. R. MÜLLER

GEWIDMET

Vorwort.

Die ersten Anregungen, die zu den folgenden Untersuchungen führten, verdanke ich den Arbeiten des englischen Physiologen A. D. WALLER (Cambridge). In seinen „Kennzeichen des Lebens“ hatte er eine Methode beschrieben, um aus der elektrischen Reaktion (sog. „Flammströmen“) beliebiger Zellen deren noch lebensfähigen oder bereits abgestorbenen Zustand zu bestimmen. Wir hatten beabsichtigt, die Wallerschen Versuche und später den von EBBECKE entdeckten „*lokalen galvanischen Hauteffekt*“ für die besonderen Zwecke der *biologischen Strahlendosierung* auszuwerten, trafen jedoch auf Schwierigkeiten, die in der *Inkonstanz der Antwortreaktionen der menschlichen Haut* begründet waren.

Wie häufig in der Geschichte der Wissenschaft, so wurde auch hier eine anfängliche unangenehme Störung zum Hauptthema und führte im vorliegenden Falle zur Entdeckung des *Grundphänomens* dieser Arbeit, nämlich jener *Polarisationsrhythmik* der *menschlichen Haut,* die später als *Elektrodermatogramm* bezeichnet wurde. Diese Benennung wurde gelegentlich, und zwar zu Unrecht, bekrittelt, denn das EDG erwies sich in der Tat als *Handschrift des vegetativen* Nervensystems, wenigstens in einer seiner umfassenden Hautfunktionen, der sogenannten *Perspiratio insensibilis.*

Zur ersten Deutung der Erscheinungen war ein *Zellgedächtnis der Hirnganglien* angenommen worden. Später trat diese Auffassung in dem Maße zurück, wie die Bedeutung der *Pawlowschen bedingten* und *unbedingten Reflexe* in diesen Zusammenhängen aufgegangen war. Es stellte sich aber heraus, daß *beide* Vorstellungen ihre Berechtigungen hatten, insoferne jene für den *dienzephalen,* diese für den *Rindenanteil* der vegetativen Rhythmik maßgebend wurden.

Die Kenntnis der Pawlowschen Arbeiten ist in Deutschland auffallend wenig verbreitet, ein Mangel, der zum Teil aus der Schwierigkeit der Literaturbeschaffung zu erklären ist. Ich selbst hatte das Glück, noch zu Anfang der zwanziger Jahre in meiner Assistentenzeit am Tübinger Physiologischen Institut durch meinen damaligen Lehrer W. TRENDELENBURG zu Dressurversuchen in der Pawlowschen Richtung angeregt worden zu sein. W. TRENDELENBURG, wohl der bedeutendste Hirnphysiologe seiner Zeit, wäre bei seinem unerreichten experimentellen und operativen Geschick auch der berufene Fortsetzer und Interpret der Pawlowschen Ideen gewesen. Leider sind durch die wissenschaftliche Not schon nach dem ersten Weltkriege seine eigenen Arbeiten wie die Anregungen, die er uns gab, zum Stillstand gekommen. Mit seinem Tode ist die Tradition auf diesem Forschungsgebiet schließlich so gut wie gänzlich erloschen. Es ist mir eine besondere Befriedigung, meinem verstorbenen verehrten Lehrer durch die vorliegenden Forschungsergebnisse über *natürliche bedingte Reflexe* des *vegetativen Nervensystems* eine verspätete Dankesschuld abtragen zu können.

Ein weiterer glücklicher Zufall, oder soll ich sagen die innere Folgerichtigkeit der Dinge, brachte mich später als Assistent und Mitarbeiter L. R. Müllers in Berührung mit dem ungeheuren Wissensstoff des *vegetativen Nervensystems*, der damals für die „Lebensnerven" bearbeitet wurde. Fast der gesamte Inhalt des ersten und zweiten Teiles dieses Buches geht auf jene fruchtbaren Jahre an der Erlanger Klinik zurück.

Ich hatte die Freude, damals sowohl wie auch später junge Mitarbeiter an den aufkeimenden Ideen zu finden. Inzwischen ist auch mein eigener Sohn, H. S. Regelsberger, mit Arbeiten über verwandte Fragen hervorgetreten. Die Namen der Mitarbeiter, denen ich auch an dieser Stelle danken will, finden sich im angeschlossenen Literaturverzeichnis.

Dortmund, im März 1952.

H. Regelsberger.

Inhaltsverzeichnis.

Dritter Teil

Die zentrale Steuerung der vegetativen Rhythmik.

Vierter Teil

Elektrographische Organdiagnostik und Funktionsprüfung des vegetativen Nervensystems.

Fünfter Teil

Die Rhythmik der inneren Organe.

Einleitung.

Die Wiederholung *ähnlicher* Zeitgebilde bezeichnen wir als *Rhythmus*. Mit dieser Definition haben wir den Rhythmus bereits von der stets gleichmäßigen Abfolge physikalischer Periodik geschieden. Rhythmus ist ein Erlebnis der Seele, das uns wie Puls und Atmung meist unbewußt bleibt. Wie die weitere Spannung von Geburt, Jugend, Reife, Alter und Tod ist er zugleich ein *Urphänomen* des Lebens, das sich in der Folge der Zelleinheiten genau so wiederholt, wie im Wandel des ganzen Individuums.

Mit der Unterscheidung des Rhythmus von der physikalischen Periodik drängt sich ein neues Zeitmerkmal auf, das den Rhythmus zwar meist begleitet, aber dennoch nicht wesenhaft zu ihm gehört, der *Takt*. „Takt ist Wiederholung des gleichen, Rhythmus die Erneuerung des ähnlichen", so hat KLAGES die beiden Begriffe gefaßt, und er fährt fort, daß der Takt, indem er Grenzen setzt und Teilungen vornimmt, ein *Urteil* spricht und somit vom „Geiste" diktiert werde. Jedenfalls ist der Takt ursprünglich nicht ohne die *bewußte* geistige Tätigkeit zu denken, während der Rhythmus vom pulsenden Leben selber getragen wird.

Wir haben es hier nicht mit psychologischen, sondern *physiologischen* Untersuchungen zu tun, die eine *Objektivierung* rhythmischer Abläufe zum Ziele haben. Dennoch ist es eigenartig, daß sich eine ähnliche Zuordnung auch dabei ergibt, indem der Takt mehr als eine Leistung der *Großhirnrinde*, der Rhythmus als eine solche des *Hirnstammes* erscheint. Die Hirnrinde ist das Organ der *bedingten* Reflexe, mit denen wir es hier wesentlich zu tun haben. Diese sind unter Vermittlung der sensorischen Apparate auch die Bildner der *Zeitreize*, d. h. der Taktreize, die wir der „*Weltuhr*" entnehmen. Ihnen antwortet die bodenständige Rhythmik des Hirnstammes. Sie würde auch ohne jene bestehen bleiben. Für die *Einpassung* des Individuums in die Außenwelt indessen übernimmt der Takt stets erneut die Führung. Er wirkt anregend, leitend und umgestaltend. Zerfällt einmal diese Harmonie der Zusammenarbeit, ergeben sich sofort *pathologische* Bilder, wie sie im folgenden betrachtet werden sollen.

Es ist kein Zufall, daß dort, wo sich Takt und Rhythmus noch in der natürlichen Übereinstimmung befinden, auch die *gesunde Lebensweise* ihre Stätte hat. Dem bäuerlichen Dasein steht die Großstadt mit ihren Abwegigkeiten gegenüber. Dennoch kann kein Zweifel darüber sein, daß eine große Anzahl grundsätzlicher Lebensrhythmen sich im Laufe der Entwicklung den Einwirkungen der Außenwelt entzogen hat und

„*endogen*" geworden ist. Man würde sich vergeblich bemühen, etwa den weiblichen Zyklus auf die Mondphasen zurückzuführen; nicht einmal die Beziehungen der gleich zu besprechenden *Nahrungsrhythmik* zum jeweiligen Sonnenstand sind mit statistischer Sicherheit zu erweisen. Besser scheint dies für die Abhängigkeit gehäufter Sterbefälle von der Periodik der Sonnenflecke zu gelingen. Auch die Häufung bestimmter Organerkrankungen und Infektionen, z. B. des Typhus und des Magengeschwürs den *jahreszeitlichen* Schwankungen entsprechend, ist genugsam bekannt. Im ganzen aber werden wir, wie DE RUDDER betont, vorsichtig sein mit der Einführung sogenannter *kosmischer* Rhythmen als auslösender Ursachen und zum mindesten die Einschiebung *terrestrischer* Zwischenglieder, seien diese nun mehr meteorologischer oder biologischer Art, bevorzugen.

Nur wo der *bedingte Reflex* sich mit hinreichender Sicherheit erweisen läßt, dürfen wir den *exogenen* Momenten trauen. Dann aber ist diese Art der Betrachtung auch für den Kliniker von großem Wert.

Dies erkannt zu haben, ist das primäre Verdienst des früheren Berliner Klinikers FRIEDRICH KRAUS. Seine *Syzygiologie*, zu deutsch „Zusammenhangslehre" ist ein noch immer wenig gelesenes und noch weniger verstandenes Werk geblieben. Die folgenden Untersuchungen dürften jene Bemühungen um einen Schritt erweitern.

Erster Teil.

Allgemeine theoretische und klinische Grundlagen des Elektrodermatogramms.

A. Physiologische Vorbemerkungen.

Primäre und sekundäre elektromotorische Eigenschaften der Haut.

Die elektrophysiologischen Erscheinungen der Haut werden wir aus theoretischen und praktischen Gründen zunächst in zwei Gruppen ordnen. Wir unterscheiden die *primären* und *sekundär-elektromotorischen Erscheinungen* der Haut. Im ersten Fall handelt es sich vorwiegend um Ströme, die von den Drüsen der Haut herrühren und als *Aktionsströme* dieser Gebilde angesprochen werden können. Man erhält sie bereits, wenn man zwei beliebige differente Hautstellen mit einem Elektrometer, oder wenn man es zu einer Strombildung kommen lassen will, durch ein feines Galvanometer verbindet. Ihre erste Untersuchung geht schon auf BIEDERMANN und DU BOIS-REYMOND zurück. In der neueren Zeit haben sie hauptsächlich in der dermatologischen Klinik stärkere Beachtung gefunden, wobei sich um die physiologische Klarstellung der Dinge hauptsächlich GILDEMEISTER, H. REIN und PH. KELLER bemüht haben. Die biologische Grundlage dieser elektrischen Hautpotentiale liegt in der Halbdurchlässigkeit der Zellmembranen für verschiedene Ionen oder besser in der verschiedenen Wanderungsgeschwindigkeit der Ionen, so daß die Zellgrenzen Träger einer elektrischen *Doppelschicht* (HELMHOLTZ), also gewissermaßen zu kleinen Kondensatoren werden. Schon aus der Größe dieser Hautpotentiale hat man einige praktische Schlußfolgerungen zu ziehen versucht, insofern man sie (S. MÜLLER und W. STRAUSS) zu *Ermüdungserscheinungen* des Körpers in Beziehung brachte. Auch eine besondere *psychische* Beeinflussung der Drüsenströme hat man schon frühzeitig (TARSCHANOFF) bemerkt, da diese unter affektiver Erregung eine deutliche Verstärkung erfahren. Es ist dies der sogenannte *psychogalvanische* Reflex *erster Art*, der noch immer ein gewisses historisches Interesse besitzt.

Die sogenannten *sekundären elektromotorischen* Erscheinungen der Haut lassen sich erst beobachten, wenn man in den erwähnten Galvanometerstromkreis noch eine *zweite* besondere Stromquelle, z. B. einen gewöhnlichen Bleiakkumulator oder eine Taschenlampenbatterie, einschaltet. Auch hierbei tritt unter psychischer Reizung ein stärkerer Stromstoß auf, diesmal aber nicht durch Vermehrung des Hautpotentials, sondern infolge einer entsprechenden Schwächung der unter der primären Aufladung der Haut geweckten Gegenpotentiale. Das Galvanometer zeigt also vermehrten Strom an infolge *Verringerung* eines (scheinbaren) Widerstandes, den jener *sekundär* an der Haut erzeugte *Polarisationsstrom* erfährt.

Soweit auch hier affektive Erregungen die Zellmembran und somit das polarisatorische Gegenpotential beeinflußt haben, sprechen wir von einem *psychogalvanischen Reflex zweiter Art* (VERAGUTH).

Die Haut, und zwar nicht nur die Schweißdrüsen, wie man anfangs glaubte, sondern das *gesamte Hautepithel* verhält sich nun wie ein Akkumulator, d. h. jede Zellmembran ganz allgemein vermag Strom aufzunehmen und, wenn auch nur für kurze Zeit, zu speichern. (E. DAVID, GILDEMEISTER). In der Tat vermochte E. DAVID einen allerdings nur nach tausendsteln Sekunden berechneten Gegenstrom von der Haut abzuleiten.

Aus den physikalisch-chemischen Vorgängen folgt weiterhin als zweites wesentliches Moment der Theorie, daß die Zellgrenzen nach dem Grade ihrer Durchlässigkeit für Ionen eine entsprechend stärkere oder schwächere Ladung aufnehmen. Insbesondere ist anzunehmen, daß bei gesteigerter Durchlässigkeit der Zellgrenzen das entgegengerichtete Potential sinkt, bei Verfestigung der Grenzen umgekehrt steigt. Im ersten Fall werden wir eine Vergrößerung, im zweiten eine Verkleinerung der Galvanometerausschläge erhalten.

Die Korrelationen zwischen Zellmembran, elektrischem Potential und Reizung.

Wir haben somit in der vorerwähnten *einfachen Stromanordnung ein bequemes Mittel an der Hand, um die Durchlässigkeit der Hautzellgrenzen zu beurteilen.*

Andererseits zeigt uns die gesteigerte Durchlässigkeit der Zellmembran, besonders im Psychoreflex und in der lokalen galvanischen Reaktion

EBBECKES, daß ein *Reiz*, gleichgültig ob von außen her (z. B. mechanischer Reiz) oder von innen her über Nerven und Hormone auf die Membran eingewirkt hat. Somit wird ein auf die Zelle ausgeübter Reiz und die dadurch *veränderte Erregungslage* der *Zelle* auf dieselbe Weise *galvanometrisch faßbar*. Reiz und elektrische Reaktion stehen mithin in einem engeren, übrigens nicht nur *korrelativen*, sondern wohl *kausalen Verhältnis*.

Diese engen Beziehungen der für Reiz und Reaktionen maßgebenden Größen legen den Gedanken einer *quantitativen* Formulierung nahe. Die Schwierigkeiten scheinen nicht unlösbar, wenn man bedenkt, daß bereits befriedigende Übereinstimmung zwischen Theorie und Experiment auch bei sehr viel verwickelteren Zusammenhängen im Bereich des Zentralnervensystems (WEBER-FECHNERsches Reizgesetz) oder zur Erklärung der elektrischen Muskel- und Nervenerregung (W. NERNST) erzielt worden ist, während sich die Bedingungen an der Haut beinahe auf den Modellversuch einer semipermeablen Membran zu reduzieren scheinen. In der Tat läßt sich von der Haut unter Anlegung schrittweise gesteigerter Potentialdifferenzen und bei Beachtung der zugehörigen Stromwerte, wie bei jedem anderen elektrolytischen System eine Stromspannungskurve oder *Charakteristik* gewinnen, wobei die Angaben des Amperemeters als Ordinate genommen, zugleich — und das ist der wichtige Inhalt obiger Beziehungen — auch ein *Maß* der gesetzten Protoplasmaerregung darstellen. Der Verlauf dieser Charakteristik zeigt eine dem FECHNERschen Gesetz sehr angenäherte logarithmische Kurve. Leider begegnet diese zunächst aussichtsreich scheinende Schematisierung der Dinge am intakten menschlichen Organismus einstweilen noch unlösbaren Schwierigkeiten, die durch die *periodischen Schwankungen* dieser Hauterregbarkeit gegeben sind. Eben diese führten im weiteren Verfolg auf das hier näher betrachtete Phänomen des *Elektrodermatogramms*.

Experimentelle Beweise.

Für die Zwecke der *klinischen Praxis*, denen unsere Arbeit zunächst dienen will, ist die rein *qualitative* Seite des Problems völlig ausreichend und hierfür genügt es, die erwähnte *Korrelation zwischen Erregung, Zellmembran und Hautpotential* allein festzuhalten.

Einen für diese Korrelationen sehr instruktiven Versuch verdanken wir H. HÖBNER, der Algenzellen in einer Farblösung flottieren ließ und zeigen konnte, daß der Farbstoff erst dann aufgenommen wird, wenn die Zellen durch einen durch die Anordnung geleiteten elektrischen Strom *gereizt* werden. Auch die schon älteren Untersuchungen des englischen Physiologen A. D. WALLER bestätigen die Gültigkeit dieser Zusammenhänge ganz allgemein. Er beobachtete bei induktiver Reizung beliebiger tierischer oder pflanzlicher Zellen als „*Kennzeichen des vorhandenen Lebens*" einen schnell aufschießenden sogenannten „Flammstrom", dessen Entstehung letzten Endes auf die Ladungserscheinungen lebender Zellgrenzflächen zurückgeführt werden mußte. Aber auch im Laufe der Zellentwicklung tritt im Augenblick gesteigerter vitaler Aktivität z. B. der Befruchtung und Teilung eine *Diffusionssteigerung* gegenüber bestimmten Elektrolyten ein, so wie andererseits eine entsprechende Änderung der Grenzpotentiale bzw. der ableitbaren Ströme damit Hand in Hand geht. Man darf also schließen, daß die Erhöhung der Permealbilität unabhängig von der Reizqualität und der Natur des Reizes ist. In bezug auf dieses Kriterium der Zelldurchlässigkeit gilt der experimentelle und der natürliche Erregungsvorgang gleich, und es gilt auch gleich, ob dadurch Bewegung, Sekretion oder Entwicklungsanregung erzielt wird (GELLHORN).

Die Beziehnungen, welche dabei zwischen den drei Größen, Zellmembran, Zellpotential und Zellreiz bestehen, kann man sich nach GILDEMEISTER etwa durch folgenden einfachen *Modellversuch* nahebringen: Bei Anlegung eines Gleichstroms verhalten sich die Zellmembranen ähnlich wie zwei in verdünnte Schwefelsäure getauchte Platinbleche, d. h. sie bilden eine dem Ladestrom entgegengesetzte elektromotorische (Polarisations-) Kraft aus, welche gleichsam einer enormen Erhöhung des Widerstandes im Stromkreis gleichkommt. Schüttelt man nun in einem Falle die Platinbleche, so entspricht dies mutatis mutandis dem, was der gereizte Nerv durch Auflockerung des kolloiden Gefüges der Zellmembran hervorbringt, nämlich einer Vereinigung der bis dahin getrennten elektrolytischen Ionenladungen, womit auch das elektromotorische Gegenpotential und somit auch der scheinbare Widerstand wieder absinken. — Der eigentliche OHMsche Widerstand, welcher natürlich wie bei jedem Elektrolyten durch Wechselstrom gemessen werden müßte, bleibt dabei (nach EBBECKE) entweder ganz unverändert oder verändert sich doch nur in geringem Maße.

Methodik und Apparatur.

Eine Anordnung, wie die oben erwähnten Platinbleche in verdünnter Schwefelsäure, ist bereits als Stromsammler, d. h. als Akkumulator im primitiven Sinne aufzufassen, da sie nach Abschaltung des Ladestromes imstande ist einen entgegengesetzten elektrischen Strom wieder abzugeben. Dasselbe ist nun auch an den Hautzellen zu beobachten, wenn diese von einem *Gleichstrom* durchflossen werden, nur daß sich deren Ladung bereits einige tausendstel Sekunden nach Unterbrechung des Ladestromes erschöpft. Immerhin ist dadurch bewiesen, daß auch die Haut eine auf elektrolytischer Dissoziation beruhende Stromaufnahmefähigkeit, mit anderen Worten *eine Polarisationskapazität* besitzt. Für sie gelten ähnliche Gesetze wie für die *statische Kapazität* eines Kondensators. Daß neben der Polarisationskapazität auch noch die statische Kapazität eine Rolle spielt, wurde bereits von GARTEN, später von EINTHOVEN hervorgehoben, doch ist die Bedeutung dieser Trennung für klinische Fragen einstweilen noch gering.

Es ist nun nicht notwendig, die *Polarisationskapazität* der Haut *direkt* zu bestimmen, was etwa durch die *Phasenverschiebung* eines Wechselstromes bestimmter Frequenz und durch Abgleichung vermittelst passender Selbstinduktionen gelingen würde (GILDEMEISTER, EINTHOVEN, LUEG). Für die Zwecke der medizinischen Praxis genügt eine wesentliche Vereinfachung der Sachlage, nämlich die Festlegung des elektrischen Zustandes *während des Stromflusses*. Ja, die Aufrechterhaltung dieses Reizstromes, der gleichzeitig Meßstrom ist, hat sich zur Darstellung des hier in Frage stehenden Phänomens sogar als *unumgänglich notwendig* erwiesen.

Wie bei der Aufladung eines Akkumulators bildet sich auch an der Haut ein *stationärer* Zustand aus, der so lange bestehen bleibt als das elektrolytische Gleichgewicht nicht durch einen auf die Zellmembran einwirkenden äußeren oder inneren Reiz (Nervenimpuls) gestört wird. Bei diesem Gleichgewichtszustand wird also in dem einfachen Stromkreis: Haut, Ladeelement, Galvanometer, ein bestimmter (theoretisch) konstanter Ausschlag zu verzeichnen sein.

In der einfachen Zusammenstellung dieses Stromkreises ist dann bereits das *Prinzip der von uns angewendeten Methodik enthalten*. Was erfordert wird, ist also im Grunde nichts weiter als die Kenntnis des OHMschen *Gesetzes*, wobei der Polarisationswiderstand implizite einfach als OHMscher Widerstand behandelt wird. In der Tat kommt man, was die späteren Kurvenbilder betrifft, zu ganz denselben Ergebnissen, wenn man die normale WEATSTON*sche Brückenschaltung* benutzt, den Hautwiderstand — dann natürlich als Summe des polarisatorischen und eigentlichen OHMschen Widerstandes — als Unbekannte betrachtet und in bekannter Weise gegen einen hochohmigen Widerstand im analogen Brückenzweig abgleicht, bis ein im Schieberstrom befindliches Nullinstrument auf Null einspielt. Unsere ersten Untersuchungen sind denn auch in dieser Weise angestellt worden, bis sich die einfachere OHMsche Methode unter Beibehaltung der als *optimal* erkannten Daten von Stromstärke und Größe des Zusatzwiderstandes als geeigneteres Verfahren durchsetzte.

Die gewählte OHMsche Anordnung gibt uns also nicht die eigentlichen Widerstandsgrößen, sondern die proportional zu diesen liegenden *reziproken* Werte der *Stromstärke,* die an einem hochempfindlichen *Amperemeter* direkt abgelesen werden. Man kann, wenn man die umgekehrten Werte des Widerstandes ingenieurtechnisch als *Leitwerte* bezeichnet, auch von einer *Leitwertmessung* reden.

Bekanntlich ergibt die Brückenmethode nur im *mittleren* Bereich korrekte Werte und verlangt nach den Enden der Brücke, also bei hohen und sehr niedrigen Werten, besondere Vorsichtsmaßregeln. Der Einwand gilt auch noch für die OHMsche Methode, wenn auch in minderem Grade und nur in der Nähe der hohen Extremwerte. Da aber in diesen Bereich nur einige wenige und gut definierte Krankheitsbilder fallen (Basedow), so ist die zur Verfügung stehende Genauigkeit für klinische Zwecke völlig ausreichend.

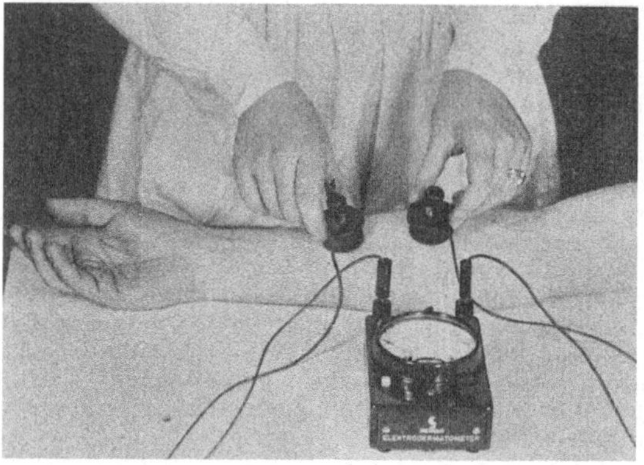

Abb. 1. Übersichtsbild der Gesamtapparatur. Anlegung der Elektroden kann enger erfolgen. Trockene Hände! Besser Gummihandschuhe! Elektroden mit „dosiertem Andruck“ sh. Firma Siemens-Reininger-Erlangen. Elektroden nicht verschieben vor und während der Messung. Wert der *ersten,* kurzen Einstellung verwerten (sogenannter „Knickwert“). Niemals Zeiger „wandern“ lassen!

Es muß immer hervorgehoben werden, daß es sich in unseren Fällen um *keine* Absolutwerte handelt, sondern um *relative* Größen, die sich auf eine lediglich empirisch gefundene Norm gründen. Wir raten indessen, schon um den Anschluß an die bereits umfangreiche Literatur zu erhalten, die von uns gegebenen Eichwerte festzuhalten. Bereits in der Größenordnung von 10^{-6}, die EBBECKE für seine lokale galvanische Hautreaktion benutzt, machen sich störende Reizerscheinungen geltend. Bei einer um eine Zehnerpotenz höheren Empfindlichkeit dagegen besteht die Gefahr der Überlagerung durch Drüsenströme und andere Fehlerquellen. Wir verwenden daher für die nachstehend geschilderten elektrischen Phänomene Stromstärken, die innerhalb der Größenordnung von 10^{-7} bis etwa zu 60×10^{-7} A liegen. Mit 67×10^{-7} A unserer Skala ist bereits der „*Kurzschlußwert*“ erreicht, welcher bei dem von uns verwendeten Vorschaltwiderstand von 3×10^5 Ohm dem OHMschen Gesetz entspricht, wenn der Hautwiderstand auf Null sinkt. Denn es ist dann $E = I \times W$ oder, da wir genau 2 Volt durch Spannungsteiler abgreifen, $2 = x \times 10^{-5}$, also $x = 66{,}7 \times 10^{-7}$ A. Diese Zahl stellt zugleich den *Eichwert* der Apparatur dar, der auf der Skala durch einen roten Strich markiert ist. Die genauen Daten und Schaltungen entnimmt man am besten der von der Firma *Siemens-Reiniger, Erlangen*, herausgegebenen Skizze. Das Photogramm des Apparates in ganzer Übersicht ist nebenstehend wiedergeben (Lit. l. c. 7, 9, 11).

Die neuerdings angebotene Apparatur ist bereits eine in „Taschenformat" vereinfachte Ausgabe des noch in einer früheren Mitteilung publizierten ziemlich umfangreichen Modelles, die damals neben dem Elektrodermatogramm auch noch die Aufnahme der Stromspannungskurve ermöglichen sollte und daher noch zwei weitere Potentiometer zur Grob- und Feinabstufung zwischen 1 und 10 Volt enthielt.

Die Elektroden.

Was die Elektroden betrifft, so ist auch die damals übliche, heute nur noch für Spezialfragen der *Dermatologie* verwendete „Dreipunktanordnung" gleichfalls in Wegfall gekommen (vgl. S. 130). Sie spielt nur noch bei der Messung streng lokalisierter Hautprozesse und überhaupt bei Anwendung der sogenannten biologischen Koordinaten (vgl. S. 128) eine Rolle. Nur für solche Zwecke stehen außerdem noch die offenen *Zylindernäpfchen* mit seitlicher, wandständiger Anbringung der Elektrodenmetalle, bei denen die eingegossene Flüssigkeitsschicht den unmittelbaren Kontakt zur Haut abgibt, zur Verfügung. Für die üblichen klinischen Zwecke werden nur mehr einfache silberne Scheibchenelektroden in elektrolytgetränkten Filzen (physiologische NaCl-Lösung) versenkt und der Haut durch leichtesten Federdruck adaptiert. Eine *dosierte* Druckwirkung wird dadurch garantiert, daß die am oberen Zylinderrand befestigte Blattfeder zunächst den Elektrodenstempel um einige Millimeter unter den unteren Zylinderrand hervortreten läßt und bei Adaptierung dieses Randes an der Haut den Stempel eben auf Hautniveau sanft anpreßt. Nicht der Druck, sondern die kapillare Flüssigkeitsschicht sind bereits ausreichend für die Kontaktgabe an der Haut. Nur bei großer Übung und leichter Hand ist es für klinische Zwecke erlaubt, die Elektrodenstempel aus ihrer zylindrischen Fassung herauszunehmen und somit ungeschützt als sogenannte „Tüpfelelektroden" zu verwenden. Hierbei sollten zumindest Gummihandschuhe getragen werden, da bereits die Feuchtigkeit der Hände einen Nebenschluß durch den Körper des Untersuchers bewerkstelligen kann. Wer dessen nicht sicher ist, mag sich bei Anwendung der heute wohl allgemein geübten Zweipunktmethode die eine Elektrode durch den Patienten selbst oder durch eine Hilfsperson halten lassen.

Es darf als ein großer Vorzug aller Polarisationsmessungen gelten, daß die Elektrodenanordnung gegenüber erheblichen *Konzentrationsschwankungen* des Elektrolyten, ja sogar gegenüber *Temperaturveränderungen* bis zu 10° und darüber so gut wie unempfindlich ist, im Gegensatz zu den primär elektromotorischen Ableitungen, die ähnlich wie auch die direkte Messung der Hauttemperatur schon auf leichten Luftzug reagieren. Wir ziehen daraus den Schluß, daß die *kritische Zellschicht nicht* direkt im Epithel, sondern tiefer darunter, wie schon GILDEMEISTER annahm, im *stratum germinativum*, liegen muß. Zu demselben Ergebnis führt die Feststellung, daß auch die *chemische Qualität* des *Elektrolyten*, sofern nur unmittelbare Reizwirkungen auf die Haut vermieden werden, *keinen Einfluß* auf die Polarisationskurve hat. Das steht zunächst im Widerspruch zu den Befunden GILDEMEISTERS und seiner *Schüler*, erklärt sich aber wohl so, daß die *kritische Zellschicht* bei ihrer *tiefen Lage* von den immerhin mit meßbarer Geschwindigkeit wandernden Ionen, wenigstens innerhalb der kurzen Meßzeit, *nicht* erreicht wird. In der Meßzeit gelangen nur die *körpereigenen* nahegelegenen Ionen an die Membran.

Schon aus diesem Grunde ist einleuchtend, daß *Dauerdurchströmungen* auch bei minimaler Stromstärke wertlos sind. Indessen können diese Verhältnisse erst gewürdigt werden, nachdem wir das hier in Rede stehende Phänomen selbst genauer betrachtet haben.

Das Grundphänomen,

um das es sich hier handelt, ist folgendes:

Legt man einen schwachen Gleichstrom, sagen wir von etwa 2 Volt Spannung unter Zwischenschaltung eines Galvanometers und eines Widerstandes von geeigneter Größe an die Haut an und liest in etwa stündlichen Intervallen die Ausschläge ab, wobei diese am besten in einen Raster mit der Zeit als Abszisse und Amperewerten von zirka 10^{-7} als Ordinate eingetragen werden, so bemerkt man, daß anschließend an die Mahlzeiten früh, mittags und abends ein *sprunghafter Anstieg* der *Stromwerte* erfolgt. Häufig ist auch noch gegen 4 Uhr nachmittags entsprechend der hier meist erfolgenden Flüssigkeitsaufnahme ein ähnlicher Gipfel vorhanden. Daß diese Gipfel sich gelegentlich verschieben und untereinander verschmelzen, ist für den Praktiker einstweilen nicht entscheidend, wohl aber, daß diese Gipfel auch dann, wenn sie verschoben oder deformiert sind, in dieser Weise an *allen* gemessenen Hautstellen zur *gleichen Zeit* erscheinen.

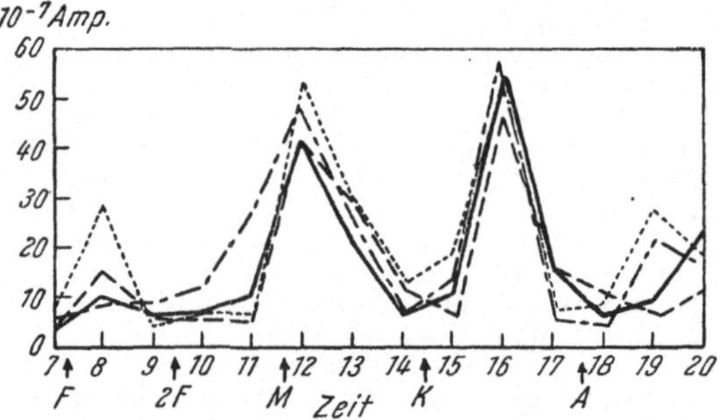

Abb. 2. Normalkurve. Fast kongruente Übereinstimmung des EDG an der gesamten Körperoberfläche. Unbedingte Nahrungsreflexe zur Zeit der Hauptmahlzeiten (um 16 Uhr „Kaffee“, sogenannte Wasserzacke).

Arm links: strichpunktiert Bein links: ausgezogen
Arm rechts: getüpfelt Bein rechts: gestrichelt

Bei enger gesetzten Meßpunkten, wie man sie etwa bei automatischer Auslösung durch eine Unterbrecheruhr im Abstande von zirka 20 Minuten und Aufzeichnung auf einem sehr langsam transportierenden Filmband findet — wir hatten seinerzeit ein Stoppani-Kymografion auf die Zeitschreibung von zirka einer Stunde pro Zentimeter eingestellt —, erhält man gekurvte Übergänge statt der Ecken und Gipfel und meist einen etwas späteren Anstieg und früheren Abstieg der Gipfelwerte. Im ganzen bleibt jedoch, bei etwas größerer Steilheit und flacherem Gipfelplateau, das elektrische Geschehen unverändert.

Für die folgende Darstellung ist es zunächst ohne Belang, ob diese relativ langsam ablaufenden elektrischen Schwingungen — man wird besser von „Pulsen“ reden — als sogenannte „endogene“ Rhythmen oder als Reflexe aufgefaßt werden. Für die letztere Auffassung sollen in den folgenden Kapiteln noch die zulänglichen Beweise erbracht werden.

Im Beispiel Abb. 2 besteht, wie man sieht, eine für biologische Objekte überraschende *Kongruenz* der Rhythmik im Gebiet der Extremitäten und, wie die späteren Abbildungen zeigen werden, auch an der *gesamten Körperhaut*. Dies ist die zweite wesentliche Beobachtung, die das *Elektrodermatogramm*, so sei dieses *rhythmische Phänomen* der Haut kurz benannt, mit sich bringt.

In Einzelfällen mögen zwischen der oberen und unteren Körperhälfte, zwischen Gesicht, Rumpf und Extremitäten leichte Abweichungen in der Zackentiefe bestehen, im ganzen bleibt doch der imposante Eindruck eines rhythmischen Geschehens von *einzigartiger Gleichmäßigkeit*, dem keine der bisher bekannten rhythmischen Vorgänge einschließlich der Körpertemperatur an die Seite gestellt werden kann.

Bei dieser Bestimmung sind die schweißdrüsenreichen Hautstellen, wie die Handflächen und Fußsohlen und natürlich alle behaarten Teile des Körpers ausdrücklich ausgenommen. Auch für die Ausbreitungsgebiete des ersten und zweiten Trigeminusastes, soweit diese die Innervation des Gesichtes betreffen, gelten bestimmte Ausnahmen, die uns noch ausführlicher beschäftigen werden.

Bei der Aufnahme eines elektrorhythmischen Vorganges, wie dem hier verzeichneten, sind sofort einige

Fehlerquellen

zu berücksichtigen. Es besteht, wie oben schon gesagt, eine unvermeidliche *Reizwirkung* des durch die Haut gesandten Stromes, auch bei den hier verwendeten niedrigen Stromstärken. Andererseits soll das Grundphänomen, das EDG selbst, durch eine Reizwirkung des *Nerven* an der Zellmembran erzeugt werden. Es läßt sich voraussehen, daß der polarisierende und damit auslösende Strom unter bestimmten Bedingungen den Hauteffekt überlagern kann. Schließlich muß auch der *Druck der Elektroden*, obwohl dieser auf ein Minimum reduziert wurde, zumindest bei längerer Durchströmung berücksichtigt werden.

Was zunächst die *Dauerdurchströmung* angeht, so liefert diese eine zunächst schnell dann langsamer ansteigende und allmählich asymptotisch verebbende „*Ruhekurve*" (GILDEMEISTER) oder Stromzeitkurve nach H. REIN, die übrigens leichte Buckelbildung aufweist als Reste der dem EDG zukommenden Reflexzacken. Schon daraus geht hervor, daß wir es mit einem *Reizeffekt* zu tun haben, der alle jene Einzelheiten verwischt, auf deren Darstellung das EDG beruht. Die Reizwirkung wächst natürlich mit der angewandten *Stromstärke* und mit der *Durchströmungszeit*. Es ist schwer, hier definierte Vorschriften über die Länge der zulässigen Durchströmungszeit zu geben, da diese, wie wir anderenorts gezeigt haben, im Laufe des Tages schwankt und zwar nach Maßgabe der durch das EDG offenbar werdenden Hautrhythmen. Die Durchströmungszeit, die wir in der Praxis verwenden, ist rein empirisch gewonnen und umfaßt einfach das durch die Einstellungsgeschwindigkeit des Instrumentes gegebene *Zeitminimum*. Der auch hierbei unvermeidliche Reizfehler, der sich sofort zeigen würde, wenn man nach *Neueinschaltung* den nunmehr *höheren* Wert abliest, wird durch eine ausreichend lang gewählte Pause bis zur nächsten Messung wieder ausgeglichen. Auch dieses *optimale* Intervall wurde experimentell durch Vergleichsmessungen an symmetrischen Körperstellen, jedoch unter Einhaltung jeweils verschieden langer *Pausen*, zu etwa 20 Minuten bestimmt; d. h. dieses Minimum darf *nicht unterschritten* werden, wofern man noch auf eine korrekte Wiedergabe der Kurven Wert legt. Andererseits wird dringend empfohlen, die Meßintervalle nicht länger als 1½ Stunden zu wählen, da eine prägnante Rhythmik sonst nicht mehr zutage tritt (Lit. l. c. 9, 11).

Eine zweifellos bedenkliche Fehlermöglichkeit besteht im sogenannten „*Wandern*" des Zeigers, das immer dann eintritt, wenn die Messung in

Tabelle 1*.

1	2	3	4	5
8^{00}	9^{30}	11^{00}	12^{30}	13^{00}
13,0	22,0	11,0	41,0	51,1
12,2	22,0	12,2	45,0	51,5
12,0	23,0	15,5	46,1	51,5
13,0	24,0	16,0	46,5	51,5
	25,2	19,0	46,8	15,0
	26,0	20,5	47,0	51,0
	26,5	21,0	47,1	
	27,0	21,5	47,5	
	28,0		47,5	
	28,1		47,5	

1		2		3		4		5	
A	K	A	K	A	K	A	K	A	K
6,0	10,0	31,0	23,0	6,0	12,1	49,0	51,5	44,0	44,5
10,0	9,0	25,5	41,0	6,0	11,9	49,0	51,5	44,5	44,2
12,0		25,2	31,5	7,1	9,5	50,0	52,0	44,9	44,0
		25,0	30,2	7,5	11,0	50,5	52,0	44,8	44,1
		25,0	30,1	7,5	11,5	50,9	52,5	44,5	44,2

die Zeit eines *nahrungsbedingten Gipfelanstieges* hineinfällt. Die an sich schon vorhandene ansteigende Tendenz wird dann durch zusätzliche elektrische Reizung entsprechend der eben erwähnten höheren Hautempfindlichkeit noch weiter beschleunigt. Es ist absolut nötig, den in solchen Fällen stets vorhandenen *ersten Einstellungswert* abzulesen, der sich dem Geübten durch ein *kurzes Anhalten* des Zeigers bei graphischer Registrierung durch eine *Knickbildung* der Kurve markiert. Längeres Zuwarten ergibt zu hohe Fehlwerte. Nach einiger Erfahrung wird dieser „Knickwert" bald erkannt.

Es folgt aus diesen Darlegungen, daß *eine und dieselbe Hautstelle im gleichen Meßverfahren nur einmal benutzt werden kann.* Wenn also aus irgendwelchen Störungsgründen nicht sofort der erste Wert „sitzt", so wähle man eine *neue* Hautstelle für die Wiederholung der Messung. Der hierdurch bedingte Fehler ist wesentlich geringer als jener, der durch erneuten Stromschluß und dadurch erzeugte Reizung der *gleichen* Hautstelle bedingt ist.

Von gewissem theoretischem Interesse ist es, daß durch wiederholte hintereinander und in gleichen kurzen Pausen erfolgende Stromschlüsse eine sogenannte *lokale Reizkurve* erzielt werden kann, die für die Reizbarkeit der betreffenden Hautstelle charakteristisch und daher in ihrer Steilheit abhängig von der Tageszeit bzw. der EDG-Rhythmik ist.

Jeder Punkt dieser lokalen Reizkurve verrät einen neuen Zustand der Hauterregbarkeit. Bei niedrigem EDG verläuft sie flach oder sogar horizontal, im Augenblick der sich bildenden Nahrungsgipfel entsprechend steiler. Aus diesem Grunde bedeutet eine Wiederholung der Messung an der gleichen Stelle im ersten Fall einen geringeren Fehler als im zweiten. Physiologisch

* Aus: Z. f. exp. Med., 81, 1932, Heft 3/4, S. 304.

6		7		8		9		
14^{30}		16^{00}		17^{30}		19^{00}		
16,0		42,9		5,0		37,0		Rechter Unterarm
17,0		42,5		5,5		36,5		
17,0		42,5		5,9		36,5		
18,0		42,2		5,5		36,0		
19,5		42,0		6,0		35,5		
18,5		42,0		6,0		35,5		
18,5				6,0				
18,5				6,0				
18,5								
A	K	A	K	A	K	A	K	
16,0	18,1	35,0	37,1	3,0	6,5	38,0	40,5	Linker Unterarm
15,0	19,0	34,8	38,0	4,0	6,2	37,9	40,3	
15,0	20,5	34,0	39,0	4,0	6,1	37,5	40,5	
14,9	20,2	34,0	39,1	5,5	6,5	37,5	40,0	
15,0	20,1	34,1	39,0	5,9	6,5	37,4	40,5	
				5,9	6,4	37,5	40,5	

betrachtet, handelt es sich bei diesen Phänomen letzten Endes um die von EBBECKE beschriebene lokale galvanische Hautreaktion, soweit diese durch *elektrische Zeitreize* hervorgebracht wird, anders ausgedrückt um die Schwankungen, welche diese Reaktion unter dem zerebralen Nervenimpuls und seinen Auswirkungen an der Zellmembran erfährt (vgl. Tab. 1).

Die zweite wesentlich in Betracht kommende Fehlerquelle ist der *Druck* der *Elektroden.* Bei unserem neuen Elektrodenmodell ist dieser subjektive Fehler fast beseitigt respektive durch den automatisch immer gleichmäßig milden Federandruck der Elektrodenstempel ersetzt. Insofern kommt ein Fehler von dieser Seite eigentlich nur mehr bei der Anlegung von sogenannten *Dauerelektroden* in Frage, und zwar auf zweierlei Art: 1. Bei einer über Stunden dauernden Adaption von Flüssigkeitselektroden (sogenannte „offene" Elektroden), wie sie eben beschrieben wurden, und 2. bei sogenannten *Klebeelektroden,* die aus einem haftenden Überzug von Agar, Glyzerin und 1% Kochsalz an den metallischen Zink- oder Silberplättchen bestehen. Die erstgenannte Anordnung ist im Dauerbetrieb unbrauchbar, ist jedoch von einigem theoretischen Interesse, da der Effekt *nicht,* wie man annehmen sollte, als typische Reizwirkung mit Anstieg der Kurve auftritt, sondern im Gegenteil als gleichmäßig langsamer Abfall (vgl. Abbildung 18 oben). Die Durchlässigkeit der Zellmembran ist also nicht gesteigert, sondern vermindert worden. Ein Rhythmenbild kommt bei dieser Anordnung *nicht* zustande. Bei den Klebeelektroden liegen die Dinge wesentlich günstiger. Diese sind natürlich praktisch völlig druckfrei. Trotzdem erscheinen die damit aufgenommenen Kurven in den Gipfeln meist etwas verwischt und auf ein *tieferes* Niveau aufgesetzt, als die normalen (Standard-) Kurven. Der Fehlwert muß hier auf einer Kupierung der normalen „Hautausdünstung", also vor allem einer Unterdrückung der Perspiratio insensibilis beruhen, womit zusammenhängt, daß der Fehler gerade bei Nachtmessungen, wo die Perspiratio insensibilis gesteigert ist, relativ größer ausfällt. Trotzdem erhält man noch gut verwertbare Kurven, die sich sogar automatisch *aufzeichnen* und *fernregistrieren* lassen. Das ist ein für Schlafuntersuchungen sehr schätzbarer Gewinn, der selbst kleine Ungenauigkeiten aufzuwiegen vermag.

Elektrotonus der Haut.

Die elektrische Durchströmung bringt, wie aus den PFLÜGERschen Gesetzen bekannt ist, an Muskeln und Nerven Veränderungen der Erregbarkeit an den Stellen des „Ein- und Ausstiegs“ des Stromes hervor. Die gleichen *elektrotonischen* Effekte, die ja nach BERNSTEIN und HÖBER letzten Endes auf Membranladungen beruhen, finden sich nun auch an der *Haut* (EBBECKE). Die größere Erregbarkeit an der *Anode* läßt sich in Gestalt des schnelleren bzw. langsameren Absinkens der Galvanometernadel direkt nachweisen. Der Effekt hängt mit der *Stromrichtung* zusammen und man tut gut daran, auch bei den EDG-Messungen sich stets auf *eine* Richtung zu einigen, obwohl Fehler von dieser Seite her erst bei Stromstärken, die eine Zehnerpotenz höher liegen, ernstlich in Betracht kommen. Wir empfehlen den „einsteigenden“ positiven Pol (0-Elektrode) an den Extremitäten distal, im Rumpfgebiet lateral im Dermatom anzulegen. Über Einzelheiten, die wir seinerzeit genauer untersucht haben, mögen die damaligen Publikationen über die „physiologischen Grundlagen“ des EDG eingesehen werden. Ein gutes Beispiel dieser Verhältnisse vermittelt Tab. 1, in deren oberer Hälfte vertikal zu den jeweiligen Meßzeiten der EDG-Kurve (deren Aufzeichnung dem Leser überlassen bleibe), die „*lokale Reizkurve*“ eingezeichnet ist. Die Werte sind in den Zeitabständen der Zeigereinstellungen (zirka 10 Sekunden) aufgetragen. Die untere Hälfte gibt die zugehörigen Werte des *Elektrotonus* an der Anode und Kathode wieder. Man erkennt leicht, daß die Poldifferenzen dort am höchsten sind (z. B. um 11 Uhr vormittags), wo auch die lokale Reizkurve und gleichzeitig auch das Elektrodermatogramm ihren steilsten Anstieg aufweisen. Es ist zugleich der kritische Punkt, an welchem das „Wandern“ der Galvanometernadel einzusetzen pflegt.

Unipolare und bipolare Ableitung.

Hier wäre noch ein Wort darüber zu sagen, warum wir unsere Messungen mit *gleichartigen* Elektroden statt der bereits von MARTIUS und LEDUC eingeführten *differenten* vornehmen. Wie schon öfter bemerkt, haben die Handflächen einen sehr geringen polarisatorischen Widerstand. Taucht man beide Hände in NaCl gefüllte Gefäße, denen der Strom durch Zinkbleche zugeleitet wird, so ist der Gleichstromwiderstand des ganzen Körpers nur gegen 3000 Ohm. Taucht aber nur eine Hand ein, während am anderen Unterarm eine Flüssigkeitselektrode aufliegt, so ist der gesamte Widerstand gegen 160000 Ohm, d. h. der Widerstand an der großen Elektrode (1500 Ohm) kann vernachlässigt werden gegenüber dem Widerstand an der kleinen Elektrode, dessen Schwankungen rein für sich zum Ausdruck kommen (EBBECKE).

Es ist ohne weiteres einleuchtend, daß dieser Weg, solange es sich um die Veränderung *einer* Hautstelle in nahem *zeitlichen* Zusammenhang handelt, seine Vorzüge hat. Aber wir haben es mit *Schwankungen* des Polarisationswiderstandes oft über 24 Stunden zu tun, und in diesen Zeiträumen können wir die Hände, deren Flächen sich gegenüber dem Handrücken ganz anders, nämlich wie ein OHMscher zu einem Polarisationswiderstand, verhalten, nicht mehr als physiologische Einheit betrachten. Zweitens messen wir über sehr verschieden lange Strecken, so daß etwa zwischen Stirn und den handnahen Punkten des Unterarmes doch schon größere Unterschiede des OHMschen Widerstandes bestehen, während dieser Fehler bei „*gelösten*“ Vergleichselektroden stets konstant bleibt. Außerdem nehmen Handflächen oder der Handrücken bei sehr vielen Erkrankungen insbesondere des vegetativen Systems infolge geänderter Durchblutungsbedingungen eine klinische *Sonderstellung* ein, auf deren Erfassung es aber gerade ankommt. Endlich aber ermöglicht eine zweite Polarisationsschicht an der Stelle der sonst indifferenten eine zweite „Doppelschicht", die sich wie ein zusätzlicher dem ersten in Serie geschalteter Akkumulator auswirkt. Eine Erschütterung der Elektroden, um im GILDEMEISTERschen Bilde zu bleiben, wird also in beide Spannungen einbrechen und der Erfolg der Widerstandsverminderung sich summieren. Demgegenüber wird die Methode der indifferenten Elektrode allerdings geltend machen können, daß die Ladungsdichte an der kleineren Elektrode und damit auch das Potential entsprechend höher und offenbar gleich ausfällt wie in unserem Falle. Wir haben den Streit der Meinungen durch den experimentellen Versuch zu entscheiden gesucht und — zu unserer Überraschung — praktisch vollkommen gleiche *Werte* für *beide Methoden* und durchaus *übereinstimmende* Kurven erzielt. Somit läßt sich aussprechen, daß bei der Aufnahme des Elektrodermatogramms die differenten und indifferenten Elektroden im allgemeinen gleich gute Resultate ergeben und daß somit die *bipolare* Standardmessung und die *unipolare Methode gleichwertig benutzt werden können*.

Anders liegen die Dinge, wenn man die Membranschicht als solche etwa durch einen Nadelstich *verletzt*. Dann verändert man damit auch die physikalisch-chemische Qualität — sowohl der positiven wie der negativen „Platte" — des Akkumulators und verschlechtert oder zerstört damit die Polarisierbarkeit der Elektroden überhaupt.

Bei einseitiger Verletzung bleibt dann in unserem Falle immer noch eine EDG-Kurve von etwa halber Amplitudenhöhe bestehen. Erst bei doppelseitiger Verletzung verschwindet die Gegenspannung ganz und das Amperemeter zeigt den „Kurzschlußwert" bei etwa $67 \cdot 10^{-7}$ Amp (roter Strich) und damit die Einstellung des Eichwertes *ohne* Widerstand. Bei indifferenter einpoliger Ableitung tritt dieses Ereignis natürlich sofort ein, da die „Sicherung" — auch dies ist ein Vorteil der bipolaren Ableitung — natürlich fehlt. Infolge dieser Verletzungsempfindlichkeit der Methode ist Vorsicht bei allen *dermatologischen* Untersuchungen geboten, bei denen mit einer irgendwie beschädigten Haut zu rechnen ist.

In der nunmehr entwickelten Form ist *die Methode von jeder intelligenten Hilfsperson nach kurzer Belehrung sofort zu erlernen. Ungeeignete und leichtfertige Untersucher werden durch das Resultat unmittelbar gekennzeichnet, denn die an symmetrischen Hautstellen aufgenommenen Kurven müssen sich in normalen Bereichen immer wieder zur Deckung bringen lassen.* Auch da, wo innerhalb HEADscher Zonen Asymmetrien bestehen, folgen diese doch noch bestimmten Gesetzmäßigkeiten, die der Kundige etwaigen Täuschungen gegenüber leicht erkennt. Plötzlich hohe oder tiefe Sprünge, die nur an einer Stelle auftreten, sind meist fehlerverdächtig. Andererseits wird man immer wieder überrascht sein, mit welcher Akkuratesse sich symmetrisch abgeleitete Rhythmen begegnen.

B. Der physiologische Sinn der elektrischen Hautreaktion.

Humorale oder nervöse Auslösung des EDG.

Für den auffallenden Gleichlauf der elektrischen Reaktion an *allen* Hautstellen gibt es nur die eine Erklärung, daß es sich dabei um den Ausdruck einer *zentral* beeinflußten Hauteigenschaft handelt. Man wird zunächst die Ursache in der Tätigkeit der *Kapillaren* suchen wollen, wird sich aber sofort erinnern, daß diese in jedem Augenblick und lokal ganz verschieden arbeiten, sich bald schließen, bald öffnen, kurz ein so kompliziertes Mosaik bilden, daß es unmöglich zur Grundlage eines so allgemeinen und gleichmäßigen Geschehens taugen kann. Außerdem zeigt sich sehr bald bei der praktischen Untersuchung, daß der elektrische Ausschlag durch Rötung oder Blässe der Haut keineswegs beeinflußt werden muß, wenn nicht noch besondere, später zu behandelnde Ursachen hinzutreten. Aus den gleichen Überlegungen scheiden auch die *Schweißdrüsen* und die *Pilomotoren* aus der Betrachtung aus, worauf wir noch zurückkommen werden.

Wir müssen also unserer in ihren physiologischen Grundlagen einstweilen noch unbekannten elektrischen Hautfunktion eine sehr gleichmäßig arbeitende *zentrale Steuerung* zuerkennen und es bleibt nur übrig, diese Vermittlung zwischen Hirn und Haut auf *humoralem* oder *direktem nervösem* Wege wirksam zu denken. Im ersten Fall müßte aber dieser „Wirkstoff" in ganz charakteristischer, d. h. rhythmischer Weise ausgeschüttet und im Blute verteilt werden, so daß wir letzten Endes doch wiederum auf die Tätigkeit eines nervösen Organs zurückgreifen müßten. Außerdem ergibt die Unterbrechung gewisser Nervenleitungen, sei es spontan oder im künstlich geschaffenen Versuchsfall, daß eine *unmittelbare Nervenleitung vom Zentrum zur Haut* gehen muß, welche die elektrische Hautrhythmik betätigt.

Die gleichartige Rhythmik an der gesamten *Hautoberfläche* legt ferner den Gedanken nahe, daß es sich um eine *vegetative* Innervation handelt, welche ähnlich wie die *Körpertemperatur* nach den Gesetzen einer physiologischen Zweckmäßigkeit gesteuert wird.

Der zunächst naheliegenden Vermutung, daß es sich lediglich um eine Begleiterscheinung von Temperaturveränderungen der Haut handeln könnte, widerspricht die einfache Überlegung, daß es sich bei der rectal gemessenen Körpertemperatur um eine Angelegenheit großer Zellgebiete des *Körperinnern* handelt, während das Elektrodermatogramm lediglich eine *bestimmte* Zellschicht der Haut, sehr wahrscheinlich das *Stratum germinativum* betrifft. Aber auch spezielle Versuche mit dem Hautthermometer oder Mikrokalorimeter zeigen, daß die damit gemessenen Werte der EDG-Kurve keineswegs immer parallelgehen.

Die antagonistische Innervation im elektrischen Hautbild.

Wenn unsere Annahme einer vegetativen Innervation der Haut, insbesondere also des *Stratum germinativum* zu Recht besteht, kann von vornherein eine *doppelte*, d. h. *antagonistisch* tätige Wirkung zweier Zügler mit sympathischen bzw. parasympathischen Eigenschaften erwartet werden. Schon die besondere Bildungsweise unserer Rhythmen mit ihrem schnellen Aufstieg zu einem scharfen Gipfel und meist ebenso schroffem Abstieg zur ursprünglichen Niveaulinie, lassen auf ein *Wechselspiel zweier gegensätzlich* wirksamer nervöser Impulse schließen.

Wir haben die in Betracht kommenden Möglichkeiten bereits früher an einem Modell versinnbildlicht, das zweierlei Arten der Ausführung zuläßt. In einem Falle mögen zwei *entgegengesetzte* Kräfte etwa auf einen einarmigen Hebel wirken, welcher, wie der Zeiger eines Nullpunktgalvanometers, bei

Ruhelage zunächst in der Skalenmitte steht. Die eine Kraft führt dann bei äußerster Entfaltung den Zeiger zum Minimum, die andere zum Maximum der Skala, beide Male gegen die elastischen Gegenkräfte etwa einer am Zeiger angebrachten Spiralfeder. Der Zeiger bleibt in Nullstellung, sowohl wenn *keine* Kraft als auch wenn *beide* gleich stark und natürlich gleichzeitig einwirken. Im anderen Falle denken wir uns den Zeiger ohne Kraftwirkung in einem der Extrempunkte der Skala in seiner Ruhestellung, wobei sich eine am Zeiger angebrachte Feder dann gleichfalls in Ruhelage befinden möge. Es ist dies etwa das Modell eines der gebräuchlichen technischen Meßinstrumente. In diesem Fall genügt *eine* Kraft, welche den Zeiger in *einer* Richtung über sämtliche Punkte der Skala führt. Der Unterschied des zweiten Modells gegen das erste besteht darin, daß die Mittelstellung von vornherein durch eine dauernde Energieleistung gegen elastische Kräfte erhalten werden muß. Das wäre aber an sich noch kein Grund, die Verwirklichung eines solchen Modells im Körper von vornherein abzulehnen, denn wir wissen, daß der Körper Einrichtungen besitzt, welche einer Energieverschwendung vorbeugen, etwa in Gestalt einer Sperrfunktion, wie sie dem Muskeltonus eigentümlich ist. Die Übertragung der erwähnten Modelle auf Einrichtungen des Körpers ist ohne weiteres verständlich, wenn man sich den Zeigerausschlag etwa durch die Erweiterung oder Verengung eines Blutgefäßes oder der Pupille vergegenständlicht. Im ersten Fall hängt die Wirkung von zwei Antagonisten ab, im zweiten Fall von einem einzigen vegetativen Nerven.

Die Natur selbst bietet uns eine einfache Möglichkeit zur Entscheidung darüber, welche der eben geschilderten Mechanismen im Falle der elektrischen Hautreaktion verwirklicht ist und zugleich ein Urteil darüber wie weit rein *physikalische* Einflüsse neben den *biologischen* zur Geltung kommen, nämlich die Registrierung der Vorgänge im *Augenblick* des *Todes*. Die Besonderheit unserer Technik gestattet es, die Untersuchungen auch an *Sterbenden* ohne Verletzung humanitärer Rücksichten durchzuführen.

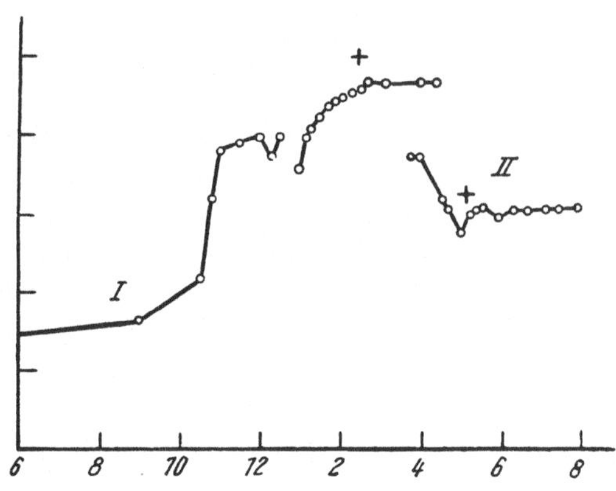

Abb. 3. Bilderläuterung siehe Text.

Das Ergebnis dieser Untersuchungsreihe ist unseres Erachtens eindeutig. In Abb. 3 handelt es sich um eine Patientin, die an einer tuberkulösen Hirnhautentzündung verstarb. In den letzten Stunden vor dem Tode bestand völlige Bewußtlosigkeit mit tiefer Einstellung der Hautkurve. In der alsbald eintretenden Agonie steigt sie in dem Maße, wie sich der Puls verschlechtert, an, um im *Augenblick* des *Todes* in eine *völlig ruhige Horizontale* überzugehen. Würde sich der Vorgang in immer der gleichen Weise am Sterbenden abspielen, wäre daraus der Schluß zu ziehen, daß der zweite der besprochenen Mechanismen von der Natur verwirklicht ist. Denn es scheint das Maximum der biologischen Funktion erreicht, welches zugleich eine Ruhelage darstellt. Wir fanden indessen auch den entgegengesetzten Vorgang, nämlich die Annäherung an die Ruhelage von der *entgegengesetzten* Seite, d. h. von hoher Kurvenlage aus. Wie Abb. 3 zeigt, geht auch dabei die Hautkurve in eine zackenlose Horizontale über.

Die Ruhelage kann somit von *zwei entgegengesetzten* Seiten aus erreicht werden. Das spricht für eine *Kräfteverteilung* vegetativer Impulse im *antagonistischen* Sinne, wie es im Beispiel des *Nullinstruments* erfüllt war. Reste einer *Mikrobiose* dürften allerdings auch dann noch bestehen, da ja bekanntlich die menschliche Haut auch nach dem Tode noch über Wochen und Monate hinaus lebensfähig bleibt, wie z. B. das häufig beobachtete *postmortale* Wachstum von Haaren und Nägeln beweist. Praktisch gesehen erhebt sich die für den *gerichtlichen Mediziner* wichtige Frage, ob und wie weit die elektrisch zu bestimmende Ruhelage des EDG als *Test* des sicher eingetretenen Todes und zur Abgrenzung gegenüber Zuständen von *Scheintod* zu verwenden ist.

Das hier beschriebene letale Phänomen, welches 1942 auch von HASSLINGER bestätigt wurde, bedeutet offenbar das Aufhören einer über den Nervenweg beeinflußten grundsätzlichen Zellfunktion. Da Lebenstätigkeit und Protoplasmareiz untrennbare Begriffe sind, werden wir unser Augenmerk auf den *Zellstoffwechsel* der Haut zu richten haben, der seinerseits wieder mit dem *peripheren Blutkreislauf* eine untrennbare Arbeitsgemeinschaft bildet. Zwar ist der Puls schon einige Zeit vor der kritischen Knickbildung unfühlbar, doch spricht das nicht gegen eine entsprechende Verringerung des Blutstroms und damit noch vorhandene Zellatmung.

In beiden Kurven war übrigens die eigentliche elektrische Hautrhythmik bereits lange vor Eintritt des Todes, spätestens mit Eintritt der Bewußtseinstrübung, erloschen. Was sich somit noch verändert, ist *nicht* mehr die eigentliche *Kurzrhythmik*, sondern die *Niveaulinie*, auf der sie sich aufsetzt. Der hier festgestellte Antagonismus gilt nur für diese *allein*. Es wird sich später zeigen, daß die Kurzrhythmik einen anderen Innervationsweg benutzt, der über den *Grenzstrang* des *Sympathicus* verläuft. Die hier erfaßte Niveausteuerung dagegen erfolgt über vegetative Bahnen, die das Rückenmark über die hinteren Wurzeln verlassen und sich den animalen Nerven zugesellen.

Beziehungen zur Wärmeregulation.

Die gleichartige Rhythmik an der gesamten Hautoberfläche legt ferner den Gedanken nahe, daß es sich um eine *vegetative* Innervation handelt, welche, ähnlich wie die Körpertemperatur, nach den Gesetzen einer physiologischen Zweckmäßigkeit gesteuert wird. Es wurde bereits gesagt, daß die zunächst naheliegende Vermutung, daß es sich lediglich um eine *Begleiterscheinung der Körpertemperatur* der Haut handeln könnte, kaum zutreffen könne, da es sich bei der rektal gemessenen Körpertemperatur um eine Angelegenheit großer Zellgebiete des Körperinnern handeln muß, während das Elektrodermatogramm doch lediglich eine bestimmte Zellschicht der Haut betrifft. Für die unmittelbar an der Haut selbst registrierte Temperaturkurve liegen die Dinge günstiger, wenn auch hier erhebliche Diskrepanzen zwischen ihr und dem EDG vorkommen. Jedenfalls liegt der Gedanke am nächsten, daß der *physiologische Sinn* der elektrischen Hautrhythmik in der *Wärmeregulation* erfüllt ist. Das ist aber ein sehr weites Gebiet, in dem sich Stoffwechselsteuerung und Wärmeabgabe, und diese wiederum unterschieden nach Wasserabgabe, Strahlungs- und Leitungswärme zusammenfinden. Damit erhebt sich die Notwendigkeit, jeden dieser vier Faktoren zunächst einmal getrennt zu untersuchen.

Die Rhythmik der Hautwasserabgabe.

Um die Beziehungen der Hautwasserabgabe zur elektrischen Hautkurve zu prüfen, wurden die von einer Hautstelle von elektrodengleicher Grundfläche abgegebenen Wassermengen quantitativ erfaßt und den jeweiligen Meßpunkten der elektrischen Kurve zugeordnet. Es ergab sich so eine dem Elektrodermatogramm vergleichbare *Tageskurve* der *Wasserbewegungen* der Haut des Körpers.

Im einzelnen wurde die Methode so gehandhabt, daß kleine mit P_2O_5 beschickte Wägegläschen in exsikkatorartige, luftdicht schließende Glasgefäße von der angegebenen Grundfläche eingeschlossen wurden. Der Boden dieser Exsikkatoren wurde von der Haut selbst gebildet. Die Adaption der gefetteten Ränder geschah luftdicht durch Leukoplast.

Der Zeitraum der Wasseradsorption soll dabei eine Viertelstunde nicht überschreiten, wobei Sorge zu tragen ist, daß die elektrische Messung in die mittleren fünf Minuten dieses Intervalles trifft.

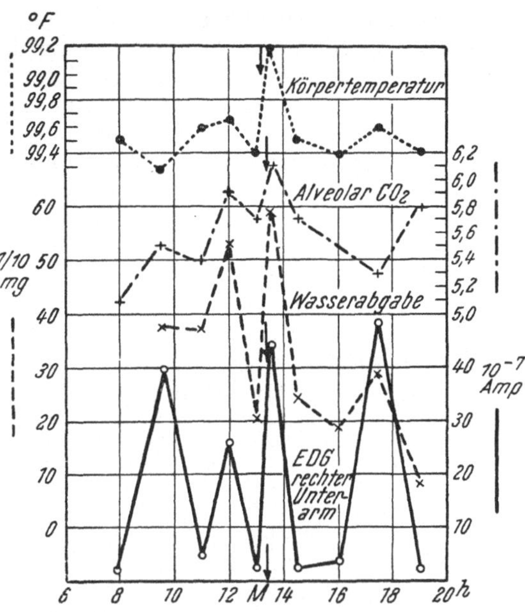

Abb. 4. Nach Verschiebung der Mahlzeit auf 1 Uhr 30 Minuten bleiben die Nahrungsreflexe vom Vortage zur gewohnten Essenszeit (12 Uhr) bestehen (bedingte Nahrungsreflexe). Außerdem treten die unbedingten Reflexausschläge — wie zu erwarten — nach der reellen Nahrung um 1 Uhr 30 Minuten auf. Diese Gesetzmäßigkeiten gelten in gleicher Weise für die vier betrachteten Funktionen: Elektrodermatogramm, H_2O, CO_2 und Körpertemperatur.

Trägt man nun, wie in Abb. 4 geschehen, die in Zehntelmilligramm gemessenen Wassermengen zu den entsprechenden Tageswerten des Elektrodermatogramms auf, so kann man sich fast durchwegs von einer *auffallenden Parallelität* beider Kurven überzeugen. Wir werden daraus den Schluß ziehen dürfen, daß die *Wasserbewegungen durch die Hautzellmembranen eine gesetzmäßige Begleiterscheinung der elektrischen Widerstandsveränderungen sind.*

Die Schweißdrüsen.

Damit ist jedoch noch nicht gesagt, daß diese Wasserabgabe der Haut die letzte und eigentliche Ursache der elektrischen Hautrhythmik, also des Elektrodermatogramms ist. Diese ist sicherlich eine sehr wichtige und außerordentlich zuverlässige Funktion der gesteuerten Zelldurchlässigkeit, und dem Elektrodermatogramm so ähnlich im Verlauf, daß man versucht ist geradezu *quantitative Beziehungen* aufzustellen. Indessen kommen doch auch entschiedene Diskrepanzen zwischen beiden Kurven vor, die dann aber in erster Linie durch die Schweißdrüsen bedingt sein dürften. So kann man z. B. bei Paraplegikern im anästhetischen und schweißtrockenen Gebiet genau *dieselbe* EDG-Kurve finden wie in der vikariierend stark schwitzenden normalen Zone. Diese Beobachtung ist geradezu entscheidend für eine *Trennung* der *Schweißwasserabgabe* von der *Perspiratio insensibilis*. Sie spricht *zugunsten der Perspiratio insensibilis als allein auslösendem Faktor* des Elektrodermatogramms, wenigstens am ruhenden Körper. Auch wurde bereits gesagt, daß die elektrische Hautkurve an *allen* Hautstellen, gleichgültig ob diese arm oder reich an Schweißdrüsen sind, kongruent ist und daß andererseits die elektrischen Rhythmen sich gerade am Handteller, wo man sie am stärksten erwarten sollte, verwischen. Pilokarpin erzeugt zwar einen gewaltigen Anstieg der *elektrischen* Kurve, *zerstört* aber die *Rhythmik* im übrigen vollkommen. Es scheint also, daß die *Schweißdrüsen* eher ein störendes Moment im Bilde der elektrischen (Nahrungs-) Reflexe darstellen und daß sie *an der Bildung der normalen Rhythmik* offenbar überhaupt *nicht beteiligt* sind.

Die Dinge liegen also offenbar ganz so, wie sie auch P. C. Richter (Baltimore) gefunden hat, indem er sowohl die von der Handfläche als auch die vom Handrücken ableitbaren Ströme miteinander verglich und für jeden der beiden völlig andere physiologische und pharmakologische Verhältnisse fand. Die dorsal abgeleiteten Ströme fand er von den Vasomotoren, Schweißdrüsen, Pilomotoren und Kapillaren unabhängig. Er führt sie in Übereinstimmung mit unserer Auffassung auf die *nicht* durch die Schweißdrüsen, sondern unmittelbar durch die *Epithelzellen* abgepreßte Wasserabgabe, also die sogenannte *perspiratio insensibilis* zurück. Für diese hatte auch schon Schwenckenbecher eine *postdigestive* Erhöhung konstatiert, die übrigens auch epikritisch in den Richterschen Kurven zu finden ist.

Angesichts dieser Ergebnisse muß es fraglich erscheinen, ob die Schweißdrüsen überhaupt nennenswert am *rhythmischen* Anteil der Hautwasserabgabe beteiligt sind. Vermutlich kommen sie nur für die Dauerausscheidung, also die sogenannte „Niveaubildung“ in Betracht. Die Elektrorhythmik scheint jedenfalls nach allen bisherigen Erfahrungen ganz unabhängig von ihnen.

Tagesrhythmik der Körpertemperatur.

Auch die Tageskurve der Körpertemperatur läßt, zu gleichen Zeiten mit dem Elektrodermatogramm und der Wasserabgabe gemessen, einen mit diesen Funktionen übereinstimmenden Rhythmus erkennen. Die Körpertemperatur pflegt dabei meist deutlich früher anzusteigen als jene beiden, was nicht zu verwundern ist, da die *wärmebildenden* den *wärmeabführenden* Prozessen in der Haut vorausgehen.

Ein Blick auf Abb. 4 zeigt nun einen überraschenden *Gleichlauf* ganz verschiedener *vegetativer* Funktionen, die in gleicher Weise Wasserabgabe und Körpertemperatur umfaßt und diese zunächst einmal im Hauptausschlag des mittäglichen Nahrungsgipfels einander zugesellt. Wenn wir *späteren Ausführungen* vorgreifen, können wir weiterhin feststellen, daß neben der reellen, durch einen Pfeil am Fußende der Abb. 4 gekennzeichneten Nahrungsaufnahme auch noch der *gewohnte Nahrungsreiz* des *Vortages*, nämlich Punkt 12 Uhr, bestehen bleibt, ein Verhalten, das wir später als Folge des noch in der Erinnerung haftenden sogenannten *bedingten Reizes* um diese Zeit erkennen werden. Die Reaktion auf die reelle Nahrungsaufnahme wird sich später als der übliche, angeborene oder *unbedingte* Reflex ausweisen. Zum ersten Male gewinnen die täglich am Krankenbett beobachteten, aber seit LIEBERMEISTER kaum mehr gewürdigten *kleinen Zacken* in der *Tageskurve* der *Körpertemperatur* einen besonderen Inhalt. Fassen wir nämlich die vier Kurvenzüge der Abbildung in zwei Gruppen zusammen, so entsprechen die beiden oberen einem *Verbrennungsprozeß* mit *Wärmebildung* und CO_2-Abgabe, die beiden unteren in *gleichartiger Rhythmik* stellen die *energieausführenden Maßnahmen* der *Haut* dar.

Dieser *Parallelismus der Körpertemperatur* ist übrigens nur bei völlig ausgeruhten und in ihrem Vegetativum ausgeglichenen Versuchspersonen, z. B. auch in der Rekonvaleszenz am besten jugendlicher Patienten nachzuweisen. In allen übrigen Fällen ist die Körpertemperatur die zur Darstellung der Nahrungsrhythmik *ungeeignetste* Funktion. Das hängt damit zusammen, daß sie einen Integralwert, eine *Summierung* der *Temperaturwerte* sehr vieler und keineswegs immer gleichartiger Wärmeprozesse darstellt. Sie ist *mittelbar* gesteuertes *Endglied* in einer Kette verschiedenartiger Reaktionen und insofern starrer und unbeweglicher als die vorher betrachteten Funktionen. Aus diesem Grunde ist auch der *bedingte* Reflex in der Temperaturkurve meist *nicht* nachweisbar. In Abb. 4 zumindest sehr fraglich. Nur so ist es auch zu erklären, daß die hier festgestellten rhythmischen Gesetzmäßigkeiten nicht schon lange dem täglich mit Temperaturmessungen beschäftigten Arzt aufgefallen sind.

Die hier obwaltenden Beziehungen gewinnen nun weiter an Übersichtlichkeit, wenn wir sehen, daß auch die

Rhythmik der Wärmeabgabe der Haut,

d. h. nicht der schon betrachteten, an Kondenswasser *gebundenen*, sondern der durch *Leitung* oder *Strahlung* von der Haut abgegebenen Wärme sich dem gleichen Rhythmenbild oder, wie wir vorgreifend hinzusetzen wollen, den gleichen Reflexgesetzen fügt. Unsere Vermutung *reflektorisch* gesteuerter *Stoffwechselimpulse* wird dadurch bestätigt. In Abb. 14, l. c. 19, sind die unter der Zunge (in Fahrenheit) gemessenen Körpertemperaturen zusammen mit dem Elektrodermatogramm und der *direkten Kalorienabgabe* einer Hautstelle von Elektrodengröße in Parallele gestellt. Die Übereinstimmung ist in allen wesentlichen Zügen evident. Sogar die geringe zeitliche Verschiebung der Wärmeabgabe entspricht der Voraussage, welche wir über eine die Stoffwechselsteigerung kompensierende Funktion machen müssen.

Über die Methodik der Wärmemessung sei hier nur soviel mitgeteilt, daß nicht mit einem gewöhnlichen Hautthermometer, sondern mit einem empfindlichen *Kompensationskalorimeter* etwa vom Typ des RUBNER*schen Mikrokalorimeters* gearbeitet wurde. Einzelheiten müssen in der ausführlichen Veröffentlichung nachgelesen werden (l. c. 17).

Mit dem Nachweis einer *rhythmisch gesteuerten Wärmeabgabe* der *Haut* ist ein weiteres wichtiges Regulationsgebiet in den Kreis unserer Betrachtungen gezogen, nämlich

die Nahrungsreflexe der Vasomotoren

oder, genauer gesagt, der Arteriolen. Denn diese sind die eigentlichen Träger der Reaktion, während die Kapillaren selbst sich mangels eigener Innervation der nervösen Reaktion entziehen oder höchstens sekundär daran teilnehmen können. Wir verstehen nunmehr die anfänglich rätselhafte Tatsache, daß eine *isolierte Beeinflussung der Kapillaren ohne Einfluß auf den Ablauf der elektrischen Hautreaktion* war und sein mußte. Die *Kapillaren* stehen offenbar in einer engeren Beziehung zum *Zellstoffwechsel* und ihre Erweiterung oder Verengerung tritt nur dann in die elektrische Reaktion ein, wenn dieser eine entsprechende Alteration im positiven oder negativen Sinne erfahren hat. Das geschieht aber unter Einwirkung auf die Zellmembran auf dem Wege einer *zentralnervösen Steuerung.* Diejenigen Mittel, welche eine lokal sichtbare Reaktion der Kapillaren erzeugen, setzen nur dann auch eine Veränderung der elektrischen Reaktion, wenn sie gleichzeitig auch die Lebenstätigkeit des Protoplasmas affizieren.

Allgemeine Nahrungsreflexe des Kreislaufs.

Jede Stoffwechselerhöhung in einem größeren Zellgebiet des Körpers bedingt zwangsläufig eine Steigerung des Sauerstoffbedarfs bzw. der Kohlensäureabgabe und damit eine *Erhöhung des geförderten Blutvolumens.* Dieselben Erfordernisse bestehen für die erwähnte vermehrte Wärmeabgabe in der Peripherie. Wenn also unsere frühere Annahme eines *rhythmisch gesteuerten Stoffwechselprozesses* richtig ist, muß sie sich am Verhalten des Kreislaufs prüfen lassen. Es muß sich mit anderen Worten auch eine in gleicher Weise wie der Stoffwechsel und die Wärmeabgabe schwankende *Rhythmik des Herzminutenvolumens* finden lassen.

Wir haben diese Annahme in Gemeinschaft mit H. HICKL geprüft und bestätigt. Es ist dabei nicht erforderlich, da es sich ja nur um die Feststellung von Korrelationen handelt, die absolute Größe des Herzminutenvolumens zu bestimmen. Es genügt der Nachweis gleichartiger rhythmischer Bewegungen in einer dem H. M. V. proportionalen Größe, nämlich dem *Amplitudenfrequenzprodukt.*

Methodisch ist allerdings wichtig, die dabei erforderlichen Messungen des systolischen und diastolischen Blutdruckes mit einer besonders feinen und möglichst massefreien Apparatur vorzunehmen. Wir bedienten uns daher des *Membranmanometers* und der *Differentialkapsel* von FRANK-BRÖMSER.

Das Resultat zeigten wir in einer früheren Arbeit (Lit. 13, Abb. 7); hier allerdings nur als zwangsläufig nach der Nahrungsaufnahme erfolgenden sogenannten unbedingten Reflex.

Indessen gelang es uns in ganz derselben Weise, auch den *bedingten Nahrungsreflex* bei verschobener Nahrungszeit unter *quantitativer* Bestimmung des *Schlagvolumens* (nach Brömser) darzustellen. Auch hierbei stimmte der am *nüchternen* Menschen *erhaltene Nahrungsgipfel* der *Herzleistung* mit dem *Elektrodermatogramm* überein.

Allerdings sind wir nicht berechtigt, ohne weiteres aus dem bedingten Reflex auf die zentrale Steuerung des Vorganges zu schließen, da es sich ebenso, wie beim Anstieg der Körpertemperatur zunächst um eine *sekundäre Ingangsetzung* der Blutdruckzügler handeln könnte, welche in der von H. Hering und W. R. Hess genauer untersuchten Weise auf das Herz zurückwirken. Die Eindrücke der Außenwelt und das daran geknüpfte *Zeitgefühl* dürften im vorliegenden Fall sicherlich einen nur mittelbaren Einfluß, d. h. über die Stoffwechselmobilisierung, auf den Kreislauf ausüben.

Wahrscheinlich gilt der bedingte Reflex mit seinen über das Großhirn beeinflußbaren Bahnen in reiner Form nur für den Stoffwechsel (der Leber) und die Energie ausführende Innervation der Haut, während die anderen Funktionen diesen beiden Gruppen mehr oder weniger *sekundär* untergeordnet sind.

Die Energiebilanz.

Wir können die vorstehenden Untersuchungen dahin zusammenfassen, daß im Grunde genommen *keine* der verschiedenen an der Wärmeabgabe der Haut beteiligten Faktoren *für sich allein* eine vollauf befriedigende Erklärung des elektrischen Phänomens gibt. Weitaus am besten findet man stets die Übereinstimmung der *Perspiratio insensibilis* und des EDG-Verlaufs, nicht nur was die meist überraschende Parallelität der Rhythmik beider Funktionen angeht, sondern sogar die quantitative Zuordnung der beidseitigen Amplituden. Indessen, es kommen auch Dysharmonien zwischen beiden Funktionen vor, derart, daß sich gut ausgebildete elektrische Ausschläge bei eingeebneter Kurve der Wasserausscheidung finden und umgekehrt. Da in solchen Fällen gerade die andere Seite der Wärmeabgabe, nämlich die durch Strahlung betätigte, sich reziprok zu verhalten pflegt, ist zu vermuten, daß *nicht eine* Funktion allein, sondern die *Summe* dieser Funktionen in der Gleichung $E = W_{str} + W_{Ltg} + W_{H_2O}$ im Elektrodermatogramm begriffen ist. Anders ausgedrückt: Es muß sich zwischen EDG und der abgegebenen Gesamtenergie (E) eine Beziehung $EDG = K \cdot E$ finden lassen, wobei der Proportionalitätsfaktor K empirisch etwa aus der planimetrierten Flächengröße des EDG und dem Haut-H_2O gefunden werden könnte.

Diese Hauptenergiegleichung des Stoffwechsels muß ja auch, wenn Wärmegleichgewicht bestehen soll, wie für das Ganze, so auch für die kurzfristigen Nahrungsrhythmen gelten. Der quantitative Beweis, um den wir uns bemüht haben, ist infolge äußerer Umstände nicht durchgeführt worden.

Nun fanden Benedikt und Root zwischen der Wärmebildung, die sich bekanntlich auch auf indirektem Wege durch den Gasstoffwechsel finden läßt, und der Wasserabgabe so gesetzmäßige Zusammenhänge, daß Boonenkamp unter Berücksichtigung dieser Werte und Messung der Abstrahlung die Größe der Energiebildung zu berechnen suchte. Von anderer Seite (Heller, Jones) wurde hingegen auf die nur *korrelative* Abhängigkeit und damit Unsicherheit der W_{H_2O} hingewiesen. HELLER machte geltend, daß in der Perspiratio insensibilis eine *Regulation enthalten* sei, welche schwankende Werte bedingen müsse. Nach unseren Befunden besteht dieser Einwand zwar zu Recht, jedoch können wir an Hand unserer Kurven darauf hinweisen, daß im praktischen Fall und bei Ausschluß von Störungen im vegetativen System eine derartige *Gleichläufigkeit* zwischen den einzelnen Faktoren obiger Gleichung besteht, daß für diese Fälle — es sind offenbar gerade jene, welche ein über die gesamte Hautoberfläche kongruent verlaufendes EDG haben — auch die BENEDIKT-ROOTsche Beziehung und damit die Energiegleichung BOONEKAMPs in der alten Form gültig sein dürfte. Es wäre mithin nur nötig, die geeigneten Fälle unter Kontrolle des EDGs auszuwählen, um zu richtigen Resultaten und also auch zu einer *Berechnung* des *Grundumsatzes* aus dem Elektrodermatogramm zu kommen. Unsere obige Frage scheint also durch die amerikanischen Autoren unter den eben erwähnten „Normalbedingungen des EDG" bereits beantwortet und das von uns für die Messung des Wärmeflusses verwendete Mikrokalorimeter könnte eine umständliche Großapparatur ersetzen. Der Fehler, welcher durch Extrapolition einer begrenzten Hautstelle auf die Gesamtkörperoberfläche entstände, würde durch die häufigeren EDG-Messungen wieder ausgeglichen werden.

C. Klinische Beiträge zur Deutung des Elektrodermatogramms.

Vasomotorische und trophische Störungen

Embolie und Gangrän.

Wiederholt wurde auf die Unabhängigkeit der Hautwiderstandsmessung von lokalen und auch spinal bedingten (Reflexerythem) Durchblutungsstörungen hingewiesen. Es gilt durchaus der von H. REIN aufgestellte Grundsatz, „wenn bei *einer Durchblutungsänderung* der *Haut* Widerstandsveränderungen auftreten, so sind diese *nicht Folge* einer *Durchblutungsänderung*, sondern eines durch den gleichen autonomen Impuls bedingten *parallel ablaufenden Prozesses*". Nur bei entsprechender *zentralnervöser Erhöhung* oder *Erniedrigung* des *Zellstoffwechsels* haben wir mit einer gleichsinnigen dem elektrischen Geschehen analogen Kapillartätigkeit zu rechnen (M. v. FREY). Ort der Wirkung ist letzten Endes die Zellmembran und ihr greifbares Erscheinungsbild, das EDG.

Wir betrachten das EDG in erster Linie als Ausdruck einer im Dienst der *Wärmeregulation* stehenden Funktion. Damit wird implizite jede Stoffwechselschwankung einer jeden Zelle des Organismus darin enthalten sein. Es ist also nicht abwegig anzunehmen, daß eine Dauerhemmung eines sonst mit dem übrigen Organismus in Harmonie der Energieverteilung stehenden größeren Zellgebiets, wie etwa des Stratum germinativum der Haut, *dystrophische* Erscheinungen zur Folge haben wird. Die Annahme gesonderter trophischer Nerven ist dazu nicht notwendig. GAGEL und L. CZEMBIREK diskutierten zwar anschließend an einem Fall von postoperativer Bauchwandnekrose die Möglichkeit eines spinalen *trophischen Zentrums*, das im Bereich der Intermediärzone des *Rückenmarks* seinen Sitz haben soll.

Wir möchten glauben, daß diese Fasern, welche nach GAGEL durch die *vorderen Wurzeln* und die Rami communicantes zum Grenzstrang ziehen, mit den von uns postulierten EDG-Fasern gleichen Verlauf haben.

Jedenfalls ist es eine vegetative Bahn eben gerade dieser Art, die, wie die folgenden Beispiele zeigen sollen, im Falle schwererer Gefäßneurosen erkrankt oder gänzlich ausfällt. Ganz allgemein zeigt sich nämlich, daß bei starker *Beeinträchtigung* des *arteriellen Blutstroms* die *Rhythmen verschwinden* und bei partieller Drosselung der arteriellen Versorgung zumindest erheblich schwächer und weniger markant erscheinen.

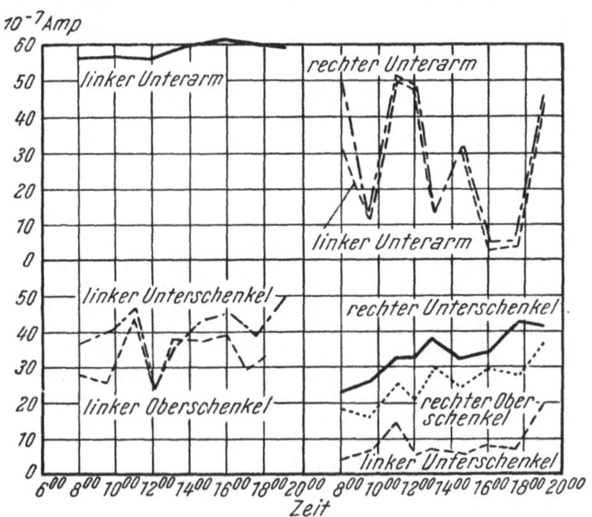

Abb. 5. Links: Sklerodermie beider Hände. Die Kurve der makroskopisch intakten Unterarmhaut zeigt die hohe „ruhige“ Horizontale. An den nichterkrankten Beinen Rhythmen auf mittlerem Niveau. (Die nichtgezeichnete rechte Seite verhält sich analog.) Rechts: Embolie. An der Haut der gesunden Arme fast kongruente Rhythmen. Tieflage der Kurven an der Haut der Beine um so stärker, je näher dem Herd.

Im Falle der Abb. 5 handelte es sich um einen durch Sektion bestätigten embolischen Verschluß der Bauchaorta. Die weitere Thrombosierung hatte sich noch in die Teilung der beiden Iliacae fortgesetzt. Auch der venöse Abfluß des Blutes war teilweise mit einbezogen. Klinisch war der Femoralispuls noch tastbar, nicht aber der Puls an der Poplitea und Dorsalis pedis. Die Demarkationslinie hatte sich nach brandiger Nekrotisierung beider Füße in Form dunkelblauer Fleckenbildung etwa im oberen Drittel, besonders des linken Unterschenkels gebildet. Die Haut der Oberschenkel schien makroskopisch kaum verändert. Um so bemerkenswerter ist es, daß sich die *elektrische* Störung, in Gestalt eines *tiefgestellten Niveaus* und verlöschender *Rhythmen*, im Bereich der Oberschenkelhaut fast ebenso stark ausprägt als am Unterschenkel im Bereich der sichtbaren Veränderungen. Das ergibt sich ohne weiteres beim Vergleich mit den Normalkurven der beiden Arme (Abb. 5, rechts oben). Wie die nachträgliche Untersuchung des Amputationsstumpfes und die im ganzen befriedigende Wundheilung zeigte, war die Absetzung im unteren Drittel des Oberschenkels notwendig geworden, aber auch ausreichend gewesen. Im noch erhalten gebliebenen Abschnitt des Oberschenkels stimmte die noch gut erhaltene Rhythmik mit der chirurgisch bestätigten Lebensfähigkeit des Stumpfes überein.

Von chirurgischer Seite wurden unsere Befunde in Fällen schwerer Embolie und Gangrän besonders von HASSLINGER 1942 bestätigt und zugleich die Brauchbarkeit des Hauttestes für die Festsetzung der wahrscheinlichen *Demarkationslinie* empfohlen.

In allen diesen Beispielen ist die Drosselung des Blutstromes nicht das Wichtigste für den charakteristischen *Tiefstand* des *Kurvenniveaus*, sondern die Ausschaltung eines für den *Stoffwechsel* der *Hautzelle* entscheidenden Faktors, nämlich der durch die Embolie geschädigten *periarteriellen Nervengeflechte* des *Sympathicus*. Das trifft für die Altersgangrän, die BUERGERsche Form und vermutlich auch für die RAYNAUDsche Erkrankung in gleicher Weise zu.

Unsere Kenntnisse sind hier durch die ausgezeichneten Arbeiten von F. JOHN über die vegetative nervöse *Versorgung* der *Haut* erheblich bereichert worden. Hauptsächlich unter Anwendung der BIELSCHOWSKY-*Färbung* bringt der Autor folgende Resultate:

Die Blutgefäße der Haut werden von feinsten zu einem Maschenwerk verknüpften Nervenfaserzügen versorgt, deren Neurofibrillen vielfach netzartig miteinander zusammenhängen und in einem kernhaltigen SCHWAN*schen Leitplasmodium* einherziehen. Die Endausbreitung des vegetativen Nervensystems in der Wand der Arterien, Venen und Kapillaren geschieht stets in Gestalt eines kernhaltigen, synzytialen Neurofibrillennetzes. Dieses Netz, das nervöse *Terminalretikulum*, steht mit den Gefäßwandzellen plasmatisch in engster Verbindung. Die Existenz feinster nervöser Endformationen im Bindegewebe der Haut legt auch eine funktionelle Abhängigkeit des Bindegewebes vom vegetativen Nervensystem nahe. Epithelzellen und Drüsenausführungsgänge werden in gleicher Weise von dem kernhaltigen, neurofibrillären Endnetz des Terminalretikulums versorgt. Das beschriebene nervöse Endnetz hängt mit den Zellen der Erfolgsorgane *plasmatisch* zusammen (zitiert nach PH. STÖHR jr.).

Der chirurgische Hauttest.

Elektrisch unterscheidet sich das Bild der hier betrachteten nervösen Durchblutungsstörung sofort von der Stoffwechselkupierung des sterbenden Organismus. Dort handelte es sich um eine ruhende *Mittellage*, hier um den extremen *Tiefstand* des *Niveaus*. Wenn es also zutrifft, daß die Mittellage durch den Tonusverlust *zweier* Agonisten zustande kommt, so wäre der einseitige Tiefstand durch den *isolierten* Ausfall *eines Agonisten*, und da es die Gefäßgeflechte sind, offenbar des *Sympathicus* zu erklären. Wir hätten dann für den anderen Gegenspieler einen durch die Embolie ungestörten Verlauf, d. h. also über den *Spinalnerven*, anzunehmen. Sein jetzt überwiegender Anteil wäre für die *Niveausenkung* in Anspruch zu nehmen, während die Funktion des Sympathicus, elektrisch gesehen, in einer *Hebung* des Niveaus bestanden hätte. Es wird weiter unten gezeigt werden (Teil IV, S. 87), daß sich für eine solche Auffassung auch von anderer Seite her gute Gründe beibringen lassen. Weiterhin ergibt sich aus dem gleichzeitigen Verschwinden der Elektrorhythmik, daß auch diese, wie bereits festgestellt wurde, von der Niveausteuerung *abtrennbare* Bewegung ebenfalls über den *Sympathicus* geleitet wird. Die Frage müßte sich durch einen die Gefäßscheide betreffenden chirurgischen Eingriff, nämlich die LERICHsche *Operation*, die augenblicklich wieder etwas aus der Mode gekommen zu sein scheint, erbringen lassen. Exstirpationen des sympathischen Grenzstranges müßten zum selben Resultat führen, was nach Untersuchungen der Würzburger chirurgischen Klinik wenigstens in einer ersten postoperativen Phase tatsächlich der Fall ist.

Über die *lokale Verteilung* der *vegetativen Hautnerven* herrschen, wenigstens soweit das EDG in Frage steht, noch gewisse Unklarheiten. Die zirkuläre Absetzung der Gangrän und — schon vorher — die ihr vorausgehende alarmierende Ischämie und Fleckung deutet auf eine entsprechende Anordnung der Hautgefäße und somit auch der mit ihnen ziehenden vegetativen Nerven. Aus den anatomischen Lehrbüchern ist über die arterielle Blutverteilung an der Haut wenig zu erfahren, aber die schönen Arteriogramme, die wir SUNDER-PLASMANN und neuerdings auch wieder GESENIUS aus der MUNKschen Klinik verdanken, scheinen uns eindeutig für eine radiäre Anordnung — und somit an der Haut selbst ringförmige Schichtung — der aus den Hauptgefäßstämmen der Extremitäten zunächst hervorgehenden und sich dann in der Peripherie verzweigenden kleineren Arterien zu sprechen. Ihr Verlauf ist schräg nach abwärts gerichtet, weshalb ja auch die obere Grenze der Gangrän und ihrer erwähnten Vorläufer stets tiefer liegen muß als die Erkrankung des Hauptstammes bzw. die Embolie. Am *Rumpf* dagegen erfolgt auch die Verteilung dieser sympathischen Nervenfasern und auch die der Arteriolen einigermaßen *metamer* und ist mit der *sensiblen Endausbreitung in leidlicher Deckung.*

Eigenartig ist auch die altbekannte „psychogene“ Projektion nicht nur gewisser Schmerz- und Lähmungsphänomene, sondern auch imitierter Hauteffloreszenzen mit ihrer dafür charakteristischen *ringförmigen* Begrenzung. Wenn unsere Annahme richtig ist, so muß auch das Erlöschen der Elektrorhythmik, ebenso wie die Niveausenkung, sich ringförmig verstärken in dem Maße, wie im Zuge der Messung eine Annäherung an die kritische Zone der sich bildenden Gangrän erfolgt. Die oben erwähnten positiven Ergebnisse bei der chirurgischen Indikationsstellung scheinen solchen theoretischen Erwägungen recht zu geben.

Morbus Raynaud.

Bei dieser Erkrankung hatte bereits GAGEL und J. W. WATTS an den Zellen der Seitenhorngruppe des Rückenmarks Aufblähung des Zellleibes, zentrale Auflösung der Nißlgranula, Schrumpfungsvorgänge usw. gefunden. Das sind die Zeichen einer „primären Reizung“ im Sinne von NISSL.

In neuerer Zeit sind durch die Untersuchungen von STÖHR jr. eigenartige Degenerationszeichen an den sympathischen Ganglien des Grenzstranges in Gestalt von *„Fortsatzdysharmonien“* und feinsten *perizellulären „Faserkörben“*, — entstanden aus Wucherungen des *„Hüllplasmodiums“* —, bekanntgeworden. Auch das Auftreten *mehrkerniger Ganglienzellen* im Grenzstrang beim Raynaud, wie übrigens auch bei *Asthma*kranken, wird als eine *„Störung* der Gesamtanlage des Organismus von Anfang der körperlichen *Entwicklung* an“ aufgefaßt.

Für die Zwecke des Elektrodermatogramms interessiert hier vor allen Dingen der Nachweis *erkrankter Ganglien* in der *sympathischen Bahn* vom Rückenmark bis zum Grenzstrang. Danach müßten wir die *Auslöschung* der *Reflexrhythmen* erwarten, was sich in unseren bisherigen, allerdings nur orientierenden Befunden bestätigen ließ.

Die in ihrer Existenz (s. S. 30) bereits gesicherten *hinteren Niveaufasern* scheinen angesichts dieser neuartigen histologischen Ergebnisse intakt zu sein. Es bleibt abzuwarten, was künftige Vergleichsuntersuchungen der elektrographischen *und* histologischen Methodik ergeben werden, um definierte elektrobiologische Ausfälle mit ebenso gesicherten anatomischen Bildern in Deckung zu bringen. Voraussichtlich werden unterschiedliche anatomische Befunde zu gleichen oder ähnlichen elektrischen Reaktionen führen. Denn die Antwortmöglichkeiten der Zellmembran, an denen sie sich äußern können, sind begrenzt und setzen sich im wesentlichen aus einer *Vierfalt* von Grundtypen des Niveaus und der Rhythmik, beide in plus und minus genommen, zusammen.

Die Sklerodermie.

Hier hatten wir Gelegenheit, mehrere Fälle von Sklerodermie zu untersuchen. Das Meßresultat war stets eindeutig und ergab einen maximalen *Hochstand* des *Kurvenniveaus* (Abb. 5, links) stets bei weitgehendem oder vollständigem Verlust der Rhythmen. Bemerkenswerterweise war dieser Befund, ähnlich wie bei der Gangrän, auch im Gebiet scheinbar gesunder Haut, etwa bei Lokalisation der Erkrankung an Fingern und Händen noch weit proximal davon an der Haut des Unterarmes oder sogar des Oberarmes zu erheben.

Interessant ist, daß die Erkrankung unter den vielerlei gesuchten Erklärungsversuchen immer wieder auf die *Schilddrüse* bezogen wurde, eine Annahme, die in dieser apodiktischen Form sicherlich falsch ist. Höchstens im Zuge einer pluriglandulären Störung können wir der Schilddrüse einen Platz einräumen. Das EDG ergibt indessen in der Hochstellung der Kurve den Hinweis auf eine *Sympathicotonie*, die bei weiterem Umsichgreifen des Leidens, wenigstens im elektrischen Hautbild, tatsächlich die *äußeren Formen der Thyreotoxikose* wiederholt. Ältere Ansichten von Brissaud, Cassierer, Lewin-Heller u. a. gewinnen damit wieder einen neuen Aspekt.

Eine ganz andere, in dieser Einseitigkeit gleichfalls wieder zu enge Fassung gab Ken-Kure und seine Schule dem Problem. Sie fanden bei der Sklerodermie die Anzahl der *parasympathischen* Seitenhornganglien erheblich verringert. Auch die Anzahl der kleinen Markfasern in den hinteren Wurzeln fand sich stark reduziert. Wir dürfen also vermuten, daß das *Versagen bestimmter* in den hinteren Wurzeln verlaufender Fasern an der Gestaltung des Elektrodermatogramms beteiligt ist und daß ein Versagen dieser Fasern das *Kurvenniveau hochsteigen* läßt. Physiologisch gesehen bedeutet das wiederum eine Steigerung der Perspiratio insensibilis, wie sie als *Teilstück* im Syndrom des *Basedow* tatsächlich auftritt. Daraus lassen sich die gefundenen Beziehungen zum Morbus Basedow vielleicht erklären. Rein theoretisch können wir unter Zugrundelegung der KEN-KUREschen Auffassung voraussagen, daß eine *Reizung* der gleichen Hinterwurzelfasern die *Tiefstellung* des elektrischen *Kurvenniveaus* zur Folge haben müßte.

Herpes zoster.

Die infektiöse Genese und Beziehungen zum Virus sind hier weniger von Interesse, als die Spekulationen über die Beteiligung beider Zügler des vegetativen Nervensystems. WOHLWILL denkt insonderheit an die in den *hinteren Wurzeln* verlaufenden *parasympathischen* Fasern, die zum Teil auch trophischer Natur sein sollen (KEN-KURE) und dann im Spinalganglion eine Unterbrechung durch Zwischenschaltung erfahren. Wenn wir von den eigentlichen sensiblen Fasern absehen, sind es also in erster Linie trophische Ganglien *afferenter vegetativer Fasern* und weniger die uns hier interessierenden efferenten vegetativen Bahnen, die von der Erkrankung betroffen werden. Die letzteren dürften wohl nur bei den hochgradigen entzündlichen Reaktionen affiziert werden. Dementsprechend verhalten sich auch die elektrischen Erscheinungen zwar im Sinne einer Affektion der hinteren Wurzeln, d. h. es ist meist eine deutliche Höhenverschiebung des Kurvenniveaus zu konstatieren.

Die Paraplegien.

Das wichtigste Ergebnis der vorstehenden Untersuchungen an vegetativen Trophoneurosen besteht in der Feststellung eines — vermutlich tonischen — Einflusses der *Hinterwurzeln* auf das *Niveau* der *Hautkurve* und zwar in der Weise, daß bei der Zerstörung der betreffenden Fasern das Niveau *steigt*, bei *Reizung* derselben umgekehrt extrem *tiefgestellt* wird. Derselbe Effekt müßte sich natürlich auch durch direkte Schädigung bzw. Reizung der Leitungsbahnen erzielen lassen und dann z. B. bei entsprechend lokalisierten *Querschnittsläsionen* des Rückenmarks hervortreten. Dahingehende Untersuchungen ergaben nun folgendes: Am häufigsten findet sich sowohl bei schlaffer wie bei spastischer Lähmung ein extremer *Tiefstand* der *Hautkurve* mit fehlenden oder doch nur schwach angedeuteten Rhythmen.

Aber auch das Gegenstück, der horizontale Hochstand, gleichfalls mit Verlust der Rhythmen kommt vor, wie andererseits endlich das Erhaltenbleiben des Normalrhythmus im gelähmten und asensiblen Hautgebiet. Letztgenannte Variante scheint uns von besonderer Wichtigkeit, denn sie beweist wiederum, daß die *Kurvenrhythmik über längere Bahnen des Grenzstrangs* geleitet wird, die offenbar die spinale Verletzungsstelle seitlich *überbrücken*, nachdem sie das Rückenmark bereits in höhergelegenen Dermatomen über die Rami communicantes verlassen haben. Die hier gegebenen Möglichkeiten ersieht man am besten aus der hier übergangenen Figur 5 einer früheren Veröffentlichung (Lit.-Verz. 19, S. 139).

Die Dinge liegen hier noch keineswegs eindeutig, da offenbar bei den Rückenmarkserkrankungen selten ein System *allein*, also die Vorderwurzeln *oder* die Hinterwurzeln bzw. deren vegetative Bahnen für sich betroffen sind. Es kommt hinzu, daß bei der angenommenen antagonistischen Ordnung der Innervation z. B. eine tiefe Niveaulage ebensogut durch eine Reizung der Hinterwurzelbahnen wie durch ein Versagen des Vorderwurzeltonus, alles natürlich unter dem Gesichtspunkt der hier enthaltenen vegetativen Anteile, zustande kommen kann. Es wäre kaum zu hoffen, über diesen Stand der Dinge ohne Anstellung von Tierversuchen hinauszukommen, wenn nicht die Möglichkeit bestände, auf operativ-therapeutischem Wege eine Entscheidung zu fällen. Dieses Experimentum crucis unserer Anschauung ist die *Durchschneidung der hinteren Wurzeln*, also:

die Foerstersche Operation.

Auch diese Operation ist, da bei gleicher Indikationsstellung die Durchschneidung der Vorderseitenstrangbahnen bessere Resultate ergibt, stark in den Hintergrund getreten, so daß wir bis heute nur über einen elektrographisch durchuntersuchten Fall verfügen. Es war bei dem

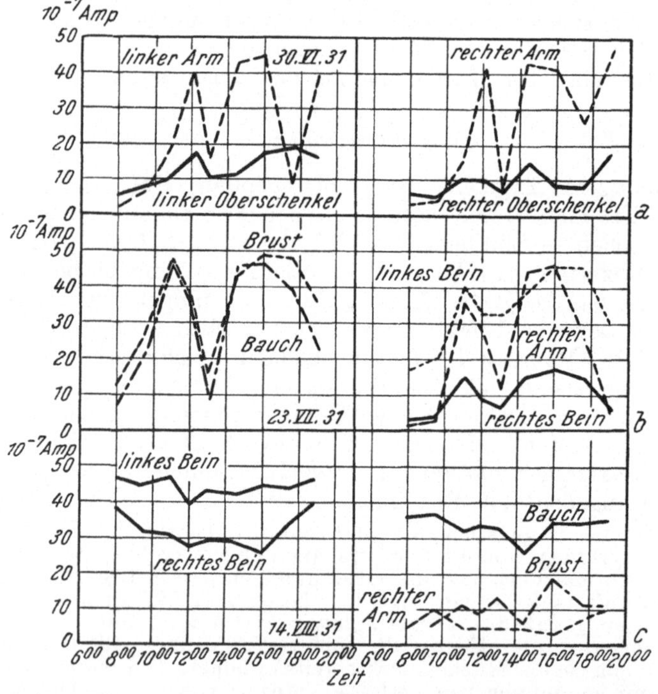

Abb. 6. Ko. Diagnose: Multiple Sklerose. Schwerste Kontraktur beider Beine (besonders links) in Knie und Hüftgelenk. Spastische Lähmung. Sensibilität o. B. *a* Vor der Hinterwurzeldurchschneidung: Im Vergleich zu den beiderseitigen gleichen Normalrhythmen der Arme liegen die Beinkurven tief. *b* Etwa 8 Tage nach der FOERSTERschen Operation: Kurven im Bereich der Brust- und Bauchhaut mit den Armkurven noch übereinstimmend. An den Beinkurven dagegen Höhenverschiebung des Niveaus (besonders links) und Wiederauftreten ähnlicher Rhythmen wie an der Armhaut. *c* Weitere 3 Wochen später: Die Höhenverschiebung an den Beinen ist deutlicher geworden und hat auch an der Bauchhaut begonnen. Rhythmen verschwunden. An der normal gebliebenen Brust- und Armhaut im Gegensatz dazu: Tieflage des Niveaus (vikar. Regulation).

betreffenden Kranken infolge stärkster spastischer Kontrakturen in Knie- und Hüftgelenk die Durchschneidung der hinteren Wurzeln in D_{11} bis L_3 vorgenommen worden. Abb. 6.

Vor der Operation bestand, wie Abb. 6 zeigt, extremes *Kurventief* an den Beinen bei gleichbleibender Rhythmik an Arm-, Brust- und Bauchhaut. Nach der Operation sehen wir in den letztgenannten Bereichen die Polarisationskurven noch fast unverändert und unter sich kongruent. An den Beinen dagegen hat sich das *Niveau* bereits deutlich *gehoben*. Besonders auf der linken Seite sind wiederum dem Normalrhythmus durchaus synchrone und nur in der Tiefe der Profilierung was verwaschene Rhythmen aufgetreten.

Dieses Ergebnis ist entscheidend, denn es zeigt, daß in der Tat der völlige *Ausfall* der Hinterwurzeln die Kurve ganz ähnlich wie bei der Sklerodermie *hochsteigen* läßt. Aber Abb. 6b gestattet noch einen weiteren sehr wichtigen Schluß: Wenn nach Durchschneidung der hinteren Wurzeln die Rhythmen wenigstens auf längere Zeit erhalten bleiben und eher stärker hervortreten, wenigstens in den ersten Tagen nach der Operation (Abb. 6c), so können die kurzen Ausschläge des Elektrodermatogramms nur über Bahnen geleitet werden, welche den *Vorderwurzeln* und damit dem *Grenzstrang des Sympathicus* angehören. Die Durchschneidung der Hinterwurzeln betrifft also zunächst nur das Niveau, wie dies zu erwarten war.

Daß diese Verschiebung in verschieden starkem Grade Platz greift, das linke Bein z. B. zunächst stärker betrifft als das rechte, wird man auf einen nachklingenden Reizeffekt am peripheren Stumpf des Nerven zurückführen können, eine Beobachtung, die dem experimentell arbeitenden Physiologen und Chirurgen in ähnlichen Fällen geläufig ist. In der Tat haben sich die Verhältnisse noch etwa 14 Tage später (Abb. 6c, links) für rechts und links beinahe umgekehrt. Auch die Bauchkurve finden wir jetzt in die Niveausteigerung einbezogen, ein Zeichen, daß die Reaktion nach oben zu bis D_{11} zu radikal gewesen war. Überraschend ist nunmehr auch die maximale Tiefstellung der Armkurve. Dieses Ereignis haben wir erst in letzter Zeit deuten gelernt und betrachten es heute als eine *Gegenregulation* der *oberen Körperhälfte* gegenüber der *geschädigten unteren*. Im vorliegenden Falle z. B. wird eine gesteigerte Perspiratio insensibilis durch eine Hemmung der Wasserabgabe an den Armen *vikariierend* ausgeglichen. Wir werden im Laufe der folgenden Erörterungen auch noch andere Gruppierungen derartiger Ausgleichregulationen kennenlernen, die z. B. in annähernd reziprokem elektrischem Verhalten zwischen Rumpf und Extremitäten und weitgehend auch des Trigeminusgebietes gegenüber der gesamten spinalen Innervation bestehen.

Soweit sind keine besonderen Deutungsschwierigkeiten des Befundes vorhanden. Sie bestehen lediglich noch hinsichtlich der Frage, warum die *Rhythmen* in Abb. 6c erlöschen, obwohl doch nach unseren Feststellungen diese über den Grenzstrang des Sympathicus geleitet werden, der seinerseits die kritische Verletzungsstelle überbrückt. Die Antwort liegt in der parallelen Beobachtung gleichzeitiger Rhythmenhemmung auch im Armgebiet bzw. also in der gesunden Körperhälfte. Es handelt sich also, wie wir erst später eingehender ausführen werden, um eine rein *zerebral* bedingte Hemmung, wie sie *postoperativ* durchaus nicht zu den Seltenheiten gehört. Da die Fähigkeit zur Rhythmenbildung, wie Abb. 6b, rechts, zeigt, unmittelbar nach der Operation noch erhalten war, wäre allenfalls noch das Übergreifen degenerativer Prozesse auf die Grenzstrangganglien zu diskutieren, wofür indessen weder klinisch noch anatomisch begründete Anhaltspunkte vorliegen. Natürlich hätte die Unsicherheit durch eine spätere Messung, denn jene psychisch-zerebrale Hemmung ist ein vorübergehender Zustand, behoben werden können, wenn dies der vorzeitige Tod des Patienten nicht verhindert hätte.

Das Dermatomgesetz.

Mit Ausnahme der zu den Hohlorganen ziehenden meist der Motorik oder der Sensibilität dienenden vegetativen Nerven, die wie der Vagusstamm oder die Splanchnici, weite Strecken bis zum eigentlichen Betriebsstück überbrücken, bleiben die Vaso- und Pilomotoren wie auch die Schweißdrüsen im nahen Bereich ihrer zugehörigen Hautdermatome. Zumal die aus den hinteren Wurzeln entspringenden Vasodilatatoren halten enge Nachbarschaft zu den sensiblen Wurzeln des animalen Systems und ihren metameren Verzweigungen in der Haut. Man kann nach O. GAGEL diesen Verteilungsmodus als ein Charakteristikum der aus den Hinterwurzeln stammenden vegetativen Fasern ansehen. Wenn dem so ist, müßten auch die von uns postulierten „Niveaufasern" in gleicher Weise das *Dermatomgesetz* erfüllen.

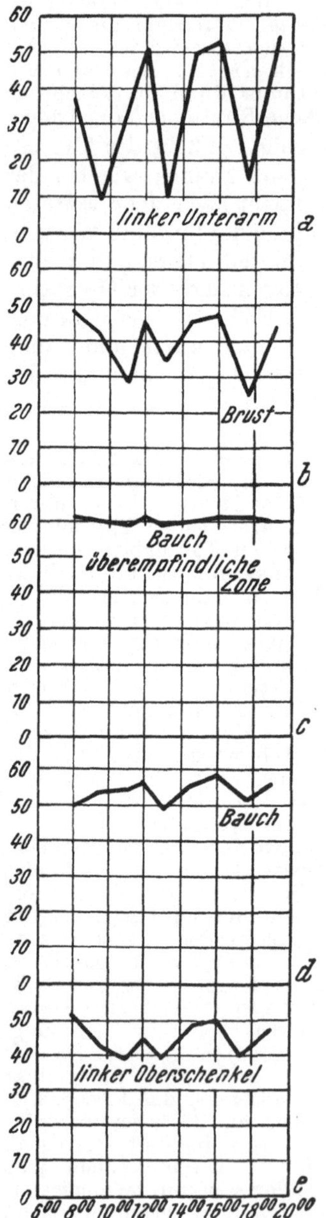

Abb. 7. [Tabes dorsalis mit gastrischen Krisen. Im Bereich der Gürtelzone: hochliegende Horizontale und Verschwinden der Rhythmen.

Eine solche *dermatomäre Beeinträchtigung des Elektrodermatogramms* läßt sich nun in der Tat *bei Erkrankungen der hinteren Wurzeln* nachweisen. Wir fanden sie allerdings nur in einem Teil der Fälle von Tabes dors., und anscheinend bevorzugt dann, wenn es zu *gastrischen Krisen* oder zu *Gürtelschmerzen* gekommen war, die sich auch grobklinisch durch die veränderte Sensibilität einer HEADschen Zone (s. Teil IV) kenntlich machten. Solche Schwankungen der Befunde leuchten ohne weiteres ein, wenn man sich die sehr verschiedenen Angriffspunkte für degenerative oder entzündliche Vorgänge klarmacht, die besonders BODECHTEL einer eingehenden Besprechung würdigt.

Die erste Angriffsfläche bieten die Hinterwurzeln dort, wo sie beim Durchtritt durch die pia des Rückenmarks ihre Markhülle zeitweise verlieren (sogenannte REDLICH-OBERSTEINsche Zone). NAGROTTE bestreitet die bevorzugte Wichtigkeit dieser Stelle und sieht das *punktum minoris resistentiae* am sogenannten „Wurzelnerv", also dort, wo die vorderen und hinteren Wurzeln eine von der Dura gebildete gemeinsame Umkleidung haben, in welcher auch das *Spinalganglion* liegt. Hier soll es zu echt entzündlichen, nach P. C. Richter zu chronisch-proliferativen Granulombildungen kommen und schließlich durch Einbruch in den Wurzelnerven selber zu einer aufsteigenden sekundären *Degeneration der Hinterstrangbahnen.* Demgegenüber wurde schon von P. Marie das *Interspinalganglion* selbst als Krankheitsherd bei der Tabes angesprochen, worin in der Tat typische Zellveränderungen festgestellt werden konnten. Nach heutiger Meinung ist diese These in so apodiktischer Form nicht mehr haltbar, und die angedeuteten Befunde, die auch bei einer Reihe anderer Krankheiten zu finden sind, gelten nur mehr als sekundäre Auswirkungen der Wurzelprozesse (Bodechtel).

Man ersieht aus dieser Darstellung, daß es verschiedene Möglichkeiten gibt, die zu einer Schädigung des vegetativen Nerven führen können, und für unsere Zwecke kommt vielleicht gerade die scheinbar geringfügigere letzterwähnte Schädigung des Interspinalganglions, natürlich in ihrem vegetativen Anteil in Betracht. Der elektrische Effekt besteht, in Übereinstimmung mit unserer vorhergehenden Darstellung, in einer *maximalen Hochstellung* des elektrischen Niveaus unmittelbar im Gebiet der *Gürtelzone.* Es ist das Kennzeichen des *versagenden hinteren Wurzeltonus*, wie es bereits bei der *Sklerodermie* beschrieben wurde. Die *Kurzrhythmik* ist an dieser Stelle praktisch *erloschen*, kehrt aber im selben Maße wieder zurück, wie sich die Intensität der Erkrankung, kenntlich auch an allmählich verebbenden sensiblen Reizerscheinungen, nach oben und unten, vom Herd aus gerechnet, verliert.

Für die *praktische* Verwertung des Elektrodermatogramms besagt dieser Befund, daß es in vielen Fällen von Tabes gelingt, die *Ausdehnung* des *Krankheitsprozesses* über das Rückenmark und sogar seine stärkste Lokalisation mit großer Genauigkeit zu umschreiben, und zwar meist auch dann noch, wenn andere klinische Anhaltspunkte, z. B. Störungen der Sensibilität oder der Motorik, fehlen.

Die Headschen Zonen.

Der Befund einer dermatombegrenzten Ausbreitung der die Perspiratio insensibilis betätigenden vegetativen Fasern, die wir im wesentlichen mit der elektrischen Funktion identifizieren, bildete den Ausgangspunkt eines neueren Verfahrens für die *Darstellung* der von Head und Mackenzie zuerst beschriebenen Reflexzonen, die bei *Erkrankung* der *inneren Organe* in jeweils bestimmten und charakteristischen Dermatomstreifen zu finden sind. Bei der Ausdehnung, die dieser jüngste Zweig der elektrographischen Untersuchung bereits gewonnen hat, war es nötig eine eigene Darstellung in einem Sonderkapitel zusammenzufassen (s. Teil IV dieser Monographie).

Zweiter Teil.

Die Reflexgesetze der Nahrungsrhythmik.

A. Bericht über die Pawlowsche Reflexlehre.

Die Nahrungsrhythmik des vegetativen Nervensystems und somit auch die im Elektrodermatogramm erfaßte *Tagesrhythmik* ist in ihrem tieferen physiologischen Sinn unverständlich ohne die Bezugnahme auf die PAWLOWsche Lehre von den bedingten und unbedingten Reflexen. Da eine Kenntnis dieser Dinge nicht vorausgesetzt werden kann, ist es notwendig, die PAWLOWschen Ideen wenigstens in ihrer allgemeinen Linie kurz darzustellen[1].

Auf gewisse Übertreibungen und Seitenwege werden wir hier um so weniger einzugehen haben, als wir es lediglich mit den *psycho-vegetativen Äußerungen* des *menschlichen* Körpers zu tun haben und somit mit den ersten primitiven seelischen Regungen der lebenden Substanz, die noch kaum als solche zu erkennen sind.

Es ist das große Verdienst PAWLOWS, daß er die allgemeinen Gesetzmäßigkeiten solcher primitiver seelischer Akte in ihren *einfachsten* Elementen, und das sind eben die bedingten Reflexe, im objektiven physiologischen Versuch darlegte und somit zum Gegenstand experimenteller, ja bis zu einem gewissen Grade sogar *quantitativer* Forschung machte.

Wir gehen aus von irgendeinem *lebenswichtigen* Reflex des Organismus, der als solcher also zugleich *angeboren* ist. Es ist gleichgültig, ob es sich um einen Reflex der unmittelbaren Daseinserhaltung, also eine Angriffs- oder Abwehrreaktion, um die Reflexe der Nahrungsaufnahme oder Schlackenentleerung oder um die Reflexe der Arterhaltung, also die des Sexuallebens handelt. Immer kann man mit einem solchen *Grundreflex* irgendeinen *zufälligen* Reiz *kombinieren* und nach mehrfacher *zeitlicher Wiederholung* dem Grundreflex zuordnen, besser gesagt, mit diesem *assoziieren*. Dieser zufällige — wir nennen ihn gleich den *bedingten* Reiz — gewinnt dann gleichfalls die Fähigkeit, die lebenswichtige Reaktion des Grundreflexes auszulösen.

Das einfachste Beispiel für solche Zusammenhänge bilden die PAWLOWschen Versuchshunde, die stets oder zu wiederholten Malen gleichzeitig mit der *reellen* Fütterung ein Licht- oder Glockensignal sensorisch aufnahmen. War z. B. als Grundreflex der Speichelfluß des Hundes gewählt, so genügte nach etwa *30* Wiederholungen das Licht- oder *Glockenzeichen allein*, um das Abtropfen des Speichels, das sonst nur mit der unmittelbaren Fütterung erfolgte, hervorzubringen. Der *bedingte* Reflex ist gebahnt. Um ihn zu erhalten, ist allerdings immer wieder die gelegentliche Wiederholung des Grundreflexes, wir wollen ihn den *unbedingten Reflex* nennen, vonnöten. Unterläßt man es, diese *Stützung* des bedingten Reflexes in gewissen Zeitabständen vorzunehmen, so *erlischt* nach anfänglichem Schwächerwerden der bedingte Reflex schließlich vollständig.

[1] Wir folgen hier im wesentlichen der übersichtlichen Darstellung von N. E. ISCHLONDSKY in seinem bekannten Werk „Der bedingte Reflex“ im Verlag Urban & Schwarzenberg, 1930.

Schon in dieser primitiven Form vermag uns der bedingte Reflex über bestimmte Verhaltensweisen der Tiere oder in übertragener Anwendung auch des Menschen, wenigstens soweit instinktive Reaktionen in Betracht kommen, eine erste Deutung zu geben. Je nachdem die negative Reaktion des Selbstschutzes für den Schwachen gegenüber dem Starken angesprochen wird oder die positive Reaktion des Ergreifens der Beute, ergeben sich verschiedene Bilder. Das schwache, schnellfüßige Tier, zumal auf freier Wildbahn, wendet sich zur Flucht, wenn es selbst verletzt wurde oder einen Artgenossen fallen sah. Hat es zugleich die Witterung des Menschen aufgenommen, wird diese allein künftig zum Signal des passiven Selbstschutzes für die ganze Herde. Das starke Tier dagegen wird im gleichen Falle erst zum gefährlichen Gegner des Menschen vollends dann, wenn der Angriff als positive Reaktion der Selbsterhaltung erfolgreich war.

Die Abwandlungen der gleichen bedingten Reaktionsweise gegenüber geographischen Änderungen, Klimaschwankungen, gegenüber einer feindlich gewordenen Umwelt und damit auch gegenüber erschwerter oder erleichterter Nahrungsbeschaffung liegen auf der Hand. Der bedingte Reflex wird hier zum entscheidenden Faktor der Anpassung im Daseinskampf.

Freilich werden wir uns in diesen Zusammenhängen immer bewußt bleiben müssen, daß es sich um *erworbene* Reflexe handelt. Es ist durchaus eine offene Frage, ob und wie weit der immer in gleicher Weise erregte bedingte Reflex schließlich in den Bestand der angeborenen Reflexe übernommen werden kann.

Der wesentliche Vorzug des bedingten Reflexes beruht auf seiner Eigentümlichkeit schnell wieder zu erlöschen, wenn er unnötig oder gar unzweckmäßig geworden ist. Diese schnelle Adaptionsfähigkeit macht ihn dann aber zugleich zur wichtigen Grundlage jeglicher Dressur, man kann sagen jeder Form des Lernens überhaupt. Er wird zu einem Hauptbestandteil der *Erziehung* auch des Menschen wenigstens im frühkindlichen Alter.

Mit solchen Parallelen nähert man sich bereits bedenklich den sogenannten „psychischen“ Reflexen, die zu einer unerlaubten Grenzüberschreitung herausfordern. Wir gedenken uns dem um so mehr fernzuhalten, als es darum geht, mit naturwissenschaftlichen Methoden einem *klinisch-praktischen* Bedürfnis zu dienen.

Im Rahmen solcher Bescheidung jedoch ist es wohl möglich, mit den einfachen physiologischen Begriffen der *Erregung* und *Hemmung* eine ganze Reihe primitiver psycho-physischer Zusammenhänge zwar nicht zu erklären, aber doch wenigstens zu beschreiben.

Bevor auf diese Art der Darstellung eingegangen wird, noch einige Bemerkungen über die spezielle *Methodik.*

Jeder neue Reiz aus der Umgebung des Versuchstieres wird die Versuchsbedingungen ändern. Das erfordert eine Unterbringung zumal der sehr aufmerksamen Hunde, in einem völlig abgeschlossenen Raum, der alle akustischen und optischen Störungen, aber natürlich auch alle ungewohnten Tast-,

Geruchs- und Geschmackswahrnehmungen ausschließt. Sogar die Darbietung des Futters muß immer unter den gleichen Äußerlichkeiten erfolgen. Dasselbe gilt für die Person des Wärters und der Art der Fesselung im Gestell.

Es erübrigt sich hier auf Einzelheiten einzugehen, die PAWLOW in seinem nach eigenen Angaben erbauten Spezialinstitut in Leningrad einrichten ließ. Wesentlich ist, der Hund trägt eine Speichelfistel, die durch einen Schlauch mit einem Tropfenzähler verbunden ist.

Wie geht nun der eigentliche Versuch vor sich?

Angenommen, der Hund habe sein Futter in bestimmter, nicht bis zur Sättigung getriebenen Quantität erhalten — denn der Reflex soll ja noch einige Male wiederholt werden —, so wird stets auch eine gewisse Zahl von Speicheltropfen abfließen und registriert werden. Diese Tropfenzahl bestimmt eine Art biologischer Gleichung im Verhältnis zum dargebotenen Reiz der Nahrung.

Wir wiederholen den Versuch in längeren Zeitabständen, diesmal aber, indem wir jedesmal sofort oder besser einige Sekunden später einen beliebigen Reiz, etwa ein Lichtsignal bestimmter Farbe oder ein Metronom bestimmter Schwingungsdauer hinzufügen. Nach mehrmaliger, vielleicht 20facher „Einübung" — der psychologische Ausdruck wäre entbehrlich — haben wir es erreicht, daß der Speichel des Hundes bereits nach dem Aufleuchten der Lampe *allein* oder auch auf den Metronomschlag allein zu fließen vermag und zwar wiederum unter Reproduzierung einer *bestimmten Anzahl* von Tropfen. Diese Feststellung ist wichtig, denn sie gibt uns die Möglichkeit zu *quantitativer* Erfassung der Vorgänge. In diesem Augenblick ist auch der *bedingte* Reflex gebildet.

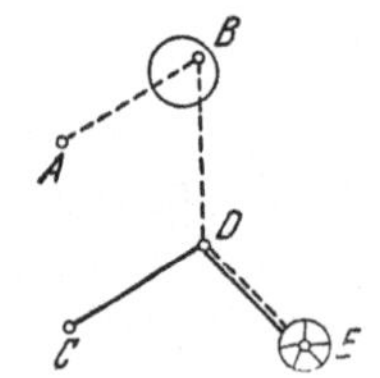

Abb. 8. Einfachstes Schema des unbedingten (CDE) und bedingten (ABDE)-Reflexes.

Wenn man die Dinge anatomisch-physiologisch nimmt, so kann man auch sagen, daß die *Bahnung* eines ungewohnten neuen Weges eingetreten ist, die zwischen dem Zentrum der optischen Sphäre „*B*", Abb. 8 und dem Zentrum der Speicheldrüsen „*D*", also zwischen Großhirnrinde und verlängertem Mark stattgefunden hat, und zwar so, daß der neue Reiz den effektorischen Schenkel *D—E* unter Ausschaltung von dessen afferentem Schenkel *C—D* benutzt und somit die Reaktion des Grundreflexes *CDE* hervorbringt.

Zunächst ist nicht einzusehen, wieso zwei Reizpunkte gänzlich verschiedener Art und gänzlich abgelegener Bereiche miteinander in Kontakt treten sollen. Der Zusammenhang wird merkwürdigerweise sofort klar, wenn wir uns aus den eigenen psychologischen Erfahrungen erinnern, daß ganz allgemein sich die Stätten, an denen wir starke Erlebnisse hatten, zwangsläufig mit diesen assoziieren, so daß oft scheinbar banale Nebensächlichkeiten die alten Erinnerungen wieder hervorrufen. Schließlich ist dies die Psychologie des *Andenkens* überhaupt. Der geringe Gegenstand wird zum „bedingten" Erreger der freud- oder leidbetonten Situation. In gleicher Weise „irradiiert" oder strömt die „Energie" des beiläufigen Reizes ab zum „Ort der großen Tätigkeit" (PAWLOW), d. h. dem stets stark betonten Erregungspunkt des Grundreflexes, also der optische Reiz zum Nahrungsreiz.

Die Dinge lassen sich experimentell beweisen, doch ist es übersichtlicher, vom Gegenteil d. h. nicht von der Erregung, sondern von der *Hemmung* auszugehen. Denn auch diese ist, wie sich zeigen läßt, ein *aktiver* Vorgang.

Wir kehren zunächst wieder zu unserem Grundversuch zurück. Der bedingte Reflex war durch mehrfaches Begleiten der Fütterung auf das optische Signal ausgearbeitet worden. Aber er bleibt nicht beliebig lange stabil. Wiederholen wir den bedingten Reflex mehrfach hintereinander, ohne ihn zwischendurch wieder durch eine reelle Fütterung zu „stützen", so erschöpft er sich allmählich. Die Speicheltropfen fließen spärlicher und hören schließlich ganz auf. Der bedingte Reflex ist erloschen. Ist er deshalb überhaupt verschwunden? Nein! Nur der Zustand hat sich umgekehrt. Aus der Erregung ist eine Hemmung, die „Erlöschenshemmung", wie PAWLOW sagt, geworden. Und mit dieser negativen Größe läßt sich genau so nur in entgegengesetzter Richtung experimentieren, wie mit dem positiven Zustand der Erregung. Auch dieser *negative Zustand „irradiiert"* auf seine Umgebung ebenso, wie es die positive Erregung tat. Diesen Vorgang wollen wir uns im Bilde verdeutlichen (Abb. 9).

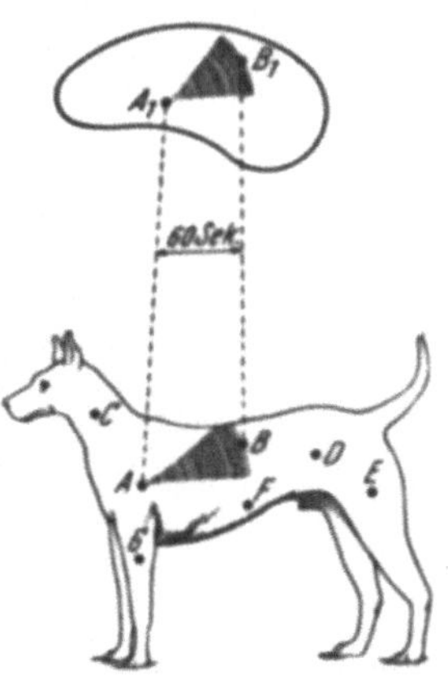

Abb. 9. Die Hemmung, ein *aktiver* Vorgang. Wellenförmige Ausbreitung der in A erzeugten Hemmung nach „B". Die zeitlichen Beziehungen vgl. Text.

Angenommen, wir hätten an einem Punkte A der Hautoberfläche des Hundes einen bedingten Reflex in der Weise ausgearbeitet, daß zunächst mit der Fütterung gemeinsam ein bestimmter Hautreiz, sagen wir ein Temperaturreiz von vielleicht 50° ausgeübt wurde. Wir wiederholen diesen Reiz mehrfach, *ohne* ihn durch die reelle Fütterung zu „stützen". Die Reaktion wird dann von einer ursprünglich erreichten bestimmten Tropfenzahl des Speichels auf Null fallen. — Außerdem haben wir an einem entfernten Punkt der Haut „B" durch eine andere Reizart, etwa eine taktil reizende „Vibrationsdose" einen echten *positiven* Reflex lege artis in bekannter Art durch vorschriftsmäßige Reichung des Futters hergestellt. Es mögen jeweils 30 Tropfen Speichel fließen, wenn der bedingte Reiz gegeben wird. Man kann sich schon in einigen Wiederholungen davon überzeugen, daß sich immer die gleiche Reaktion in gleicher Stärke auslösen läßt. — Was geschieht nun, wenn wir jenen negativen Reflex von „A" aus in Tätigkeit setzen? Wenn wir „B" sofort auf „A" folgen lassen, zunächst gar nichts. Es fließen nach wie vor 30 Tropfen von „B" aus. Anders, wenn wir jeweils nach der Reizung von „A" einige Zeit vergehen lassen. Prüfen wir dann den Reflex in „B", dann werden sich nach 5 Sekunden nur mehr 20 Tropfen, nach 15 nur mehr 5 und schließlich nach 20 Sekunden 0 Tropfen Speichel zeigen. Die Stelle „B" ist offenbar von „A" aus *gehemmt* worden. Und diese Hemmung scheint sich wellenförmig auszubreiten und zu retrahieren, denn fahren wir in 30, 40, 50 Sekunden in gleicher Weise fort, so stellt sich der Speichelfluß bei „B" in umgekehrter Reihenfolge und Stärke wieder ein, bis er wieder die alte Tropfenzahl angenommen hat und damit die frühere Erregbarkeit.

Ganz dasselbe gilt auch für die anderen, den Punkt „A" in einiger Entfernung umgebenden Punkte, die in gleicher Weise wie „B" durch jeweils besondere Erreger „positiv" präpariert wurden. Auch diese werden, wenn auch in anderen Zeitabständen und entsprechend ihrer anderen Entfernung, gehemmt und wieder enthemmt.

Die Wichtigkeit des Experimentes leuchtet sofort ein, wenn wir die Verhältnisse von der Hautoberfläche auf die *Hirnoberfläche* übertragen. Denn offenbar hier finden wir ja ihre „konforme Abbildung" und etwa in der Art, wie es die Figur schematisch darzustellen sucht. Man kann also zusammenfassend sagen, daß die Hemmungswelle in ihre Umgebung allseitig „irradiiert", sich aber nach einer gewissen Zeit auch wieder auf ihren Ausgangspunkt zurückzieht. Wie sich gleich zeigen wird, ist dies keine Willküreigenschaft des Strahlungspunktes, sondern wird hervorgerufen durch eine Gegenreaktion des sekundär von der Hemmungswelle getroffenen Punktes, der seinerseits den Angriff des Punktes „*A*" einschränkt und begrenzt.

Dieser Kampf zweier entgegengesetzter Prinzipien, der Erregung und Hemmung, der nach PAWLOWscher Anschauung das Reflexspiel der Hirnrinde beherrscht, läßt sich noch eindrucksvoller zeigen an einer zweiten Art von Hemmung, der sogenannten „*Differenzierungshemmung*", die wir nun betrachten wollen.

Es handelt sich darum, einen ganz *bestimmten* umschriebenen *Reiz allein wirksam zu machen* für die Auslösung eines bedingten Reflexes, etwa nur das eingestrichene c_1 eines Satzes von Orgelpfeifen. Beim ersten Ertönen dieser Note wird sie vom Versuchstier noch nicht von anderen Tönen unterschieden, welche die Klaviatur bietet. Die ganze Gruppe der Orgeltöne ist *zunächst* gleichwertig und löst die *gleiche* Reaktion aus. In ähnlicher Verlegenheit befindet sich vergleichsweise der Europäer einem primitiven Negerstamm gegenüber. Alle Gesichter sehen zunächst gleich aus. Dann wird er zunächst etwa auffällige Unterschiede der Kleidung, der Körperbeschaffenheit herausgreifen und dann erst ganz zuletzt auch individuelle Merkmale der Gesichtsbildung erfassen. — In gleicher Weise versucht man beim Hund die Wirksamkeit zunächst der entfernteren und allgemeineren Reize abzuschwächen bzw. auszuschalten. Ähnlich dem oben erwähnten Verfahren wird jedesmal nur der gewünschte Ton c_1 zur Futterdarreichung positiv gestützt, während die äußersten Grenzen F und g_2 mit ihren betreffenden Schwingungszahlen stets ohne Nahrung bleiben. Die beiden entfernteren Töne werden damit allmählich unwirksam und der gleiche Hemmungscharakter, die sogenannte „Differenzierungshemmung", teilt sich den nächst ähnlichen Tönen der äußeren Gruppe mit, so daß nur mehr ein Bereich c bis g_1 übrigbleibt, der von c_1 noch nicht unterschieden wird. Wiederholt man dieses Vorgehen, indem man nunmehr von den neuen Grenzen des Bereiches c und g_1 unter Anwendung der Ausschaltetechnik ausgeht, so grenzt diese neue Hemmung einen weiteren und wiederum engeren Bezirk gleich wirksamer Töne, etwa zwischen g und g_1 ab, so daß nur mehr dieser engere Bezirk übrigbleibt. So fährt man fort und erreicht schließlich, daß nur noch der gewünschte Ton c_1 wirksam bleibt, während alle anderen als unwirksam „abdifferenziert" sind.

Über die Präzision der Methode, aber auch über ihre erstaunlichen Resultate besonders für die Tierpsychologie kann man sich ein Urteil bilden, wenn man erfährt, daß besonders „intelligente" Hunde die Schlagzahl 100 eines Metronoms noch von einem anderen mit 104 Schlägen „abdifferenzieren" und also zu unterscheiden vermögen. Das bedeutet eine Intervallempfindlichkeit von $^1/_{43}$ Sekunde! Im Gebiet der für uns als musikalische Töne erscheinenden sehr viel höheren Frequenzen beträgt die Unterscheidungsfähigkeit des Hundes noch immer $^1/_8$ Ton. Das ist mehr, als selbst der beste Musiker noch in den sogenannten Flageolettönen wahrnehmen kann.

Auf gleiche Weise läßt sich die Unterscheidung optischer Signale prüfen. Es zeigt sich, daß der Hund auf Farben nicht reagiert. Er ist farbenblind, jedenfalls rot-grün blind. Das ist ein Atavismus aus der nächtlichen Raubtierzeit seiner Vorfahren.

Wie aber steht es mit der Unterscheidung zunächst einfacher *Formen*? Ein Beispiel ist wichtig, da sich Schlußfolgerungen erheblicher Tragweite für die gesamte Hirnrindendynamik daran knüpfen.

Es werde z. B. ein positiver bedingter Reflex auf das Signal eines leuchtenden Kreises ausgearbeitet, während eine elliptische Figur gleichen Inhalts und gleicher Leuchtstärke negativ davon abdifferenziert wurde. Das gelingt bei einem Durchmesserverhältnis von 1 : 2 der Ellipse ohne weiteres. Auch noch bei einem Verhältnis von 3 : 4, 4 : 5 usw. Treibt man jedoch die Ähnlichkeit weiter, etwa 8 : 9 und darüber, so treten krisenartige Erscheinungen auf. Der Hund wird unruhig, bellt, sucht sich loszureißen und zeigt alle Äußerungen, die auf eine überwertige und totale Ausbreitung der Erregung schließen lassen. Der sich hier auftuende *Konflikt* gegenüber einer unlösbaren Aufgabe, führt zu psychischen Bildern, die an die menschliche Psychopathologie des *Neurasthenikers* oder *Depressiven* erinnern. Man denke etwa an die Romanfigur des an seiner Aufgabe scheiternden Künstlers im Zwiespalt des Wollens und Vollbringens. Treibt man die Konfliktsituation des Hundes auf die Spitze, so kann der Zusammenbruch der gesamten mühsam „aufgebauten" bedingten Reflexe erfolgen. Das Tier reagiert nunmehr völlig abwegig, unberechenbar, „verschroben" und zeigt Eigentümlichkeiten des Verhaltens, die an die *Hysterie* des Menschen erinnern. Natürlich bedeutet das den Verzicht auf weitere Experimente. Erst nach einem langen Ruhestadium wird man mit dem gleichen Tier wieder vorsichtig mit dem Aufbau bedingter Reflexe und zwar von vorne an beginnen können.

Die Deutung dieser auffallenden Ereignisse erfordert die Zuhilfenahme eines weiteren wichtigen Begriffes der PAWLOWschen Lehre, der sogenannten „*Induktion*". Die experimentelle Ableitung dieses Begriffes würde hier zu weit führen und muß dem Studium der Spezialliteratur überlassen werden. In kurzen Andeutungen läßt sich etwa folgendes darüber sagen: *Jede Erregung und jede Hemmung erzeugt, wenn sie sich ausbreitet, die Gegenreaktion der getroffenen neuen Punkte der Hirnrinde.* Wir sahen bereits, daß in Abb. 7 die irradiierte Hemmungswelle sich zurückzog und besonders klar bei der Abdifferenzierung eines speziellen Punktes (s. Orgelton) als einziger Erregungspunkt vom „Ring" der gehemmten, d. h. abdifferenzierten Punkte umschlossen war.

Zuerst haben wir einen Hemmungspunkt geschaffen, der nach allen Seiten der Hirnrinde irradiiert. Alsbald setzt die *Gegenreaktion* seitens der peripheren Punkte ein, die gewissermaßen einen Wall von Erregungsenergien oder Hemmungsenergien errichtet. Der erste Ausbreitungsherd wird eingegrenzt. Der ursprüngliche Herd zieht sich desto mehr und geradezu punktförmig zusammen, je nähere Punkte der Nachbarschaft in der eben geschilderten Art „abdifferenziert" werden. In gleichem Maße wächst natürlich auch die Energiekonzentration des Ausgangsherdes und es bildet sich ein labileres Gleichgewicht als ursprünglich bestanden hatte. Schließlich kommt es zur Krise und zum Umschlag, indem je nach der mehr agilen oder phlegmatischen Grundkonstitution der im Versuch verwendeten Hunderasse die letzte kleine Festung überrannt und aufgesogen oder durch eine gewaltige Explosion der bedrängten Mitte der Gegner beseitigt wird und sein bisheriges Feld ein anderes Vorzeichen erhält.

Es ist einstweilen müßig diesem Gleichnis, das nach der physikalischen Seite deutlich hinkt, eine präzisere physiologische Fassung etwa in Form elektrotonischer Erscheinungen an den Grenzflächen der Hirnganglien zu geben. Es ist ein Bild, das sich aus den experimentellen Tatsachen ergibt und als erste Arbeitshypothese gewisse Schwierigkeiten auch in unseren späteren Betrachtungen zunächst beseitigen kann.

PAWLOW denkt sich die gesamte Hirnrinde als ein gewaltiges System sich im Gleichgewicht haltender Erregungs- und Hemmungspunkte, die sich in jeder sensorischen und sensiblen Sphäre der Hirnrinde unter dem geschilderten Gegenspiel der bedingten Reflexe gebildet haben.

Die Kompliziertheit dieses Gefüges steigert sich noch weiterhin dadurch, daß zu den bisher betrachteten einfachen bedingten Reflexen sich auch solche *zweiter Ordnung* gesellen können, die sich auf den erstausgearbeiteten bedingten Reflexen in genau der gleichen Weise aufbauen, wie diese auf dem Grundreflex. Das auf dieser Grundlage errichtete Erfahrungsgebäude wird zusammenstürzen, sobald einer der tragenden Grundpfeiler ins Wanken gerät. Eben darum muß es immer wieder durch die „Grundreflexe" gestützt werden, die als der unmittelbaren Daseinserhaltung verhaftet, auch notwendig und soweit auch zuverlässig sind.

Natürlich wirken die bedingten Reflexe höherer Ordnung auch wieder aufeinander zurück. Es sei z. B. ein Metronomschlag bestimmter Frequenz zum Erreger der Speichelabsonderung gemacht worden. Dann läßt sich ein zweiter Reiz, z. B. ein Kampferspray, seinerseits wieder mit dem Metronom kombinieren derart, daß er auch für sich allein nunmehr den Speichel treibt. Und so, bereits in weiterer Entfernung, ließe sich noch ein optisches Signal denken, das nun seinerseits wieder mit dem Geruchsreiz in ähnlicher Weise kombiniert würde. Mit diesem drittgradigen Bedingungsreflex sind übrigens praktisch die experimentellen Möglichkeiten erschöpft. Es ist das äußerste, was sich an assoziativen Komplikationen im Laboratorium erfüllen läßt. Es ist nun weiterhin ein Unterschied, ob jener zweite Reiz (Kampfer) für sich allein in unregelmäßigen Abständen oder stets an den akustischen Reiz gekoppelt, gegeben wird. Es bleibt dann auch nur die Kombination wirksam, und zwar positiv, wenn sie durch den Nahrungsreiz gestützt wurde, negativ, wenn dies nicht der Fall war. Trennt man die beiden Komponenten, so bleibt, besonders im zweiten Fall, der Hemmungscharakter noch einige Zeit und allmählich nachlassend auch für das Metronom bestehen, bis die „Irradiation" des Zusatzreizes sich „zurückzieht" und erlischt. Der Kampferreiz behält in diesem zweiten Fall seinen aktiven Hemmungscharakter, was leicht dadurch bewiesen werden kann, daß man eine ganz andersgeartete und von der ersten unabhängige positive bedingte Reizung, etwa einen *Hautreiz*, als Test einführt. Dieser Hautreiz, der für sich allein den Speichelfluß in gewöhnlicher Weise erregt, wird durch *Hinzufügen* des ganz unabhängigen Kampferreizes gleichfalls *gehemmt*! Diese durch das Beispiel illustrierte besondere Art der *inneren* Hemmung wurde auch als *bedingte Hemmung* bezeichnet.

Weitere Kombinationsmöglichkeiten ergeben sich, wenn nicht nur zwei, sondern drei oder mehr bedingte Reize in Gruppen vereinigt positiven und negativen Charakter haben. Ein näheres Eingehen auf die Resultate erübrigt sich. Doch als ein Triumph der physiologischen Methodik kann es registriert werden, daß sich selbst derart komplizierte Gebilde. der theoretischen Voraussage entsprechend im Experiment verifizieren lassen.

Wir sehen, worauf es ankommt. Abgesehen von den animalmotorischen Abwehr- und Fluchtreaktionen ist der größte Teil der lebenswichtigen Antwortreaktionen *vegetativer* Natur. Neben der hier mehrfach betrachteten Speichelabsonderung kommt der Fluß des Magensaftes, die Stuhlentleerung und die Sexualbetätigung in Frage. Und in weiterem Abstand, wie wir sehen werden, das große Gefolge der diesen Grundfunktionen dienenden Nebenfunktionen, z. B. die Lebertätigkeit, die Wasserausscheidung im Anschluß an die Nahrungsaufnahme sowohl der Nieren wie der Haut, ferner die Blutregulation, die feinere Anpassung der Herzleistung und der Atmung und vieles andere mehr.

Zunächst antwortet die Grundfunktion auf einen ganz bestimmten Reiz der Außenwelt, der vom „*Analysator*" der Hirnrinde durch Abdifferenzierung nebensächlicher Reize gewonnen wurde. Dieser Reiz wird nur dann wirksam, bildet sich also gewissermaßen „automatisch", wenn eben dieser Reiz *zeitlich* immer wieder mit dem angeborenen adäquaten Reiz des vegetativen Grundgeschehens, also z. B. der Nahrungsaufnahme zusammenfällt. Das gleichfalls zeitkonforme Hinzutreten weiterer Hilfsreize, auch höhere seelische Komplexe sind gemeint, sublimieren diesen Vorgang in beliebiger Weise, wie es die Tatsachen der *Dressur*, in höherem Sinne auch die Erfolge der *„Erziehung"* erkennen lassen. Da sich auch Reflexe verschiedener Bereiche, sagen wir ein Nahrungsreflex und ein Abwehrreflex, in ähnlicher Weise kombinieren können, gewinnt man eine Art Assoziationspsychologie auf biochemischer und mechanischer Basis, die etwa an die alte englische Schule (LOCKE, HUME) erinnert. Grundlegend ist also für diese der Entwicklungsgeschichte angepaßte organische Schau der Unterbau des vegetativen Nervensystems mit seinen zunächst einfachen Reflexen. Darüber erheben sich die bereits zusammengesetzten vegetativen Regulationen als mehr oder weniger geschlossene Systeme. Überwölbt wird das Ganze durch die Analysatoren der Hirnrinde, d. h. also durch das labile Gleichgewicht besonders angepaßter bedingter Reizpunkte, die den eingespielten *Kontakt mit der Umwelt herstellen.* In dieser Form kann uns die neue Art der Betrachtung wertvolle Dienste leisten.

Nach PAWLOWS Terminologie sind *äußere* und *innere Hemmungen* zu unterscheiden. Als äußere Hemmung wirken alle ungewohnten, plötzlichen und massiven Reize. So brachte eine Überschwemmung in Leningrad mit der erlebten Todesgefahr bei den betreffenden Versuchshunden sämtliche mühsam ausgearbeitete bedingte Reflexe zum Verschwinden.

Die innere Hemmung, die wir in der Form der „Erlöschungshemmung", der Differenzierungshemmung und der bedingten Hemmung kennengelernt haben, ist im besonderen Mechanismus der Rindendynamik begründet. Es ist nun von größter Wichtigkeit, daß aus jeder der hier erwähnten Hemmungsarten, wenn diese *aktive* Funktion sich über die *gesamte* Hirnrinde ausbreitet, mit der Sicherheit eines physikalischen Experiments ein *neuer Zustand* entsteht, nämlich der *Schlaf*. Es ist ganz gleichgültig, ob man zur Auslösung des Phänomens die wiederholte Anwendung nebensächlicher, also nicht verstärkter Reize benützt oder ob man einen ehemals wirksamen und „gestützten" Reiz erlöschen läßt oder zwischen bedingtem Erreger und dem normalerweise in bestimmtem Abstand folgenden unbedingtem Reiz ein längeres Intervall verfließen läßt (Verzögerungshemmung). Der Erfolg ist stets derselbe: das Tier versinkt nach kurzer Einwirkung solcher Hemmung unweigerlich in Schlaf. In gleicher Weise wirkt jeder stärkere äußere, aber *monotone* Reiz als schlaferzeugende Hemmung. Man denke an das bekannte Beispiel der klappernden Mühle, die den Müller erst recht in beruhigenden Schlaf versenkt, während ihn das Aufhören des Geräusches sofort erwachen läßt. Auch ein langweiliger Vortrag hat ähnliche Wirkung. So wird das Versuchstier etwa durch ein in bestimmten Abständen sich wiederholendes Geräusch zuerst zu einer „Orientierungsreaktion" veranlaßt. Es wendet den Kopf, spitzt die Ohren, schnüffelt, bellt wohl auch, um sich bei Wiederholung allmählich zu beruhigen. Die Frage „was ist los" interessiert nicht mehr, da das Geräusch mit keiner lebenswichtigen Reaktion verknüpft wird.

Auch hier führt das schließliche Erlöschen des Reizes und der Erregung zum Schlaf und man erkennt zugleich eine innere *Verwandtschaft der äußeren und inneren Hemmung.* Umgekehrt läßt sich nach PAWLOW aus der diffusen Schlafhemmung durch Schaffung neuer *Erregungspunkte* die ursprüngliche innere Hemmung auf ihren Ausgang konzentrieren. Somit kommt PAWLOW zu seiner berühmten Formulierung:

Der Schlaf ist ausgebreitete innere Hemmung. Die innere Hemmung ist lokalisierter Schlaf. Beide sind ein und dasselbe Geschehen in jeweils extremer Betrachtung.

Zu analogen Ergebnissen führt diese Theorie auch gegenüber schlafverwandten Zuständen, wie der Katalepsie und Hypnose. Das Charakteristikum der Hypnose ist der *Rapport,* in dem die Versuchsperson zum Hypnotiseur steht. In einer schlafartig ausgebreiteten Rindenhemmung ist gewissermaßen nur ein einziger Erregungspunkt übriggeblieben. In der *Katalepsie,* die ja ein weiteres Stadium der Hypnose darstellt, hat außerdem auch das motorische System an der Hemmung teilgenommen. In der Tierhypnose ist diese Art der Umstellung überhaupt die Regel.

Die Ausschaltung der gewohnten motorischen Erregungen geschieht hier durch eine plötzliche Überrumpelung in Form eines völlig abstrusen und dabei brutalen Reizes, z. B. schnelles Umdrehen des Tieres auf den Rücken oder ähnliche Überraschungsmomente, die das motorische System en bloc betreffen. Bekannt sind das an den Kreidestrich gefesselte Huhn oder in mehr natürlicher Darbietung der Totstellreflex einiger Insektenarten.

Aber in diesem Verhalten verrät sich auch eine Einseitigkeit der PAWLOWschen Theorie. Bei der Einschläferung der Hunde war wiederholt aufgefallen, daß vor Eintritt des eigentlichen Schlafes oft ein Stadium *kataleptischer Starre* durchlaufen wurde, wie umgekehrt auch beim Erwachen aus dem Schlaf ein solches wiederum kurz erschien. Das sind Erfahrungen, die auch jeder Mensch gelegentlich vor dem Erwachen aus einem „schweren Traum“ gemacht hat. Sie beweisen nach unseren heutigen anatomischen Kenntnissen über den Aufbau der subkortikalen Motorik, daß hier auch die tieferen Automatismen des pallido-striären Systems in Mitleidenschaft gezogen sind. Zumal die gut gesicherten Vorstellungen über die Funktion des im Hirnstamm liegenden Schlafsteuerungszentrums nach MAUTHNER und ECONOMO müssen dazu führen, die rein auf die Rindendynamik aufgebaute Theorie PAWLOWS in wesentlichen Teilen unter Einbeziehung der Stammhirnfunktionen zu erweitern. Die Notwendigkeit hierzu wird auch durch unsere folgenden Versuche bestätigt.

B. Die Pawlowsche Reflexlehre im Kindesalter.

Es muß zunächst überraschen, daß so einfache und einleuchtende Tatsachen, die im Tierversuch eine ganz neuartige und vor allem objektive Untersuchung der Hirnrindentätigkeit begründet haben, nicht auch in der menschlichen Physiologie und Pathologie den ihnen gebührenden Platz gefunden haben, ja daß sie hier nicht überhaupt zunächst gefunden wurden.

Die Antwort liegt in der Vielfalt der Bedingungen und damit der Reize, denen das menschliche Handeln jederzeit unterworfen ist, so daß selbst noch unter „Laboratoriumsbedingungen“ kaum die Möglichkeit gegeben ist, einfache Zusammenhänge zu konstruieren. Der überaus verwickelte und undurchsichtige Oberbau des spezifisch menschlichen Seelenlebens, seine *freie Entschlußkraft* den Dingen gegenüberzutreten, verurteilen auch schon den Versuch, mit den bisher bekannten einfachen Mitteln zu operieren, zur Aussichtslosigkeit. Nur dort, wo dieser psychische Oberbau ganz offensichtlich mit den primitiven Strebungen und Gefühlen der Daseinserhaltung verknüpft ist, eröffnen sich auch der experimentellen Methodik bessere Perspektiven. Aber die Einfachheit und Klarheit rein physiologischer Objektivierung gewinnen sie auch hier nur selten.

Es ist notwendig, von einfachsten und zunächst normalen Verhältnissen auszugehen. Wir finden sie aus den dargelegten Gründen nicht beim Erwachsenen, wohl aber haben wir Aussicht sie am *Kleinstkind*, am *Säugling* zu studieren. In der Tat sind die ersten dem Tierversuch nachgebildeten Versuche und Erfahrungen über ähnliche Gesetzmäßigkeiten zuerst in der *Kinderklinik* gemacht worden.

Beobachtungen am Säugling und Kleinkind.

Das Neugeborene ist bekanntlich ein Hirnstammwesen. Die Großhirnrinde ist sozusagen bei ihm noch eine unbeschriebene Wachstafel, die auf ihre „Engramme“ wartet. Das ändert sich schon bald nach der Geburt. Wenn auch einstweilen die Pyramidenbahnen unentwickelt sind, so sind doch schon einfachste Perzeptionen über das kindliche Sensorium möglich. Dann aber ist der Säugling auch schon imstande einfache Bedingungsreflexe zu bilden.

Es handelt sich nur darum, einen greifbaren Grundreflex zu finden, der sich in seinem effektorischen Schenkel bequem beobachten läßt. Der Säugling antwortet auf die Darbietung einiger Tropfen Milch sofort mit einer Schluckbewegung, die an der Kehlkopfverschiebung beurteilt und sogar registriert werden kann. In dieser Weise hat erstmalig ein Schüler Pawlows (Kranogorsky) gezeigt, daß sich genau wie im Tierversuch durch Kombination eines beliebigen Reizes, etwa eines Klingelzeichens, *mit der Nahrungsaufnahme bedingte Reflexe am Säugling* ausarbeiten lassen.

Eine verbesserte Versuchsanordnung ermöglichte es, auch den *Speichel* des Säuglings ganz analog dem Tierversuch und zwar quantitativ zu gewinnen. Zu diesem Behufe wurde über dem Ausführungsgang der Parotis ein kleiner flacher Trichter adaptiert, der seinerseits von einem zweiten ähnlich gestalteten, aber weiteren Trichter umfaßt wurde. Der Luftraum zwischen beiden Trichtern konnte luftleer gesaugt und damit die ganze Apparatur in situ gehalten werden. Es ergeben sich zwei Kriterien für eine quantitative Beurteilung der Reaktion: die *Anzahl* der Speicheltropfen, wie in den früher erwähnten Hundeversuchen, und die Bestimmung der *Latenzzeit* bis zum Einsetzen der Sekretion. Auch die Fütterung selbst läßt sich durch einen schmackhaften Schleimhautreiz ersetzen. Dazu wurde jeweilig das Einbringen eines *Zitronenscheibchens* in den Mund des Säuglings gewählt. Auch Pawlow selbst hatte ja gelegentlich die reelle Fütterung durch Applikation verdünnter Salzsäure abgelöst und auf diesem „Grundreflex“ der Schleimhaut weitere bedingte Reflexe aufgebaut und die ausgearbeiteten „gestützt“.

Wir zitieren den Verlauf eines solchen Versuches und das Wirksamwerden einer bedingten Hemmung. Zunächst ergibt die Darbietung eines Zitronenscheibchens eine bestimmte Speichelmenge von 7 Tropfen bei einer Latenzzeit von 4 Sekunden. Gleichzeitig dient eine elektrische Lampe als Begleitsignal, das beim zweitenmal allein, d. h ohne Zitrone, wirksam wird und somit einen positiven bedingten Reflex darstellt. Die Lampe wird nun mit einem Klingelzeichen kombiniert, wobei diese Kombination gleichfalls ohne Stütze durch den Grundreflex gelassen wird. Die Folge ist, daß nunmehr auch die ursprünglich positiv wirkende Lampe „durch Irradiation" — ganz wie im früheren Beispiel der Metronomreiz nach Weglassen des negativen Geruchsreizes — hemmende Eigenschaften angenommen hat. Die Hemmung wirkt sogar noch in die ersten zwei Male des wieder eingeführten Zitronenreizes hinein, und zwar mit einer Latenzverlängerung auf 25 Sekunden. Erst danach stellt sich auch der „Grundreflex" in annähernd erster Stärke wieder ein.

Bei diesen Versuchen, die aus naheliegenden Gründen keineswegs störungsfrei wie im Tierversuch durchgeführt werden können, sondern mit mancherlei Fehlerquellen behaftet sind, die der klinische Betrieb mit sich bringt, muß man um so mehr die annähernd quantitative Reaktion beachten. Sie kommt in der Wiederholung fast gleicher Werte der Latenzzeit und vor allem in ziemlich übereinstimmenden Mengen des im ganzen abgesonderten Speichels zur Anschauung. Genaue kymographische Registrierung der Latenzzeiten, die unter Hinausziehung des Intervalls zwischen bedingtem und unbedingtem Reiz hätte angestellt werden müssen, würde auch die Exaktheit der *Verzögerungshemmung* gut zur Darstellung gebracht haben. Es ließe sich zeigen, wie sich der bedingt ausgelöste Speichelfluß auf ein akustisches Signal hin mit großer Sicherheit auf eine bestimmte „Wartezeit", sagen wir von zwei Minuten hin einstellt, wenn der unbedingte Reiz, nämlich die Nahrungsaufnahme, mehrere Male mit dieser Verspätung erfolgt war.

Auf ausführliche Wiedergabe solcher Versuche muß hier des Raummangels wegen verzichtet werden.

Das Wesentliche, was hierbei für unsere späteren Betrachtungen hervorgehoben werden soll, ist die Bedeutung des *Zeitfaktors*. Er spielt im Mechanismus der bedingten Reflexe eine ausschlaggebende Rolle und geht in die Relation der bedingten und unbedingten Reflexe als ein integrierender Faktor ein. Ja, es gelingt, diese Zeitabhängigkeit der bedingten Reflexe noch sehr viel weiterzutreiben und die *Zeit selbst* zum *bedingten* Erreger einer Antwortreaktion zu machen. Man hat nur nötig, den bedingten Reiz, also wiederum das Aufleuchten der Lampe oder das Glockensignal, in immer denselben zeitlichen Pausen von der Nahrungsaufnahme begleiten zu lassen. Läßt man nun die Nahrung fort, so wird der Speichel in eben diesen Zeitabständen und somit in der *Rhythmik* der früheren Nahrungsgabe fließen.

Dies Experiment ist im Tierversuch gelungen. Am Menschen, und schon am Säugling, haben wir nicht nötig es geflissentlich anzustellen. Es ergibt sich ganz von selbst aus der täglichen Übung und dem Nahrungsbedürfnis des Körpers. Eine geregelte Ernährung des Säuglings sowohl wie des erwachsenen Menschen und eine dem angepaßte aufmerksame Küchenführung trägt diesem natürlichen Bedürfnis Rechnung.

Somit sind alle notwendigen Voraussetzungen zur Erzielung bedingter Nahrungsreflexe im alltäglichen Leben des Menschen gegeben. Ein Grundreflex, nämlich die Nahrungsaufnahme, ist vorhanden. Den *bedingten Reiz* bildet in unserem Falle die *Zeit* oder besser ein gleich gewählter *Zeitabstand*, der über mehrere Abschnitte des Tagesverlaufs verteilt ist. Es wäre nur notwendig, sich nach einem einfacheren und bequemer faßbaren *Kriterium der Reaktion* umzusehen als es der Speichelfluß ist. Denn auch die sinnvollste physiologische Apparatur wird abgelehnt, wenn sie als Fremdkörper empfunden wird.

Die elektrische Rhythmik der Kleinkinder.

Glücklicherweise enthebt uns die Natur selbst der ganzen Mühe. Sie bildet den bedingten Nahrungsreflex ganz von selber und völlig zwangsläufig und zwar im ganzen *Bereich des vegetativen Nervensystems*, wie sich noch später hinreichend zeigen wird. Wir brauchen nur zu wählen, welche Funktion im speziellen Fall am geeignetsten ist. Theoretisch wäre es völlig gleichgültig, ob wir die nahrungsbedingten Ausschläge des Blutbildes, am besten die der Leukozyten, die Wasserabgabe der Niere, die rhythmischen Schwankungen des Blutdrucks oder gar die mit der Nahrung wechselnden Füllungen des Herzminutenvolumens unseren Betrachtungen zugrunde legen. Alle diese Funktionen antworten entweder direkt auf die Signale der reellen Nahrung oder indirekt, d. h. also bedingt reflektorisch auf die gewohnte Nahrungszeit mit einer kurzfristigen Steigerung ihrer Leistung. Darüber wird an anderer Stelle noch ausführlicher zu reden sein. Aber alle diese Untersuchungen sind schwierig und umständlich durchzuführen. Sie bieten kaum Vorteile gegenüber der direkten Beobachtung der Speichelsekretion. Wiederum bietet sich die *Perspiratio insensibilis in Gestalt ihrer elektrischen Begleiterscheinungen des EDG als die Methode der Wahl an.*

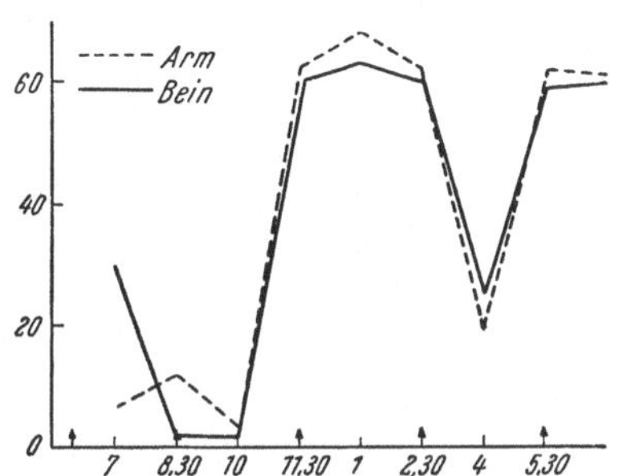

Abb. 10. Frühkindliches EDG. Einzelheiten siehe Text.

Beginnen wir zunächst mit den Beobachtungen an bereits älteren Säuglingen etwa im Alter von drei Monaten. Nach dem Urteil der Kinderärzte, das übrigens jede aufmerksame Mutter bestätigen kann, hat das Kind in diesem Alter bereits die erste und deutliche Einstellung zur Umwelt gewonnen. Es beobachtet die Gegenstände und die Bewegungen im nächsten Umkreis sehr genau, besonders wenn diese in irgendeiner Beziehung zu seiner Ernährung stehen. Wir werden also annehmen dürfen, daß außer dem Zeitreiz der gewohnten Nahrung auch alle diese *Milieureize* zu Signalen der Fütterung werden, die den Zeitreiz als *zusätzliche positive Bedingungen* noch unterstreichen.

Das Resultat einer solchen Untersuchung an einem schon älteren Kinde erkennt man aus Abb. 10. Die Koinzidenz der elektrischen Ausschläge mit den Nahrungszeichen (Pfeile am unteren Rand der Kurve) ist augenfällig. Trotzdem würde man sich täuschen, wenn man gerade den hohen Mittagsgipfel um 12 Uhr als unmittelbare Folge der Nahrungsaufnahme und damit als einen unbedingten Reflex betrachten würde. Die Messung ging der Flasche — das Kind war bereits an künstliche Fütterung gewöhnt — um einige Minuten voraus. Der Anblick des geliebten Utensils, zusammen natürlich mit der gewohnten *Nahrungszeit* hatten also bereits genügt den Reflex auszulösen. Es handelt sich somit um einen *bedingten* Nahrungsreflex. In den übrigen Fällen, d. h. um 2 Uhr und 5 Uhr, war der Kausalzusammenhang im Sinne des „propter hoc" und damit des unbedingten Nahrungsreflexes zum mindesten sehr wahrscheinlich.

Im ganzen gesehen ist jedoch die Beantwortung der reellen Nahrungsreize nicht in allen Fällen so überzeugend, wie man es beim primitiven Menschenwesen in Anlehnung an den Tierversuch eigentlich erwarten sollte. Jedenfalls wurden in anderen bildlich hier nicht registrierten ähnlichen Versuchen, z. B. um 8 Uhr früh und 2.30 p. m. die betreffenden reellen Reize nicht wirksam. In wieder anderen Fällen hat man geradezu den Eindruck, daß eine frühere Gewohnheit, ein bestimmtes „eingefahrenes" Bild festgehalten wird, welches dem tatsächlichen Nahrungsreiz nur widerwillig Raum gibt. Wie wir später sehen werden, handelt es sich hierbei in der Tat um Interferenzen mit einer bereits „gedächtnismäßig im Stammhirn fixierten vegetativen Schablone".

Daß es sich hier um stammhirngebundene Reaktionsfolgen handelt, dafür ergibt sich ein Hinweis gerade aus Fällen mit *prompter* Beantwortung *jedes einzelnen* Nahrungsreizes. Dann findet sich nämlich zugleich auch eine auffallend gute Übereinstimmung mit der *Temperaturkurve* des Körpers, von der wir ja wissen, daß sie keine besonders fest haftende und durch die Nahrung beeinflußbare Beziehung zum Hypothalamus und Streifenhügel besitzt.

Es ist festzustellen, daß auch die sogenannten unbedingten, also direkt digestiv ausgelösten elektrischen Gipfel oft nicht minder leicht hemmbar sind als irgendeine bedingte Reaktion. Das hängt damit zusammen, daß die *elektrischen Hautreflexe als solche von zweitrangiger Lebenswichtigkeit* sind und eine vermutliche jüngere Erwerbung der Phylogenese darstellen. Man könnte eine Rangordnung der unbedingten Reflexe aufstellen und sagen, die elektrischen Reflexe stehen auch in dieser Form den bedingten Reflexen näher als jene absolut lebensnotwendigen Automatismen der Speichelsekretion, der Abwehrbewegungen auf Schmerzreize oder gar wie der Lidschluß auf Lichtreiz. Sie verhalten sich zu diesen etwa wie jener Schleimhauteffekt auf Zitronensäure zum eigentlichen schmackhaften Reiz der Vorzugsnahrung. In der Tat gibt es ja, wenigstens im pathologischen Bereich, Menschen, die über keine Perspiratio insensibilis verfügen, vermutlich dieselben, die auch keine Schweißdrüsen besitzen. Das sind die Kranken mit Ichthyosis der Haut und der Großteil jener Hautkranken, bei denen die Defekte die Stachelschicht erreichen oder sogar durchbrechen.

Um auf die betrachtete Kurve des Kleinkindes zurückzukommen, so ist der Nachweis bedingter und unbedingter Reflexe zwar das wichtigste, aber nicht das einzige Kriterium der kindlichen Reaktion in diesem Alter. Nicht minder auffallend ist die *Höhe* der elektrischen Ausschläge, die sonst beim Erwachsenen nur selten zur Beobachtung kommt. Wir werden nicht fehl gehen, wenn wir in dieser ebenso prompten wie energischen Reizbeantwortung den Ausdruck kindlicher Vitalität erblicken, die in erster Linie neben Schlaf und Wachstum auf die Nahrungsaufnahme gerichtet ist. Noch fehlen jene depressiven Überlagerungen, die von den inneren Organen her eine hemmende Wirkung ausüben und die Unmittelbarkeit der Nahrungsreaktionen einschränken und verzerren.

Die Rhythmik bei Mutter und Kind. Der Tag nach der Geburt.

Immerhin aber ist das Reflexbild des älteren Säuglings im ganzen schon fertig und steht dem des Erwachsenen nahe. Wo aber ist der erste Beginn der kindlichen Elektrorhythmik zeitlich anzusetzen?

Stellen wir zunächst die andere naheliegende Frage: Wie verhält sich das Neugeborene bezüglich seiner Hautreaktionen? Die Antwort lautet: Das Neugeborene übernimmt die Rhythmik von der Mutter her. Die kindliche Kurve gleicht der mütterlichen, wenigstens in der guten Hälfte der Fälle sowohl nach Reliefgestaltung der Gesamtkurve, wie auch nach der Höhe der Einzelgipfel in oft überraschender Weise. Dabei zeigen sich sowohl die Nahrungsgipfel als auch die Fußpunkte um eine merkliche Zeit, nach unseren Meßgewohnheiten um gut eine Stunde verspätet. Es besteht also beim Säugling ingenieurtechnisch ausgedrückt eine *Phasenverschiebung* im negativen nachschleppenden Sinne. Ein sehr eindrucksvolles Beispiel dieses Geschehens zeigt uns Abb. 11. Ein eingehender Kommentar zu dieser Kurve ist kaum nötig, denn die Gleichartigkeit des mütterlichen und kindlichen Reliefbildes überzeugt auf den ersten Blick. Das Kind wiederholt die erste Zackengruppe der Mutter sogar in prägnanterer Weise durch eine schärfere Trennung des Frühstücks- und Mittagsgipfels und eine höhere Nachahmung der bei der Mutter um ½ 3 Uhr aufsteigenden „Wasserzacke". Die Phasenverschiebung beträgt bei den hier gewählten Intervallen der Messung, genau 1½ Stunden.

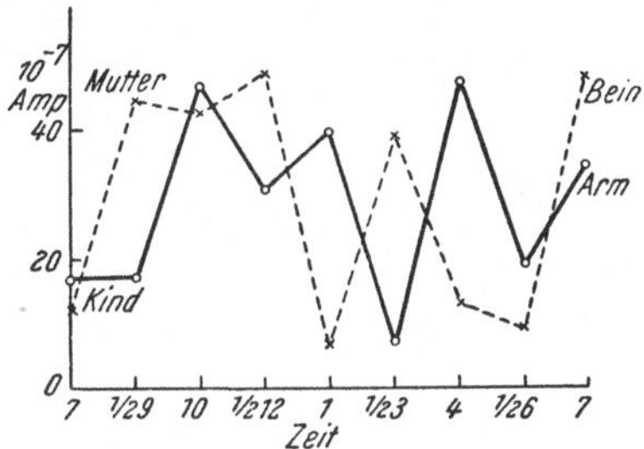

Abb. 11. Übertragung der vegetativen Rhythmik von der Mutter auf das Kind mit einstündiger Phasenverschiebung, sogenannte „Schablonenverschiebung".

Ähnlich ist der Vorgang in anderen Fällen nur mit dem Unterschied, daß hier ein detailärmeres Motiv der Mutter, nämlich eine einphasige Kurve vom Kinde, „kopiert" wird.

Die Phasenverschiebung ist nicht obligatorisch. Es kommen auch vollkommene Koinzidenzen beider Kurven vor, wobei bereits bestimmte, eigentlich schon zum Neurosekreis zu rechnende Abweichungen des Kurvenbildes von der Mutter auf das Kind übertragen werden. Die Beziehungen zur Nahrungsaufnahme sind hier schon bei der Mutter nicht mehr ganz übersichtlich. Um die großen und allgemeineren Zusammenhänge nicht zu unterbrechen, wollen wir von einem Erklärungsversuch solcher Einzelheiten noch Abstand nehmen. Nur einen eigenartigen treppenförmigen Anstieg des Kurvenniveaus wollen wir noch vermerken. Es handelt sich um eine über den Tag dauernde langsame Erhebung von tiefen, d. h. vagotonischen, zu ausgesprochen sympathikotonischen Werten. Wir erinnern, um die Auffassung der Dinge verständlich zu machen, an unsere Ausführungen in früheren Kapiteln, wonach der Anstieg vom tieferen (vagotonischen) zum höheren Niveau dem Sympathicus zuzurechnen war. Da der *Sympathicus*, wie besonders W. R. Hess einleuchtend dargelegt hat, eine *höhere Reizbarkeit* und Aktivität *aller vitalen Leistungen* mit sich bringt, kann man vom Standpunkt damit konform gehender psychischer Erregbarkeitssteigerung und Reizschwellensenkung von einem „*Abendtyp*" solcher Menschen sprechen, dem in umgekehrter Anordnung der Gipfelfolge, also in Form der absteigenden Treppe, der sogenannte „*Morgentypus*" gegenübersteht. Das gilt jedoch nur, wenn es sich um ein sich stets wiederholendes konstitutionsgebundenes Verhalten handelt. Hier werden wir wohl die bessere und näherliegende Erklärung finden, daß die Mutter, erschöpft durch die vornächtliche Geburt, erst langsam ansteigend und gegen Abend maximal ihre vitalen Energien wiedergewinnt.

Es sind dies nicht die einzigen Beispiele einer kongruenten Wiederholung auch atypischer mütterlicher Kurven durch das Kind. Es ließe sich zeigen, daß auch die „hohe", leere, d. h. zackenlose Horizontale, wie sie für den Basedow oder zumindest für eine verstärkte Schilddrüsentätigkeit charakteristisch ist, beim Kind in gleicher Weise wiederkehrt u. a. m. Gewiß kommen auch Abweichungen vor und zwar offenbar gerade dort, wo durch irgendeine Komplikation der normale Verlauf der Geburt gestört wurde. Man findet dann in der unteren Körperhälfte der Mutter eine andere Kurvenform als im Bereich der Arme, d. h. also in den Halssegmenten. In solchen Fällen scheint das Kind in seiner Rhythmik mehr durch die *lumbalen* Abschnitte des mütterlichen Körpers beeindruckt zu werden. Da, wo die oberen Abschnitte noch eine gewisse Wirksamkeit behalten, kann das Kind eine Überlagerung beider Komponenten aufnehmen und ein atypisches Interferenzbild produzieren. Ein weiteres Eindringen in solche Rhythmenbildungen wird vielleicht einmal dem Frauenarzt wichtige Fingerzeige für die Beurteilung der nach der Geburt herrschenden vegetativen Situation ermöglichen und zwar für beide Beteiligten, die Mutter sowohl wie für das Kind.

Mehr als die Kurvenform interessiert hier indessen die Frage des Zustandekommens der Rhythmengleichheit. Kann man denn noch von reflektorischen Vorgängen sprechen, da doch alle Nervenverbindungen fehlen, die zumindest beim Kind als Träger der Rhythmik in Betracht kommen? Auch der Blutkreislauf ist doch sowohl bei der Mutter wie beim Kinde in sich geschlossen. Wir werden also weder von den korpuskulären Elementen noch von den Kolloiden, die Eiweißkörper inbegriffen, einen Anstoß erwarten dürfen, der vom mütterlichen Nervensystem ausgehend das kindliche Nervensystem zum *Mitschwingen* anregt. Denn um einen zentralen Vorgang muß es sich auch beim Kinde handeln. Das beweist die Gleichartigkeit des Geschehens an der ganzen oder doch wenigstens einem größeren Teil der Hautoberfläche. Zugleich aber muß es ein Organ sein, das einen solchen Impuls nicht nur aufnimmt, sondern auch gleichsam aufbewahrt und mit einer gewissen Latenzzeit weitergibt, so als ob ein schwerfälliges Relaissystem davorgeschaltet wäre. Die Hirnrinde arbeitet nicht mit Verzögerungen solcher Art. Außerdem ist sie im Stadium des Neugeborenen noch gar nicht entwickelt. Der frühe Säugling ist durchaus noch ein Hirnstammwesen. Die hier betroffene Perspiratio insensibilis sagt uns, daß es ein *vegetatives Zentrum* ist, welches in dieser rhythmischen Weise angesprochen wird und ansprechbar ist. Als nächste Lokalisation scheint sich der Hypothalamus, etwa der *Nucleus paraventricularis* anzubieten, der nach den Forschungen GREVINGS als ein oberes Zentrum sekretorischer Leistungen zu gelten hat. Wie dem auch sei, der Foetus vermag einen von der Mutter kommenden Reiz, der ihn in seiner kontinuierlichen Wellenform trifft, in eben dieser Form und zwar verspätet zu reproduzieren. Wir werden aber später das Vorkommen ebensolcher Verschiebungen beim Erwachsenen kennenlernen, wo sie ganz *spontan* in einer *bestimmten* Körperregion auftreten, während der originale Rhythmus im ganzen übrigen Hautgebiet unbehelligt weitergeht. Das betroffene Zentrum ist also fähig, eine *Gruppenreaktion* in Gestalt eines fertig aufbewahrten Schemas, einer *Schablone* des normalen Kurvenreliefs zu liefern. Das erfordert eine höhere Zusammenfassung von

Einzelleistungen, ihre gedächtnismäßige Fixierung und ihre Abfolge in zwar gleichen Zwischenräumen wie das Original, jedoch als *Ganzes* betrachtet mit einer bestimmten Latenz oder Phasenverschiebung.

Wiederum drängen sich bestimmte Analogien auf, die diesmal aus dem Bereich der Motorik kommen. Man denkt an die Gruppenreaktionen, die sich bei Erkrankungen des striären Gebiets als choreatische oder athetotische Bewegungen isolieren. Man denkt an die pallidären Starrezustände des Parkinsonkranken, wo sie gehemmt werden und zur Bewegungsarmut führen. Sollte es eine ähnliche Zusammenfassung rhythmischer Komplexe auch im vegetativen Nervensystem geben? Und hätten wir sie gleichfalls in analog gelagerten höheren vegetativen Zentren zu suchen? Unsere Befunde legen es nahe. Indessen bleibt es einstweilen bei der Hypothese, denn anatomische Unterlagen fehlen noch durchaus. Nur für die sogenannte *Spiegeleinstellung* höherer vegetativer Regulationen, des Blutzuckers, des Blutdrucks, des Wassersalzstoffwechsels und des Tonus hatten F. H. Levy und Dresel die Annahme einer vermutlich im Striatum zu suchenden Steuerung gemacht.

Kehren wir nun wieder zur ersten Frage zurück. Welche Art von Reizen übermitteln die Erregung vom mütterlichen zum kindlichen Nervensystem? Wenn korpuskuläre Elemente ausscheiden und ebenso die Kolloide, so können nur gelöste Stoffe in Betracht kommen, welche fähig sind eine semipermeable Membran, wie sie der Plazenta sicherlich zukommt, zu durchdringen. Nach unserer heutigen Kenntnis, wir wollen die Behauptung durch spätere Versuche belegen, kommen in erster Linie die *Blutgase*, Sauerstoff oder Kohlensäure in Betracht.

Von der Kohlensäure werden wir später zeigen, daß ihre Rhythmik der Perspiratio insensibilis, also dem EDG auffallend parallel geht. Sie gibt uns die *Erregbarkeitsschwankungen* des *Atemzentrums* wieder. Denn die Kohlensäurekonzentration in der Alveole steht mit der des arteriellen Blutes im Austausch und im Spannungsgleichgewicht. Das arterielle Blut der Alveole umspült jedoch nach kurzer Wanderung in gleicher Weise auch die Ganglien des Atemzentrums und diese reagieren ihrerseits auf die vermehrte oder verringerte CO_2-Konzentration oder, was hier mit unseren Betrachtungen gleichwertig ist, auf die entsprechende H-Ionenkonzentration dieses Blutes. Je geringer die Erregbarkeit des Atemzentrums oder je höher seine Reizschwelle, desto höhere CO_2-Konzentration ist nötig, um es in Gang zu halten und die äußere Atmung d. h. die Mechanik des Brustkorbs und des Zwerchfells zu betätigen. Das umgekehrte gilt entsprechend für die tiefere Reizschwelle, d. h. ein erregbareres Atemzentrum.

Also haben wir hier einen *ganglionären* Prozeß des Gehirns und gleichzeitig einen höchst lebenswichtigen Reflex, der sich in analogen Schwankungen mit den Nahrungsreflexen verbindet oder zumindest verbinden kann. Wir lassen es zunächst dahingestellt, wie diese Verbindung zustande kommt, ob durch „Irradiation“ im Pawlowschen Sinne oder indem die Schwankungen des Blutkohlensäuregehaltes auch anderen Hirnzentren, hier denen des EDG, ihre eigene Rhythmik gewissermaßen oktroyieren. Denn schließlich ist ja die Kohlensäure ein leichtes Narkotikum für alle Zellen und es wäre eine Anpassung an dieses Milieu der Blutgase, wenn auch die anderen vegetativen Ganglien die Erregbarkeit ihrer eigenen spezifischen Funktionen mit denen des Atemzentrums in Akkord bringen.

Wir wollen nicht verschweigen, daß diese Auffassung bei weiterem Durchdenken auch auf schwerwiegende Einwände stößt. Zunächst kommt es aber gar nicht darauf an, eine völlig befriedigende Theorie zu finden, als überhaupt eine Möglichkeit der Übertragung rhythmischer Reize von der Mutter auf das Kind zu diskutieren. Jedenfalls ist mit Sicherheit damit zu rechnen, daß nicht nur die Blutgase als solche, sondern auch *ihre Konzentrationsschwankungen* die semipermeable Membran der Plazenta durchdringen und sich dem kindlichen Blute überlagern. Für das kindliche Atemzentrum selbst würden diese Schwankungen der CO_2 noch keinen adäquaten Reiz bedeuten, der die foetale Atmung in Gang setzt. Denn das erfordert eine Asphyxie, die erst nach Durchtrennung der Nabelschnur durch die O_2-Verarmung im Atemzentrum selbst zustande kommt. Dem Foetus jedoch steht genügend Sauerstoff zu Gebote. Vermutlich sind es eine ganze Anzahl vegetativer Zentren, die in dieser Weise einen zunächst exogenen Rhythmus, von der Mutterseite aus betrachtet, aufgedrungen erhalten und diesen *nach* der Geburt als *endogenen* Rhythmus reproduzieren. Von ihnen beschäftigt sich unsere Untersuchung nur mit der Perspiratio insensibilis und den Schwankungen des EDG.

Welche Erklärung wir auch immer suchen mögen, die Tatsache besteht: *Das Kind übernimmt intrauterin eine bestimmte Rhythmik* einer, vielleicht aller *seiner vegetativen Funktionen von der Mutter her*. Eine höchst bemerkenswerte Feststellung! Sie beweist nichts Geringeres, als daß es die Möglichkeit *direkter Übertragung* bestimmter Funktionszustände *außerhalb des Erbganges* gibt! — Beobachtungen, die in die gleiche Gruppe von Erscheinungen gehören, wurden übrigens von den Gynäkologen auch in anderen Zusammenhängen immer wieder gemacht.

Natürlich wäre es auch denkbar, daß die Verzögerung der CO_2-Kurve bereits auf seiten der Mutter stattfindet, daß also die „Anregung" des kindlichen Zentralnervensystems an sich prompt erfolgt. Daß solche isolierten Latenzänderungen vegetativer Einzelfunktionen und zwar als Äußerungen „dienzephaler Mechanismen" tatsächlich vorkommen, wird die spätere Erörterung zeigen. Es würde sich dadurch erklären, daß die Phasenverschiebung auf seiten des Kindes nicht in allen Fällen erfolgt, wie man eigentlich annehmen müßte, wenn es sich um eine Eigentümlichkeit des kindlichen Zerebrums handelt. Um so mehr aber hätten wir ein Recht, die schematische Reproduktion des ganzen Kurvenreliefs durch das Kind als eine *dienzephale Leistung* anzusprechen. Das Wunderbare des Vorgangs wird jedenfalls dadurch nicht vermindert, sondern eher noch hervorgehoben.

Wieweit reichen nun diese übernommenen Reflexe in die spätere Zeit hinein? Wenn nach drei Monaten bereits sämtliche Nahrungsreflexe des Kleinkindes in der „Erwachsenenform" bestehen, muß irgendwo in der Zwischenzeit der Umschlag von einem Typ zum anderen erfolgt sein. Wir gestehen, daß über den eigentlichen Zeitpunkt dieser einschneidenden Änderung noch nichts Genaues bekannt ist. Der genaue Nachweis würde hier eine grundsätzliche Frage zur Entwicklungsgeschichte des Kindes, und dies ist gleichbedeutend mit der Entwicklung seines Nervensystems, klären können. Nur so viel scheint festzustehen, daß die übernommenen Reflexe, oder sagen wir besser die Imitation dieser Reflexe, bereits nach einigen Tagen zu erlöschen scheint. Offenbar sind diese ersten „Erinnerungen an die Mutter" bzw. die uterine Vergangenheit für das Kind ganz unwesentlich.

Zunächst stehen die angeborenen Reflexe im Vordergrund. Der unbedingte Nahrungsreiz, das Anlegen an die Mutterbrust setzt alle fertigen Reflexketten vom Saugakt bis zur Stuhlentleerung in Tätigkeit. Es besteht noch gar keine Notwendigkeit bedingte Reflexe zu bilden. Daß dies jedoch sehr bald geschieht, beweisen die eben mitgeteilten Versuche KRASNOGORSKYS, die von anderer Methodik her die Lücke wenigstens teilweise ausfüllen.

Übrigens beweisen dasselbe auch die trivialen Beobachtungen, die jede Mutter macht, wenn sie ihren Säugling daran „gewöhnt" sich zu ganz bestimmten Zeiten zu melden. *Hier* liegt zugleich der Punkt, an dem die experimentelle Weiterarbeit am EDG einzusetzen hätte. Der speziellen Untersuchung mit dieser Methode sind wir jedenfalls auch durch solche einfachen Beobachtungen nicht enthoben. Denn auch bei KRASNOGORSKY handelt es sich um *artifiziell* und wahlweise erzeugte Reflexe, beim EDG dagegen um *natürliche* und *spontane Reflexe*, die der Körper selbst *zwangsläufig unter den Einflüssen der Umwelt* bildet. Der Unterschied muß auch in den späteren Mitteilungen dieser Arbeit implizite festgehalten werden.

Die Nahrungsreflexe der Magenschleimhaut.

Bei aller Evidenz, welche die Ableitung der *natürlichen* Nahrungsreflexe des EDG aus den PAWLOWschen Tierversuchen für sich hatte, ist doch eine Prüfung an Hand der dort geübten Testverfahren erwünscht. Die Methode der Wahl wäre die Aufzeichnung der Speichelabsonderung in Form einer fortlaufenden Kurve und der Vergleich der dabei gefundenen Nahrungsausschläge mit den Zacken des EDG. Aber abgesehen davon, daß die oben beschriebene Technik der Speichelgewinnung aus naheliegenden Gründen nicht anwendbar ist, würden auch die äußeren und inneren Störungsquellen zumal beim Erwachsenen das Resultat in Frage stellen.

Wir erinnern uns aber, daß PAWLOW bei Hunden, denen eine *Magenfistel* angelegt worden war, genau dieselben Gesetzmäßigkeiten nunmehr am Fluß des Magensaftes nachweisen konnte, wie früher an der Speichelabsonderung. Dieser im Tierversuch geprüfte Test ist auch am Menschen leicht anwendbar. Es ist lediglich nötig, eine dünne Sonde in den Magen einzulegen und die Sekretion sowohl nach Quantität wie nach ihrem Salzsäuregehalt zu analysieren.

Entsprechende Versuche haben wir bereits im Jahre 1930 und später in Gemeinschaft mit W. STELZNER und W. KINKELIN durchgeführt. Die Resultate waren eindeutig (l. c. 23).

Gibt man etwas Speise in den Magen, so erhält man selbstverständlich die unbedingte Nahrungsreaktion in der bekannten Weise. Verschiebt man die Nahrungszeit auf etwa zwei Stunden später oder läßt überhaupt hungern, so erfolgt dennoch eine nun *bedingt* reflektorische Sekretion und zwar in Übereinstimmung mit dem EDG zur gewohnten Nahrungszeit des Mittagessens. Mit gewissen Vorbehalten (s. Teil IV) lassen sich daher aus dem elektrischen Verhalten der Außenhaut Rückschlüsse ziehen auf die sekretorische Verfassung der Magenschleimhaut, wie übrigens (vgl. Teil V) auch des Gallenflusses.

Indessen sind die Zusammenhänge nicht in dem Grade obligat, um klinisch verwertet werden zu können. Insbesondere spielt der Faktor der später zu besprechenden Dissoziation und insofern auch eine etwaige neurotische Komponente entscheidend mit hinein.

C. Die hirndynamische Auffassung der natürlichen bedingten Reflexe.

Die äußere Hemmung im EDG.

Die klassische Form der äußeren Hemmung war ausgedrückt in der Aufmerksamkeitsreaktion des Hundes einem neuen und ungewohnten Reiz gegenüber, im Kopfwenden, Ohrenspitzen, menschlich-psychologisch übersetzt also in der trivialen Frage: „Was ist denn los?“ Ungewohnte Reize solcher Art bedeuten schon immer im Tierversuch eine unerwünschte Störung, da die erwarteten Reflexe nicht oder nur stark abgeschwächt zur Geltung kommen. Es ist einfach eine Hemmung der ausgearbeiteten Reflexe eingetreten, die vermutlich dem Vorgang der inneren Hemmung analog ist. Schon die Verbringung der Tiere in einen anderen Versuchsraum, also eine Änderung der gewohnten Umgebung wirkt in dieser Weise.

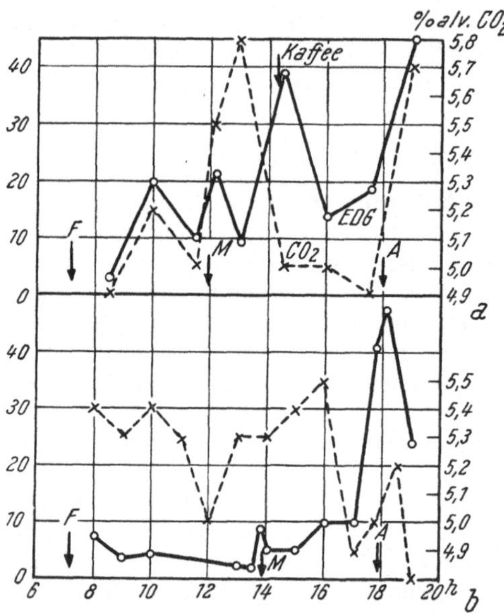

Abb. 12. In 12b „äußere Hemmung“ der Nahrungsreflexe im Elektrodermatogramm, welche erst gegen 17 Uhr durchbrochen wird (vgl. Text). Die Alveolarkurve wiederholt unabhängig davon die Elektrodermatogrammrhythmen des Vortages (12a) neben den neuen Nahrungsgipfeln. Im oberen Bild 12a außerdem „Kaffeezacke“.

Unsere Patienten begegnen mit großer Regelmäßigkeit der gleichen Situation, wenn sie aus der gewohnten häuslichen Umgebung plötzlich in die Atmosphäre des Krankenhauses versetzt werden.

Als ein klassisches Beispiel solcher Umweltwirkung mag die in Abb. 12 mitgeteilte Kurve dienen. Der Versuch stammt noch aus den Anfangszeiten unserer Bemühungen und zeigt um so lehrreicher die falsche Einschätzung der Gegebenheiten, der man bei Unkenntnis der Pawlowschen Reflexgesetze leicht verfällt (vgl. S. 77: „Depressionskurve“).

Die betreffende Patientin hatte bereits längere Zeit auf dem allgemeinen Saal gelegen und sich recht gut eingewöhnt. Dennoch zeigte das Rhythmenbild gewisse Unebenheiten, die wir psychischen Störungsquellen aus der Umgebung zuschoben. Um eine „Normalkurve" zu bekommen, wurde für einen Tag die Überführung in ein abgelegenes ruhiges Zimmer veranlaßt. Der Erfolg war das volle Gegenteil unserer Erwartung. Die *gesamte Tageskurve* des EDG *fiel aus* und es blieb ein durchwegs niedriges *Hemmungsniveau*, so wie wir es später bei Melancholikern und überhaupt bei *depressiver Stimmung* unserer Patienten kennenlernten. Der Hemmungseffekt wurde noch dadurch verstärkt, daß ein ausländischer Kollege, der damals gerade die Klinik besuchte, interessehalber auch bei diesem Versuche tätig war. Daß dieser Untersucher sich sprachlich nicht mit ihr verständigen konnte, verstärkte natürlich noch das Ungewohnte der Situation.

Man sieht, daß sogar der unbedingte Nahrungsreflex zur Zeit der Hauptmahlzeit gehemmt wurde und nur als winziges Zäckchen angedeutet ist. Die Kurve liefert außerdem den Beweis, daß es sich wirklich nur um eine psychische Hemmung der normalen Vorgänge gehandelt hat, denn nach dem Weggang des Untersuchers, etwa gegen 6 Uhr nachmittags, sehen wir zur Zeit der üblichen Abendmahlzeit auch wieder das plötzliche Aufschießen der entsprechenden Nahrungszacke. Gerade dieses schließliche Durchbrechen einer lange verhaltenen Rhythmik unterscheidet die *gutartige* Hemmung des sensitiven oder auch psycholabilen Durchschnittsmenschen von den pathologischen *Depressionen*, wie sie besonders dem Irrenarzt bei derartigen Untersuchungen häufig begegnen. Auf diese Eigentümlichkeiten werden wir in einem kurzen Referat über die bisher vorliegenden psychiatrischen Befunde nochmals zu sprechen kommen.

Die letzten Kriegsereignisse boten uns Gelegenheit, die gleichen Verhältnisse in einem unfreiwilligen Massenexperiment zu studieren.

Das mir unterstellte Hirnverletztenlazarett Bamberg geriet Anfang 1945 in Kriegsgefangenschaft. Der bis dahin freie nachmittägliche Ausgang wurde plötzlich für die Patienten gesperrt. Bis dahin hatten alle weniger geschädigten Patienten, von gewissen später zu besprechenden Abweichungen abgesehen, ein ziemlich normales Rhythmenbild geboten. Mit der Urlaubssperre *verschwanden* plötzlich sämtliche Tagesrhythmen. Die Kurve fiel in ganz der gleichen Weise wie in Abb. 12 zu sehen auf niedriges Niveau ab und erhob sich erst wieder überraschend aus dieser Tieflage, als der freie Ausgang wiederum genehmigt worden war.

In rudimentärer Form ist die äußere Hemmung ein sehr häufiges Ereignis. Grundsätzlich scheint *jede plötzliche seelische Verstimmung zu einer momentanen Unterbrechung gewohnter Umweltbeziehungen zu führen und mit einem Ausfall der Tagesrhythmen im EDG* beantwortet zu werden.

Die allein schon im Kurvenbild ausgedrückte Verwandtschaft mit der echten Depression wird hauptsächlich den Psychiater (s. S. 93) interessieren. In physiologischer Hinsicht beweist sie, daß die sogenannte äußere Hemmung von der inneren Hemmung nicht zu trennen ist, eine Auffassung, zu der sich Pawlow schon auf Grund seiner Tierversuche gedrängt sah. Wir werden daher im folgenden die Unterscheidung nicht mehr machen und nur mehr ganz allgemein von „Depressionskurven" reden.

In methodischer Hinsicht ist es empfehlenswert, etwaige EDG-Messungen möglichst nicht vor dem dritten Tage nach der Einlieferung in ein Krankenhaus vorzunehmen. Auch die Messung selbst kann, obwohl sie mit keinerlei schmerzhaften Manipulationen verbunden ist, einen geringen psychischen Schock allein durch die damit verbundene ungewöhnliche Betriebsamkeit der tätigen Personen verursachen. Die Rhythmen melden sich dann aber bereits meist schon wieder in den Nachmittagsstunden. Andererseits hat man Gelegenheit, mitten in einer Tagesmessung den plötzlichen Abfall der Kurve und den Ausfall der einen oder anderen Zacke zu beobachten. Zum größten Erstaunen des Patienten kann dann der Arzt ihm in solchen Fällen die „Depression“ auf den Kopf zusagen. Als Ursache genügen bei jungen Menschen bereits Stimmungsschwankungen erotischer Färbung, eine Auseinandersetzung mit der Braut, ein unerfreulicher Brief oder das Ausbleiben des sehnlichst erwarteten Besuches.

Was als Reiz dient, ist also im höchsten Maße subjektiv und wertmäßig dem unbeteiligten Untersucher nicht immer verständlich. Indessen müssen wir uns hüten, die Empfindungen des Kranken nach dem Maßstabe des Gesunden zu beurteilen.

Die innere Hemmung. EDG und Atmungsregulation.

Um die Tatsachen der *inneren Hemmung* am *erwachsenen Menschen* zu verifizieren, ist es zweckmäßig, die gesamten Betrachtungen auf einer breiteren Basis aufzubauen. Außerdem kann es für unsere Darlegungen nur von Vorteil sein, schon hier und ganz allgemein gültig hervorzuheben, daß das EDG *keine Einzelerscheinung* im vegetativen Geschehen ist, sondern nur ein für klinische Zwecke besonders handlicher *Ausschnitt* aus einer *allgemeinen Gesetzmäßigkeit*, die das *gesamte vegetative System in Abhängigkeit* von der *Nahrungsaufnahme* beherrscht.

Für das Studium der zerebralen Steuerung solcher vielfältiger vegetativer Funktionen ist es natürlich zweckmäßig jene Rhythmen herauszugreifen, die nach unserer heutigen Kenntnis unmittelbarer Ausdruck *ganglionärer Prozesse* und zwar möglichst wohl definierter Hirngebiete sind. Eine Koinzidenz mit solchen Vorgängen wird dann auch für die EDG-Rhythmik eine analoge zerebrale Steuerung nahelegen. Fehlt eine solche Übereinstimmung, wird der eingeschlagene Weg von vornherein verdächtig sein und kaum Aussichten bieten auf ihm jemals zum Ziele zu kommen.

Eine solche zerebrale Vergleichsfunktion, sowohl nach Art und Größe ihrer Reizquelle, wie nach ihrer effektorischen Seite wohl bekannt, ist die physikalisch-chemische *Steuerung des Atemzentrums.*

Bekanntlich wird dieses Gangliengebiet, in der Nähe des Fazialiskerns in der Medulla oblongata gelegen, durch den Kohlensäuregehalt des seine Gewebe umfließenden arteriellen Blutes oder, was physikalisch-chemisch korrekter ist, durch die H-Ionenkonzentration bzw. den Dissoziationsgrad der Kohlensäure in Gang gehalten. Bei geringerer Erregbarkeit des Atemzentrums wird eine höhere CO_2- (H-Ionen-) Konzentration benötigt, um die gleiche Tätigkeit der Atmung aufrechtzuerhalten, bei Erniedrigung der Reizschwelle, also höherer Erregbarkeit dieses Zentrums, eine entsprechend geringere CO_2-Menge in der Volumeneinheit des arteriellen Blutes.

Nun besteht die Möglichkeit, diese CO_2-Konzentration des arteriellen Blutes auf verhältnismäßig einfache Weise zu messen. Denn dasselbe Blut, welches die Gewebe des Atemzentrums umfließt, umspülte noch kurz vorher die feinen Alveolen der Lunge und wurde hier nicht nur mit Sauerstoff gesättigt, sondern auch von der venösen Kohlensäure befreit, und zwar genau so weit, bis sich auf beiden Seiten der Alveole, der Blutseite einerseits, der Luftseite andererseits, ein Gleichgewicht der Gaskonzentration genauer gesagt der Partialdrucke, eingestellt hatte (HENRY-DALTONsches Gesetz). Prüft man also in diesem Zeitmoment die Zusammensetzung der Alveolarluft insbesondere auf ihren Kohlensäurewert, so entnimmt man die Probe gewissermaßen aus dem arteriellen Blute und hat damit ein relatives Maß der Erregbarkeit des Atemzentrums gewonnen. Nach HASELBALCH gilt für diese Zusammenhänge die etwas modifizierte Formel des chemischen Massenwirkungsgesetzes:

$$H = K \frac{CO_2}{NaHCO_2}.$$

Mit anderen Worten: Die H-Ionenkonzentration ist der CO_2-Spannung in der Alveolarluft solange proportional, als die im Blut an Bicarbonat gebundene Kohlensäure konstant bleibt. Das ist für die kurzfristigen Tagesschwankungen der alveolaren Kohlensäure, die sich, wie gleich gezeigt werden soll, dem EDG weitgehend parallel verhalten, mit genügender Annäherung der Fall. Besonders natürlich dann, wenn die Untersuchungen im nüchternen Zustand stattfinden, wie etwa bei der Prüfung der bedingten Nahrungsreflexe. Da es hierauf in erster Linie ankommt und außerdem neben den zeitlichen Beziehungen nur die relativen Größenverhältnisse gewertet werden, kann *gegebenenfalls die Methode der alveolaren Kohlensäurebestimmung der EDG-Messung als eine wichtige Ergänzung zur Seite treten.*

Die einfache Methodik der Alveolarluftbestimmung ist in jedem Lehrbuch der Physiologie zu finden. Wir verwenden das Verfahren von HALDANE und PRISTLEY. Hierbei wird in einen etwa zwei Meter langem Gartenschlauch von ein Zoll lichter Weite tief ausgeatmet und am Ende der Exspiration aus einem engeren Mundstück eine Luftprobe von höchstens 10 Kubikzentimeter durch ein mundnahe angebrachtes Kapillarrohr abgesaugt und in bekannter Weise der chemischen Gasanalyse im HALDANE-Apparat zugeführt. Nach den Untersuchungen von W. TRENDELENBURG und L. SCHALL ist es für gewöhnliche klinische Untersuchungen völlig ausreichend, wenn am Ende jeder Ausatmung eine sogenannte Zusatzatmung nach Art eines kurzen „Hüstelns" angebracht wird. Die Vorschrift der Originalmethode, die eine Durchschnittsprobe am Ende jeder In- und Exspiration vorsieht, erübrigt sich damit.

Da dieses Verfahren eine aktive Mitarbeit des Patienten erfordert, ist es im Schlafe nicht verwendbar. Hier ist die von REGELSBERGER angegebene „*Schlafapparatur*", d. h. ein Kohlensäureanalysator, der völlig automatisch die Luftprobe durch ein Atmungsventil oder auch eine „Schlafsonde" (Nasenkatheter) entnimmt und weiterhin analysiert und registriert, vorzuziehen.

In dieser Weise war die alveolare Kohlensäure besonders in den zwanziger Jahren mit betont klinischem Interesse untersucht worden, wobei sich *deutliche Tagesschwankungen,* insbesondere mit großer Regelmäßigkeit ein *Anstieg der Kohlensäure nach der Nahrungsaufnahme,* gezeigt hatten. Die Deutung dieser CO_2-Vermehrung in der Alveolarluft erfolgte zunächst einseitig unter Beachtung des Nenners obiger Gleichung. Mit jeder Nahrungsaufnahme würden dem Blut saure Valenzen entzogen, die zur Bildung des HCl des Magensaftes dienen sollten. Das Blut hat also einen relativen Überschuß an alkalischen Substanzen. Blieb das Atemzentrum in seiner Erregbarkeit konstant, was man zunächst annahm, so mußte auch die H-Ionenkonzentration auf der linken Seite der Gleichung konstant bleiben, was nur dann möglich ist, wenn sich auch der Zähler im gleichen Verhältnis zum Nenner vergrößert, mit anderen Worten: wenn CO_2 im Körper zurückgehalten wird. Das bedeutet natürlich eine entsprechende Spannungszunahme der alveolaren Kohlensäure. Eine Stütze erhält diese Theorie darin, daß infolge Gegenregulation der Nieren *anschließend an jede Mahlzeit* der *Urin alkalischer* wird, um den Überschuß an alkalischen Valenzen wieder fortzuschaffen.

Nun zeigt aber bereits die triviale Erfahrung der Mittagsmüdigkeit und des weiteren die Tatsache eines CO_2-Anstiegs auch bei *nüchternem* Magen, daß bei dieser chemisch-mechanistischen Erklärung ein wichtiger *biologischer* Faktor übersehen wurde. Vollends weisen die oben zitierten Eigentümlichkeiten in der Rhythmik des Neugeborenen darauf hin, daß die Erregungslage der vegetativen Stammhirnganglien *spontane* Schwankungen aufweist, die mit der Nahrungsaufnahme erinnerungsmäßig gekoppelt sind. Es widerspricht der chemisch-physikalischen Auffassung der Dinge nicht, wenn wir ihr diesen *zweiten biologischen Faktor*, d. h. den einer um Mittag sich verringernden Erregbarkeit des Atemzentrums hinzugesellen. Beide Faktoren arbeiten ja im gleichen Sinne. Für die hier folgenden Betrachtungen ist dieser biologische Gesichtspunkt zunächst allein maßgebend.

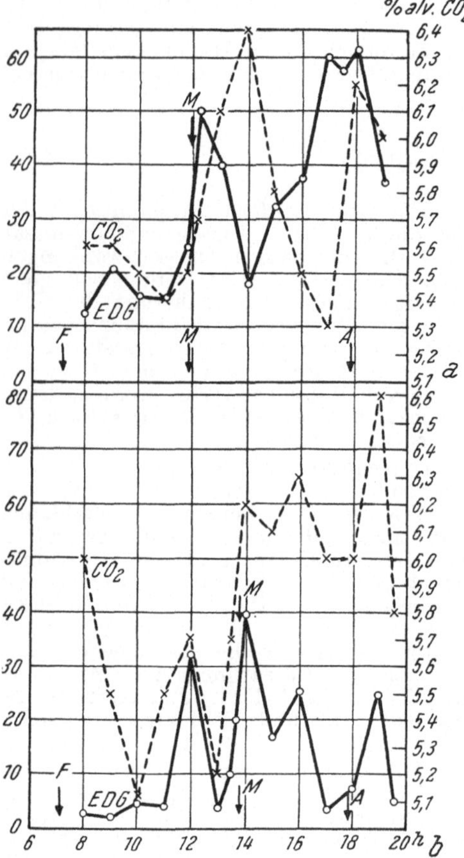

Abb. 13. Der in *a* auftretende Mittagsgipfel im Elektrodermatogramm bleibt auch nach Verschiebung des Essens in *b* bestehen. Es tritt jetzt außerdem ein neuer dem Essen unmittelbar folgender Gipfel auf. Dasselbe gilt auch für die Alveolarkurve. Man beachte den Gleichlauf der Zacken im Elektrodermatogramm und Alveolarkurve in *b*.

Reflexkoppelungen.

In den oben zitierten Arbeiten älterer Autoren war im wesentlichen eine plateauförmige Erhebung der Kurve der alveolaren Kohlensäure am Nachmittag beschrieben worden. Bei den meist zweistündlich entnommenen Proben mußten feinere Unterteilungen der Kurve verlorengehen. Das Bild wird sofort ein anderes, wenn die Kurvenpunkte in stündlichen Zwischenräumen bestimmt werden.

In Abb. 13b übersieht man mit einem Blick, daß die *Einzelzacken in der Linie der alveolaren Kohlensäure* (gestr. Linie) *mit den tiefer gelegenen Gipfeln des EDG bis in die letzten Einzelheiten zeitlich übereinstimmen.* Um 14 Uhr steigt der Mittagsgipfel steil auf, die sogenannte Kaffeezacke markiert sich gegen 16 Uhr, desgleichen die Erhebung um 19 Uhr, die dem Abendessen entspricht. Das sind ebenso wie die elektrischen Reaktionen nach dem ersten Frühstück, dessen Abfall nach 8 Uhr eben noch getroffen wurde, „*unbedingte*“ *Nahrungsreflexe*, die hier als unmittelbare Folgen der reellen Mahlzeit ohne Schwierigkeit erkennbar sind. Die Niveauerhöhung in der Alveolarluft, die hier ab 14 Uhr zu beobachten ist, hat natürlich rein technische Gründe, indem bei so schneller Folge der Kurvenausschläge die etwas umständliche Volummessung der Gase den Momentanablesungen der elektrischen Werte nicht schnell genug zu folgen vermag.

Wie verhält es sich aber mit dem um 12 Uhr aufschießenden Gipfel, der in den beiden Funktionen in völliger zeitlicher Übereinstimmung zutage tritt? Das ergibt sich sofort aus der näheren Betrachtung der Kurve des Vortages, die im oberen Feld auf gleichen Zeitkoordinaten angeordnet ist (13a). Dort war um 12 Uhr mittags gegessen worden (vgl. Pfeil). Der Nahrungsreiz wird prompt durch eine Zacke sowohl seitens des EDG wie auch der Kohlensäure beantwortet. Es handelt sich um den typischen unbedingten Reflex, den wir auch schon in den Kurven des Kleinkindes gefunden hatten. Am nächsten Tag aber (Abb. b) wird die Mahlzeit um 2 Stunden verschoben und erst um 13 Uhr gereicht. Trotzdem bleibt derselbe Gipfel zur selben Zeit, in der alveolaren CO_2 sogar noch prägnanter als am Vortag, bestehen. Hier hat wiederum der Zeitreiz, verbunden mit den ihm assoziierten Merkmalen der Umgebung, eingewirkt.

Es ist unnötig, nochmals an die Technizismen des Tierversuchs zu erinnern, um zu beweisen, daß hier ein *bedingter Nahrungsreflex* zur Auswirkung kam.

Gleichzeitig bemerken wir gewisse Größenunterschiede in der Ausschlaghöhe der bedingten und unbedingten Reflexe. Die ersteren fallen im allgemeinen deutlich niedriger aus als die anderen, besonders in der alveolaren CO_2. Das kann als weiterer Beweis dafür gelten, daß in dieser Funktion mindestens zwei Komponenten enthalten sind, wobei neben der physikalisch-chemischen ein die Erregbarkeit des Atemzentrums regulierender, von der Hirnrinde beeinflußter reflektorischer Impuls anzunehmen ist. Dieser bleibt im bedingten Effekt fast rein übrig, während er beim unbedingten durch die erwähnten chemischen Mechanismen verstärkt wird.

Die auffallende Koinzidenz zwischen beiden Vorgängen legt den Gedanken nahe, daß es nicht nur bei der Atemregulation, sondern auch bei der Steuerung der Hautwasserabgabe ähnliche *ganglionäre* Prozesse sind, die von gleichgerichteten und offenbar aus höheren Hirnteilen kommenden Steuerungsimpulsen getroffen werden. Dafür spricht auch die leichte Hemmbarkeit dieser Reflexe hauptsächlich unter psychischen Einflüssen, die besonders in Abb. 12 sehr instruktiv hervortritt. Denn hier betrifft die Hemmung in schon besprochener Weise lediglich das EDG, während die darüber verzeichnete CO_2-Kurve so gut wie gar nicht verändert ist.

Schließlich muß gleich hier auf eine Merkwürdigkeit aufmerksam gemacht werden, die uns bei Besprechung der Schlafphänomene noch eingehender beschäftigen wird. Die gefundene Koinzidenz der Rhythmik ist nicht gleichlaufender, sondern reziproker Art. Das will sagen, *ein*

Gipfelwert bedeutet in der CO_2 eine Hemmung der Erregbarkeit des Atemzentrums, im EDG dagegen eine Reizung oder Erregbarkeitserhöhung. Das gilt auch noch für den *Schlaf.* Auch im *Schlaf steigt* die *alveolare CO_2*, und zwar einigermaßen schritthaltend mit der Tiefe des Bewußtseinsverlustes an; und wiederum folgt ein fast paralleler Anstieg des EDG. Es wird also im Schlaf mehr Hautwasser durch das Epithel ausgeschieden als im Wachen, wenn wir von den starken Nahrungsgipfeln absehen. Mithin scheint dem *EDG* oder sagen wir deutlicher der *Perspiratio insensibilis* eine wichtige Begleitfunktion im Haushalt der Atmungsregulation zuzukommen und umgekehrt. Wahrscheinlich handelt es sich in beiden Fällen um die Abgabe derselben Wassermengen, deren Abdunstung im selben Maße von der Haut übernommen wird, wie die Atmung seltener wird und ihren Anteil an Kondenswasser nicht mehr durch die Lungen vollständig herauszubefördern vermag.

Die *nervöse Koppelung zweier antagonistischer Tätigkeiten* ist uns aus der muskulären Bewegungslehre wohl bekannt. Ihre neurologisch-anatomische Erklärung ist in der üblichen Weise nicht möglich, dagegen leicht auf Grund der oben besprochenen *induktiven* Reizung und Hemmung nach Art der PAWLOWschen Versuche, wonach eine Erregung oder Hemmung alsbald die ganz entgegengesetzte Potenz hervorzurufen vermochte. Daß sich eine solche Beeinflussung ähnlicher ganglionärer Wirkungen um so leichter vollziehen wird, je näher sie sich auch anatomisch liegen, bedarf nach dem Gesagten keiner weiteren Ausführungen mehr.

Von der Atmungsregulation wissen wir bereits, daß nur die unmittelbar vital wichtigen Mechanismen, vor allem die HERING-BREUERsche Selbststeuerung der In- und Exspiration im eigentlichen Atmungszentrum der Medulla lokalisiert sind. Auch die nicht minder wichtigen „Säuberungsreflexe" des Hustens und Nießens sind in diesem Bereich zu finden. Dagegen dürfte die *Gesamteinstellung der Atemmechanik* auf einer bestimmten, beim Asthma bronchiale z. B. erhöhten *Mittellage* bereits in *höheren Teilen, vermutlich des Mittelhirns* zu suchen sein. *Analoges darf für eine erste Selbststeuerung des sympathisch-vagischen Gleichgewichts der Perspiratio insensibilis und damit des EDG angenommen werden.* Dafür sprechen die oben mitgeteilten Beobachtungen über die Art des Erlöschens *zweier* antagonistischer vegetativer Betätigungen kurz vor und im Augenblick des Todes.

Bahnung oder Enthemmung der Reflexe.

Die vorstehenden Betrachtungen gewinnen an Substanz, wenn wir die PAWLOWsche Analyse unserer Kurven bis in die scheinbaren Unregelmäßigkeiten hinein fortsetzen. Die Kenntnis der *Nahrungsreflexe* müßte schon längst Allgemeingut der Ärztewelt sein, wenn nicht einzelne Autoren immer wieder auf die oft fehlende Koinzidenz mit den Nahrungszeiten hingewiesen hätten. Auch die bedingten Ausschläge melden sich keineswegs immer zur erwarteten Zeit. Nach dem, was oben über die Eigenart der bedingten Reize und ihre Hemmbarkeit gesagt wurde, kann das nicht mehr überraschen. Es ist vielmehr im Wesen dieser Reizart begründet. Oft scheinen in den Kurven frühere Lebensgewohnheiten wieder aufzuwachen. Ein Patient zumal aus ländlichen Kreisen, der erstmalig eine Klinik betritt, bringt zunächst seine eigene Nahrungsrhythmik mit. Die Nahrungszeiten liegen, oder besser, lagen für ihn meist zu früheren Stunden, als dies in den städtischen Bezirken die Regel ist. Die Bereitschaft zur Bildung gewohnter Rhythmen bleibt zwar, aber die Ausschläge unterbleiben. Sie unterliegen, auch wenn sie sich zunächst vielleicht noch hier und da äußern, schließlich einer Hemmung, der sogenannten „Löschungshemmung", die trotz ähnlicher und nicht ganz glücklicher Wortbildung nicht als äußere, sondern als echte *innere* Hemmung zu betrachten ist. Sie kommt, wie in einem ganz analogen Hundeversuch PAWLOWS, einfach dadurch zustande, daß die bedingte Erregung, also hier der gewohnte Zeitreiz, nicht durch die reelle gewohnte Nahrungsaufnahme gestützt wird, sondern stets „leer" bleibt. Zum Unterschiede von einer äußeren Hemmung bleibt der Reflex latent vorhanden und läßt sich oft durch das Auftauchen scheinbar nebensächlicher, früher mit dem Zeitreiz verbundener Merkmale des alten *Milieus wieder enthemmen und auslösen.*

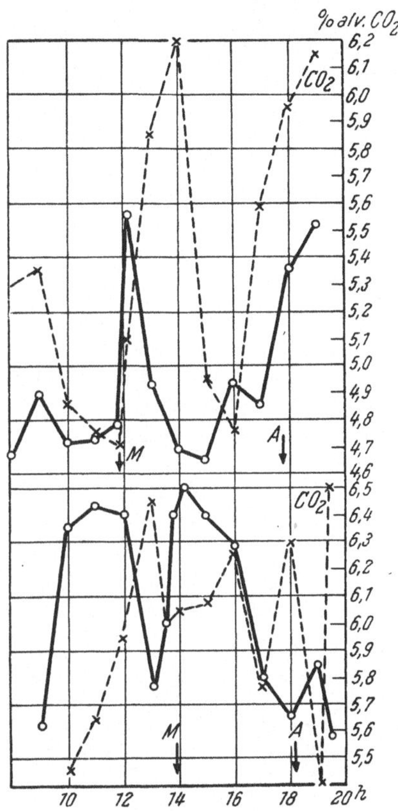

Abb. 14. In *b* erscheint der alte Rhythmus nach Verschiebung der Mahlzeit neben dem neuen, besonders gut in der CO_2-Kurve festgehalten (vgl. Alveolarkurve in *b* mit Elektrodermatogramm in *a*). Der „Nahrungsrhythmus" interferiert mit früheren Gipfeln um 16 Uhr und 18 Uhr (vgl. außerdem Text).

Als solche Merkmale dienen etwa der Besuch eines vertrauten Menschen, der um diese Zeit die Nahrung mit ihm teilte, oder auch nur der Empfang einer Postsendung, eines Briefes, der die intensive Vorstellung des heimatlichen Kreises weckt. Die besonders im südlichen Deutschland verbreitete und selbst in handwerklichen Betrieben mit besonderer Feierlichkeit geübte Sitte der Zehn-Uhr-„Brotzeit" findet dann einen oft überraschenden und mitunter störenden Niederschlag in den Kurven. In dieser Weise muß z. B. der in Abb. 14 plötzlich um 10 Uhr vormittags, und zwar nur im EDG, hervortretende hohe Nahrungsgipfel gedeutet werden, der seinerseits mit dem bald folgenden bedingten Reflex (man vergleiche die betreffende Zacke in der oberen Kurve des Vortages) zu einem breiteren Plateau verschmilzt. Entsprechende Abwandlungen des hier angeführten Beispiels sind natürlich je nach der individuellen Vorgeschichte eines aus anderen Bevölkerungs- und Bildungskreisen stammenden Patienten zu erwarten.

In der gleichen Weise ist die häufiger zu beobachtende Vorverlegung des Mittagsgipfels zu erklären, so daß dieser etwa bereits um ½12 Uhr statt erst um 12 Uhr mit der Darreichung der reellen Mahlzeit aufschließt, wenigstens gilt diese Erklärung dann, wenn nach der Vorgeschichte Veranlassung besteht, eine entsprechend frühere Essensgewohnheit anzunehmen. Es handelt sich natürlich auch hier um einen bedingten Reflex, der mit dem unbedingten zusammenfließt, der aber seine Wurzel in der Erinnerung an einen früheren und anderen als den aufgedrungenen Erlebnisbereich des Krankenhauses hat.

Indessen kann in solchen Fällen auch ein anderer Mechanismus in Tätigkeit treten. Das gilt z. B. für den in Abb. 13a, oben, um 17 Uhr und kurz vor der Abendmahlzeit erscheinenden und von dieser deutlich als kleines Zäckchen abgesetzten Vorgipfel. Zwischen der um 16 Uhr mit ihrem Anstieg verschmolzenen „Wasserzacke" und der *A*-Zacke, an die sie sich anlehnt, ist sie durch kein digestives Ereignis des gleichen Tages oder, wie sich nachweisen ließ, des Vortages legitimiert. Das Vorbild ist hier offenbar die schon erwähnte „Verspätungshemmung".

Angenommen, der Patient sei durch seine frühere Lebensweise an eine reichliche „Vesper" am Spätnachmittag, etwa zwischen 16 und 17 Uhr gewöhnt, dann wird der entsprechende Gipfel zunächst auch nach der Krankenhausaufnahme bestehen bleiben. Da aber hier das „Abendessen" später gereicht wird, nähert sich der alte Gipfel mehr und mehr der neuen Nahrungsreaktion, bis er schließlich mit diesem Gipfel verschmilzt. Der Patient hat damit sich „akklimatisiert" und die neuen Gewohnheiten angenommen.

Wir erinnern an den Versuchshund, dessen bedingter Reflex, wie üblich, bereits nach wenigen Sekunden durch den unbedingten Nahrungsreflex „gestützt" wurde. Reicht man die Nahrung nicht nach dieser Zeit, sondern erst nach drei Minuten, so bemerkt man, daß der Speichel jetzt nicht mehr sofort, sondern erst gegen Ende dieser Pause, etwa nach zwei Minuten verspätet, zu fließen beginnt. Es ist eine (innere) Hemmung durch die *Verspätung* eingetreten. In solchen Fällen ist eine Enthemmung durch jeden beliebigen stärkeren Reiz z. B. ein plötzliches akustisches Signal möglich. Auch im Falle unserer Abb. 13 war der Effekt wahrscheinlich durch eine psychische Alteration ausgelöst worden, wie sich epikritisch nachweisen ließ.

Kosmische Rhythmen.

Um die Wichtigkeit dieser Hemmungsformen einzusehen, brauchen wir nicht ins Laboratorium zu gehen. Jeder Reisende, der auf diesem Planeten eine erkleckliche Strecke nach Ost oder West zurücklegt, kann die „Verspätungshemmung" an sich selber, wenn auch meist unbewußt, erfahren. Eine Reise nach New York wird sämtliche Reflexe um sieben Stunden später erscheinen lassen. Eine ebenso weite Reise nach Osten bewirkt das gleiche im Sinne einer Verfrühung. Die „Verspätungshemmung" hat sich in geradezu idealer Weise in einem gewissermaßen mathematisch-differenziell arbeitenden Zeitprozeß betätigt. Zugleich wird der „kosmische" Faktor der neuen Ortszeit offenbar. Sonnenstand, Lichtwirkung und der einprägsame Wechsel von Tag und Dunkel sind die übermächtigen Signale, die den neuen Lebensstandard eingeleitet haben. Wir erkennen aus diesem Gedankenexperiment, daß unser inneres Nervensystem durch die *bedingten Reflexe* in nicht geringerem Maße der Umwelt, und zwar in ihrer allgemeinsten Bedeutung verhaftet ist, wie unser *Körper* durch die *Schwerkraft* dem Boden unter uns.

Ob nicht doch im neuen Lande und noch lange Zeit nach der Ankunft die Rhythmen der alten Heimat durchbrechen? Die Frage ist noch nicht untersucht, kaum je gestellt worden. Aber wir werden annehmen dürfen, daß die gesundheitlichen Mißhelligkeiten infolge unzulänglicher „Akklimatisation" eben nicht nur auf Wetter und Klima zurückgehen, sondern nicht minder auf eine unzulängliche Anpassung und Umstellung der alten Rhythmik.

Zur Terminologie der vorstehenden Untersuchungen sei empfohlen, die Bezeichnung der Bahnung eines Reflexes besser zu vermeiden. Der Zusatzreiz im Falle der „Verlöschungshemmung" und der „Verspätungshemmung" ist, genau genommen, als eine „Hemmung jener inneren Hemmungen" also als eine *Enthemmung* aufzufassen. Er wirkt also ähnlich wie im früheren Fall der „bedingten Hemmung" der dem bedingten Reiz zugesellte, aber in dieser Kombination ohne Nahrungsstütze gelassene beliebige Zusatzreiz.

Interferenz und Dissoziation.

Ebenso wie bei einer Verspätung der Mittagsmahlzeit und einer dadurch bedingten Rückverschiebung des entsprechenden Nahrungsgipfels der 12-Uhr-Gipfel des Vortages als bedingter Reflex stehenbleiben kann, wird ein gleiches Verhalten grundsätzlich und aus den gleichen Ursachen heraus auch von den übrigen Nahrungsausschlägen zu erwarten sein. Die Neigung zu solchen bedingt reflektorischen Bildungen ist nicht bei allen Nahrungsausschlägen gleich groß. Die Häufigkeit bedingter Reflexbildung in einer Reihe geordnet, kann man sagen: am stärksten wirken Mittags- und Abendmahlzeit, dann folgt die Wasser- (Kaffee-) Reaktion gegen 16 Uhr und erst ganz zuletzt das morgendliche Frühstück. Wie die Kurzrhythmik überhaupt, so ist auch die bedingte Reflexbildung hinsichtlich ihrer Auslösung und ihrer Intensität einmal von der subjektiven Verfassung des Patienten, d. h. von seiner Stimmung — physiologisch gesprochen — von der *Erregungslage* der Hirnrinde, dann aber auch von objektiven Schwankungen der Grundperiodik oder 24-Stunden-Rhythmik abhängig, die hier nur angedeutet werden sollen. Durch diesen Untergrund gefärbt und modifiziert, läuft das eigentliche Reflexspiel mit seinen inneren und äußeren Hemmungen bzw. Enthemmungen ab. Dabei hat man immer wieder Ursache, sich über die Exaktheit zu wundern, mit der selbst auf diesem engen Raum sich sowohl die bedingten wie auch die unbedingten Reflexe, besonders im Vergleich mit den Geschehnissen eines Vortages produzieren.

In Abb. 12 erscheint über der unteren stark gehemmten Linie des EDG ein scheinbar völlig ungeordnetes Relief der alveolaren Kohlensäure. Die Dinge gewinnen sofort Sinn und Leben, wenn wir die *EDG-Kurve des Vortages* (oberes Bild a) zum Vergleich heranziehen. Es erscheinen dann nicht nur sämtliche Zacken der oberen EDG-Kurve als bedingte Reflexe im Relief der CO_2 wieder, sondern auch zusätzlich die unbedingten Reflexzacken des neuen Tages. Die etwas trägere Gestaltung am Nachmittag ist unschwer als eine Überlagerung dieser Einzelimpulse erkennbar. Die starke Erhebung um 16 Uhr, die in b) auffällt, hat ihren Grund in einer an diesem Tage entsprechend dem verspäteten Mittagessen gleichfalls verspätet gereichten Flüssigkeits- (Kaffee) zufuhr. Außerdem besteht um diese Zeit auch schon spontan die Neigung zu einer offenbar aus den früheren Lebensgewohnheiten übernommenen „Wasserreaktion", wie dies z. B. auch im EDG und in der CO_2 der unteren Kurve in Abb. 13 sehr schön hervortritt. Auf die betreffenden Einzelheiten war bereits im vorigen Kapitel eingegangen worden.

Ganz dieselben Betrachtungen gelten auch für Abb. 14. Auch hier trotz Verschiebung der Hauptmahlzeit im unteren Bilde eine fast lückenlose Wiederholung aller Merkmale des Vortages in bedingter Form unter Einbeziehung neuer unbedingter Impulse. Auch hier ist, wie im vorigen Bilde, der Gleichlauf eher aus der Gegenüberstellung zweier *verschiedener* Funktionen, z. B. der alveolaren CO_2 bzw. des EDG und umgekehrt zu entnehmen, als aus den gleichnamigen Funktionen.

Wir stellen also zwei Besonderheiten fest, die auch für künftige Kurvenanalysen von Bedeutung sind.

1. *Die Überlagerung oder auch gegenseitige Durchdringung zweier Tagesrhythmen der bedingten und der unbedingten Provenienz.* Das ist ein Vorgang, der dem Physiker und Ingenieur ganz geläufig ist und als *Interferenz* zweier Schwingungen aufgefaßt wird. Nach der Deutung, die wir den Dingen gegeben haben, war das eigentlich zu erwarten. Die Tatsachen bestätigen nur die Richtigkeit der Erklärung.

2. *Den Übergang einer Schwingungsform auf die Nachbarfunktion.* Dies hängt mit dem von PAWLOW so genannten „*Prinzip der Dominente*" zusammen, wonach der jeweils lebenswichtigere Reflex den untergeordneten an sich zieht, d. h. ihn entweder unterdrückt oder assimiliert. Für gewöhnlich wird die Atmung mit ihrer Rhythmik vordringlich sein gegenüber der Hautwasserabgabe. Indessen mag auch der umgekehrte Fall eintreten, daß im Dienste der Wärmeregulation die Abgabe von Wasser auch seitens der Perspiratio insensibilis im Vordergrund steht. Dann wird sie ihren Rhythmus vorherrschen lassen, zumal wenn er in den „Takt" der Nahrungsreize besser paßt als jener.

Vegetativer Tonus.

In Abb. 13a und 14a ist eine plumpe *Vergröberung* der CO_2-Kurve erkennbar, die besonders gegenüber der gleichzeitig ablaufenden feineren Unterteilung des EDG absticht. Diese „träge Wellenform", wie wir im IV. Teil ähnliche Erscheinungen am EDG nennen werden, beruht offenbar auf einem *Beharren* der gleichen Innervation, die ursprünglich zur Gipfelbildung geführt hatte. Man pflegt dieses Verhalten im gesamten vegetativen Gebiet, — nicht nur am Skelettmuskel —, als *Tonus* zu bezeichnen. Wir werden dem gleichen Phänomen auch im Ausscheidungsmodus der Nieren, z. B. der p_h-Kurve des Harns, vor allem aber auch bei den exkretorischen Leberfunktionen, also dem Gallefluß und seinem Spiegelbild, der Ausscheidungskurve des Urobilinogens (Sterkobilinogen) begegnen (S. 148, oben).

Morphologisch steht diese träge „Wellenform" zwischen den normalen schnellschwingenden Nahrungsausschlägen und den hoch- (oder tiefgestellten) „Niveaulinien", die ja einer Dauerreizung oder Hemmung entsprechen. Der Gedanke liegt nahe, daß, wie bei der Innervation des Skelettmuskels, so auch in den Nahrungszacken vegetativer Funktionen, also auch des EDG ein solcher „*Tonusfaktor*" enthalten ist. Wie dort wird er von höheren „*Tonuszentren*", vermutlich im striatum, aus einwirken. Die „Wellenform" ist bereits der Übergang zum *pathologischen* Geschehen. Die Niveaulinie als Dauerform ist die Krankheit in sensu strictori (vgl. Teil V., S. 158).

Beziehungen zur Neurosenfrage.

Schon die wenigen hier für das EDG und die alv. CO_2 gezeigten Beispiele lassen die offenbar beträchtliche *Selbständigkeit* erkennen, über welche die oberen vegetativen Zentren verfügen. Was wir als „Dissoziation" bezeichneten, war nichts weiter als der Ausdruck weitgehend getrennter Hemmbarkeit der einzelnen Funktionen, ohne die benachbarten im geringsten zu affizieren. Abb. 12b kann hier als typisch für viele gelten. Nur beim ganz ruhig gehaltenen „Normalmenschen" können wir durchgängig koinzidierende Bilder in allen vegetativen Funktionen erwarten. Am besten noch in letzten Tagen der Rekonvaleszenz, wenn der Patient bereits im Begriffe steht seine gewohnte Arbeit wieder aufzunehmen. Sonst darf *für den Durchschnitt des „normalen" Daseins eine gewisse Dissoziation zumindest einzelner vegetativer Regulationsrhythmen zur Norm gerechnet werden.* Das sich von hier aus bereits die Fäden ins Pathologische weiterspinnen, insbesondere zu den *Neurosen*, soll hier nur angedeutet werden. Man braucht sich nur zu vergegenwärtigen, daß eine Einzelfunktion auf *längere* Dauer unter *psychischen Einwirkungen* im Rhythmus ausfällt, etwa in der Sekretion des Magensaftes, und es steht sofort die dissoziative Hemmung als pathologischer Effekt vor uns.

Insofern wird eine Neurose auch als bedingte Antwortreaktion auf einen ungewöhnlichen, die alltägliche Harmonie der Rhythmik störenden und daher pathologischen Reiz angesehen werden können. Im Falle von bestimmten Defekten im höheren Nervensystem wird man auch bestimmte Bahnentgleisungen mit entsprechenden Änderungen der Antwortreaktion zu erwarten haben. Das führt, soweit der Sitz der Defekte bekannt ist, zu einer genaueren Bestimmung einer etwaigen materiellen Basis der neurotischen Erkrankung. Die Art der Antwortreaktion bzw. des verwendeten Kriteriums ist gleichgültig, sofern der Träger eben nur ein unbedingter Reflex ist. So verwendete Bykov die vaskulären bedingten Reflexe in künstlicher Anordnung des Laboratoriumsversuchs, während wir selbst die spontanen rhythmischen Reflexe der natürlichen Nahrungszeiten an Hand der Perspiratio insensibilis, d. h. des EDG untersuchten. Diese werden in Teil IV dieser Monographie dargestellt.

D. Die dienzephale Verschiebung.

In zwei einleuchtenden Beispielen war die Einprägung, Aufbewahrung und Reproduzierung ganzer Rhythmenkomplexe, einer sogenannten *Schablone*, gezeigt worden. Am Neugeborenen, der die Rhythmik von der Mutter übernahm und diese sogar mit erheblicher zeitlicher Verspätung nachschaffen konnte, und beim „Weltreisenden", der seine alte Rhythmik wiederum als Schablone je nach der östlichen und westlichen Ortszeit vor- oder zurückverschob. Beim Neugeborenen, einem „Stammhirnwesen", war die dienzephale Leistung klar, im zweiten Fall, wo dasselbe nicht minder automatisch und unbewußt abläuft, konnten wir es vermuten. Ein solches *Beharrungsvermögen* komplizierter *Reflexfiguren* entspricht einem *Zellgedächtnis* höherer Art, einem mnemistischen Vermögen nach Art der *Engramme* Liepmanns und Semons, nur daß die Dinge, weil ohne psychisches Äquivalent, von etwa begleitenden Lust- oder Unlustgefühlen wollen wir hier absehen, einfacher gebaut sind. Angesichts solcher zwar primitiver, aber doch schon in bestimmter Gruppierung geordneter „Gedächtnisleistungen" ist ein Organ zu fordern, das nicht nur assoziiert, sondern ganze Serienbilder von Reflexabläufen aufbewahrt und abgibt. Die Ausführungen im III. Teil sollen weiteres Material zu dieser Frage beitragen.

Eine sehr merkwürdige Beobachtung, die sich zwanglos den vorstehenden Erörterungen einfügen läßt, ergab sich bei der Untersuchung der *Bäderwirkung* auf das vegetative Nervensystem der Haut.

In Abb. 15 bestand bei einer sehr robusten und gesunden Versuchsperson eine im ganzen normale Tagesrhythmik von vierstündigen Intervallen (vgl. ausgezogene Kurve). Frühstücks- und Mittagsgipfel liegen um 8 und 12 Uhr

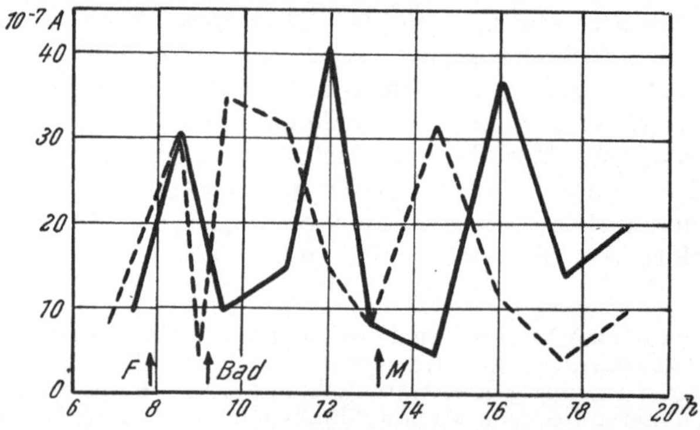

Abb. 15. Die gewohnte Tagesrhythmik (ausgezogene Linie) wird durch einen Extrareiz (heißes Bad) unter Wahrung der Pausenlängen vorverlegt, so daß ein scheinbar gegenläufiges Bild entsteht.

etwa an der gewohnten Stelle, während der Ausschlag um 16 Uhr einem gleichfalls gewohnheitsmäßig erfolgenden Reiz des Kaffeetrinkens entspricht. Wird nun, wie hier geschehen, kurz nach Abfall der Frühstücksreaktion ein *heißes Bad* verabfolgt, so wirkt dieses ähnlich wie ein Extrareiz im Elektrokardiogramm. Es kommt zu einer *vorzeitigen*, einer *Extrasystole* vergleichbaren Gipfelbildung und zu einem *Vorrücken* der gesamten folgenden Tagesrhythmen, wobei die Pausenlänge in großen Zügen bewahrt bleibt. Der Vorgang erinnert also an die bekannten Eigentümlichkeiten, die in der Elektrokardiographie als *Sinusextrasystolen* beschrieben werden.

Daß gerade heiße Bäder diese *provokatorische* Wirkung von *Extrareizen* haben können, spricht dafür, daß der Stoffwechsel und die Wärmeregulation, also wiederum die beiden *Gegenpole Leber und Haut* in ihrer *zerebralen Innervation* getroffen wurden.

Es gibt noch andere Formen möglicher Extrareize. Auch ein plötzlich geänderter, ungewohnt früher Arbeitsbeginn, etwa die bekannte Reise mit dem Frühzug, vermag wahrscheinlich infolge des gleichfalls vorzeitig eingenommenen Frühstücks solche Extrareize auszulösen. In gleicher Weise beeinflußt der *Verlauf* der Nacht, genauer gesagt, der *Zeitpunkt des Erwachens* und die daran geknüpfte *Umstellung* des *vegetativen Nervensystems* die *Tagesleistung*, überwiegt der Sympathikustonus über den nächtlichen Vagustonus im Zeitprofil der Tagesrhythmik. Die gleich zu besprechenden Beobachtungen an *Nachtarbeitern* geben dafür wertvolle Anhaltspunkte.

Es ist ein Kennzeichen der aufsteigenden Entwicklung des Nervensystems, daß der angeborene unbedingte Nahrungsreflex beim erwachsenen Menschen seinen unentrinnbaren Zwang weitgehend verliert und daß mehr und mehr der vom Großhirn mitgesteuerte bedingte Reflex an seine Stelle treten kann. Bei vielen Großstadtmenschen kann die natürliche *Tischzeit* über weitere Zeiträume *verändert* werden, und es kann dennoch eine Tagesrhythmik der alten Art lange bestehenbleiben. Ähnliches gilt für eine weitere Untugend des Großstadtbetriebes, die Nacht zum Tag zu machen und damit die Grundrhythmik von ihren natürlichen Beziehungen zur Tag- und Nachtperiodik abzulösen.

Der Nachtarbeiter.

Es ist noch immer eine offene Frage, wieweit bei einer Umkehrung der Lebensweise, z. B. beim Nachtarbeiter, sich die Tagesperiodik in die Nachtzeit verpflanzen läßt. Die Antwort pflegt im allgemeinen negativ auszufallen.

In Abb. 16 stellt die untere Kurve die Hautrhythmik einer Krankenschwester dar, die in den letzten Tagen *vor* der Übernahme einer *Nachtwache* aufgezeichnet worden war. Die obere Kurve zeigt dasselbe Geschehen, nachdem sie sich bereits an den neuen Dienst gewöhnt hatte und auch subjektiv die Umstellung nicht mehr als störend empfand. Man erkennt eine für biologische Verhältnisse überraschende Übereinstimmung des Kurvenprofils in beiden Fällen, obwohl die sonst bei Tage eingenommenen drei Hauptmahlzeiten, nämlich um 7 Uhr früh, 12 Uhr mittags und gegen 5 Uhr abends nunmehr zwölf volle Stunden später zur Nachtzeit lagen. Dabei ist in der Kurve das Frühstück durch ein Abendessen, und umgekehrt das sonst am Ende der Tageskurve liegende Abendessen durch ein Frühstück vertauscht worden. Das beweist nebenbei bemerkt, daß die *Qualität* der Nahrung *ohne* Einfluß auf den Ablauf der *Hautrhythmik* ist. Ein Satz, der sich nicht ohne weiteres auf die Leberrhythmik übertragen läßt.

Man kann im vorliegenden Falle überhaupt im Zweifel sein, ob die Nahrungsaufnahme bei Nacht zur Auslösung des Hautrhythmenbildes notwendig gewesen ist. Ein Ausschlag, der bei Tag zwischen 10 und 11 Uhr einem zweiten Frühstück entsprechend vorhanden war, tritt auch in der Nachtkurve auf, obwohl hier um diese Zeit *nicht* gegessen wurde. Man kann also nicht mehr im gleichen Sinne wie bisher einen allein durch das Zeitgefühl und im Hinblick auf die Ortszeit ausgelösten bedingten Reflex definieren, wie dies beim Stehenbleiben der Tagesrhythmik beim nüchternen Patienten der Fall war.

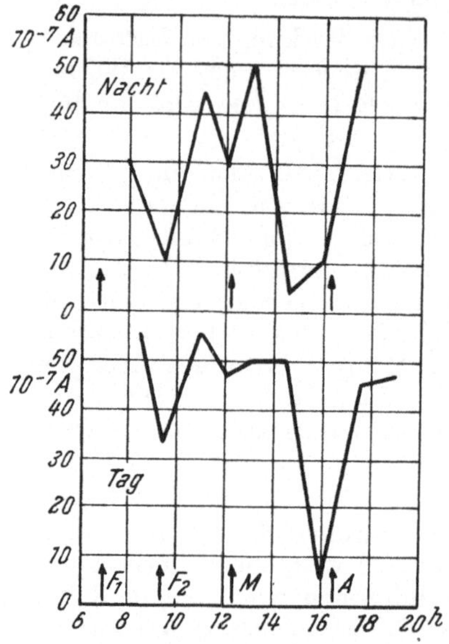

Abb. 16. Die Tagesrhythmik der Haut kehrt bei einem vegetativ „ausgeglichenen" Nachtarbeiter in allen Einzelheiten wieder. (Nach REGELSBERGER und TROMSDORF.)

Offenbar ist hier das *gesamte* rhythmische Geschehen *zerebral* festgehalten worden und rollt nun mit Beginn der gewohnten Arbeit ganz ähnlich wie oben *schablonenmäßig* ab. Das ist somit das fünfte und vielleicht überzeugendste Beispiel, welches für die eigenartige Tätigkeit eines mutmaßlichen übergeordneten *dienzephalen* Gedächtnisses angeführt werden kann. Während alle kosmischen oder, besser gesagt, „terrestrischen" Reizquellen ausscheiden, ist nicht mehr der einzelne *Zeitpunkt*, sondern das *Intervall* fixiert worden. Die Nahrungsreize, ausgehend vom Sensorium der Hirnrinde, sind hier in die Rolle des bloßen Taktgebers gedrängt worden, dessen überwachende Tätigkeit eine mit seiner Hilfe gut eingeübte Kapelle für kurze Zeit wohl missen kann.

Zeitreiz und Zeitsinn.

Unter diesen bedingten Reizen ist der *Zeitreiz* der entscheidende. Wir sahen ihn experimentell durch die Forschungen der PAWLOWschen Schule bestätigt. Irgend etwas in der „objektiven Zeit" der Außenwelt scheint unserer „inneren Zeit", d. h. dem aus den rhythmischen Organempfindungen (Pulsschlag, Atmung usw.) gewonnenen Zeitgefühl zu entsprechen. Es ist sehr merkwürdig, daß dieses Etwas genau wie ein optischer oder akustischer Reiz zur Bildung eines bedingten Reflexes führen kann, obwohl ein „Zeitanalysator" im Sinne jener anderen kortikalen Rezeptoren gar nicht existiert und in dieser Form auch wohl gar nicht existieren kann.

Aus solchem Material bauen die Hirnrinde und tiefere Teile des Hirnstammes gemeinsam, sowohl in der akustischen wie in der motorischen Sphäre rhythmische Gebilde auf, die wie Melodie, Tanz und Sprache von KLEIST sehr treffend als „Zeitgestalten" bezeichnet werden. Sie haben offenbar ihr Gegenstück in eben jenen *Schablonengebilden* des Zwischenhirns, die wir mit gleichem Recht als *vegetative Zeitgestalten* ansprechen dürfen.

E. Lokalisationsprobleme.

Nunmehr sind wir weit genug vorgeschritten, um eine erste Skizze der reflektorischen Zusammenhänge zu entwerfen. Soweit die *unbedingten* Reflexe der Speicheldrüsen, der Atmung und der Absonderung des Magensaftes in Frage kommen, sind die Dinge längst bekannt. Die Speicheldrüsen antworten auf den Reiz, der die Geschmacksnerven des *glossopharyngeus* und *lingualis* im vorderen und hinteren Abschnitt der Zunge bzw. am Gaumen trifft. Der betreffende afferente Schenkel des Reflexbogens ist in der Abbildung mit a) (Abb. 17) bezeichnet. Eine erste Umschaltung auf den efferenten Schenkel findet für die Speicheldrüsen in der *Medulla oblongata* statt (c), von wo die zugehörige motorische Bahn die *Chorda tympani* erreicht und in dieser zu den Speicheldrüsen geht. Nach der engen Koppelung und Parallelität, die das EDG mit der Magensekretion und somit auch mit den Speicheldrüsen verbindet, haben wir ein Recht, auch die effektorische Phase der Perspiratio insensibilis nach Art einer Parallelschaltung anzubringen. Dasselbe gilt natürlich auch für die später zu betrachtende Rhythmik des Galleflusses, für die Schweißdrüsen und eine große Reihe anderer vegetativer Impulse, welche die Organtätigkeit im Gleichtakt der Nahrungsaufnahme und -abgabe halten. Dazu gehört in erster Linie auch die motorische Tätigkeit des Magens und des Darmkanals, in schon weiterer Entfernung die Rhythmik des Blutbildes, des Herzminutenvolumens und vieles andere mehr. Es ist nicht unzweckmäßig, mit PAWLOW von einem „Nahrungszentrum" schlechthin zu sprechen, solange man sich bewußt bleibt, daß es sich dabei nur um eine *funktionelle* Einheit geordneter Nahrungsreaktionen handeln soll.

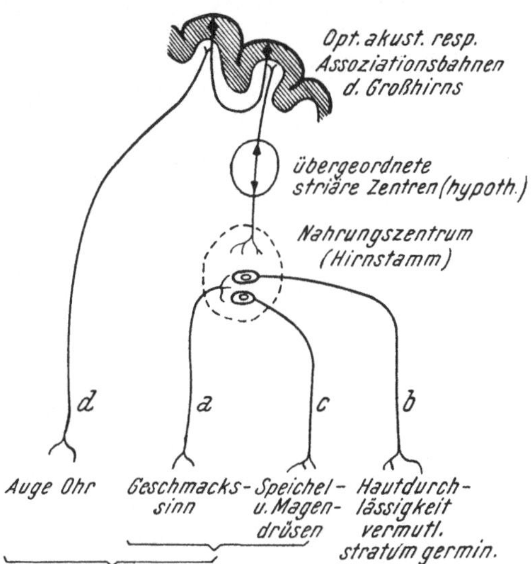

Abb. 17. Schema der bedingten und unbedingten Reflexverbindungen in Beziehung zu Speichelsekretion und Hautwiderstand (Elektrodermatogramm).

Jedenfalls haben wir Veranlassung, das enge Areal der medullären Kerne wesentlich nach oben zu überschreiten, besonders wenn man die exakten Tierexperimente v. OPENSCHOWSKYS und HESLOPS beachtet. Die genannten Autoren finden in der *Vierhügelgegend* ein Zentrum für die automatischen Funktionen des Magens und diesem überlagert ein Hauptzentrum für Kardia und Pylorus im *Corpus striatum* und *Linsenkern*. Sogar ein Rindenzentrum wird von den gleichen Forschern beschrieben, das für Kardia und Pylorus im *Sulcus cruciatus* lokalisiert wird. Damit nähern sich diese Befunde nicht minder auffallenden Berichten der PAWLOWschen Schule, wonach bei operativer Ausschaltung bestimmter vegetativer Rindenareale, die mit der Brunsttätigkeit (beim Hund) oder mit der Milchsekretion (beim Mutterschaf) verknüpften Assoziationen ausbleiben.

Für uns ist der Streit um die Lokalisation solcher zerebraler Zentren zunächst weniger wichtig als die Tatsache, daß es sie überhaupt gibt. Wir sahen jedenfalls, daß das Vorhandensein übergeordneter Nahrungszentren im Zwischenhirn durch die Nahrungsrhythmik im allgemeinen und durch die verschiedenen Arten der „*Schablonenverschiebung*" nahegelegt wird. Auch ältere Arbeiten von GRAFE und GRÜNTAL über ein „Zentrum" des *Eiweiß*stoffwechsels, das in nicht näher definierte Kerngebiete des vorderen und mittleren Hypothalamus beim Hunde lokalisiert wird, sind hier zu nennen. Wie GAGEL demgegenüber kritisch bemerkt, stehen entsprechende klinisch-anatomische Befunde beim Menschen zur Zeit noch aus.

Für die hier interessierende Anatomie der bedingten Reflexverbindungen können wir unter Verzicht auf engere Lokalisation die anzunehmenden höheren Schaltstellen in einem gemeinsamen Kreis zusammenfassen (vgl. Abb. 17), der als *dienzephales Zentrum* zwischen Hirnrinde und Medulla eingeschaltet ist. Verfolgen wir nun die Bahn des bedingten Reflexes in groben Zügen, so notieren wir als erste Station die in der Hirnrinde hervorgerufenen *sensorischen* Reize aus der Außenwelt. Sie betreffen die „Analysatoren" der optischen, akustischen und taktilen Sphäre. Von hier aus nimmt der Reiz, nach den aus dem Experiment bekannten Gesetzen, die Verbindung auf mit den „Zentren der großen Tätigkeit", d. h. den unbedingten Reflexzentren der Medulla. Auf diesem Wege muß jedoch der gleiche Reiz, und das ist eine wesentliche Folgerung aus den oben besprochenen anatomisch-klinischen Erkenntnissen, die *höheren vegetativen* Zentren, somit das dienzephale Areal *berühren*. Das besagt mit anderen Worten, daß jeder bedingte Reflex in seinem oberen effektorischen Schenkel die ihm adäquaten Steuerungszentren in sich schließt. Damit gilt aber auch die Umkehrung dieses Satzes: *Jede vegetative Funktion*, für die ein *bedingter Reflex* im Laufe der Rhythmenuntersuchung *nachgewiesen* wurde, besitzt dann auch *mit Sicherheit* höhere *dienzephale Steuerungsorgane*. Angenommen, man hätte in der Tagesrhythmik des Magensaftes, des Blutbildes oder Blutdruckes nach bekannter einfacher Methodik, nämlich durch Verschiebung der Nahrungszeit den stehengebliebenen Gipfel der Vortagskurve — vgl. die EDG- und CO_2-Bilder in den Abb. 12 bis 14 — entdeckt, so ist sogleich damit ausgesprochen, daß diese Funktionen auch eine zugehörige höhere Funktionseinheit im Zwischenhirn haben. Der Nachweis durch umständliche Tierversuche oder durch vage Kombinationen aus klinischen Beobachtungen erübrigt sich. Der Beweis ist auf relativ einfache Weise und zwar schlüssig geführt. Dieser *Leitsatz* ist von einer großen heuristischen Fruchtbarkeit, wenn es gilt, das Zusammenspiel bestimmter Organe im Laufe eines Regulationsgewebes zu verfolgen (s. Teil IV).

Was die *Nahrungsrhythmik* im engeren Sinne betrifft, so wird sie sicherlich *nicht* in der Medulla oblongate gebildet, sondern durch höhere *dienzephale* Steuerungsapparate den niederen aufgedrückt. Da die langwellige Grundrhythmik der Schlaf-Wach-Regulation nahesteht (vgl. Teil III) und somit wahrscheinlich im Umkreis des hinteren Abschnittes des dritten Ventrikels zu suchen ist, dürfen wir auch die kurzwellige Tagesrhythmik in dieser Hirngegend vermuten.

Über die „vegetativen Zeitgestalten" haben wir bereits vorsichtige lokalisatorische Andeutungen gemacht. Über sie, wie über die „vegetative Tonusregulation" wird uns das Tatsachenmaterial der folgenden Kapitel noch einige Aufschlüsse geben.

Dritter Teil.

Die zentrale Steuerung der vegetativen Rhythmik.

A. Die Rhythmik des Schlafes.

Die Umkehrung der Tagesrhythmik, die sich uns wenigstens für einige klassische Fälle des Nachtarbeiters darbot, fordert die Gegenfrage heraus, wie denn der Ablauf der vegetativen Funktionen im normalen Nachtschlaf sich gestaltet. Auch hier müssen wir uns mit der Herausnahme des EDG aus einem Gesamtbild untrennbar auf einander bezogener und abgestimmter Regulationen begnügen. Gemeinsam ergeben sie erst das, was wir als die *Umstellung* des *vegetativen Nervensystems vom Wachen* auf den *Schlaf* bezeichnen.

Alle Beziehungen zur Außenwelt werden dem Individuum über das *animale* Nervensystem vermittelt. Soweit es sich um sinnliche Eindrücke handelt, werden sie im Rindenanteil des Gehirns gemäß den Gesetzen der bedingten Reflexe nach ihrem Nutzen oder Schaden für den Körper gesondert und durch entsprechende Handlungen entweder gesucht oder gemieden. Das vegetative System beeinflußt lediglich das *innere Milieu* der Zellen, schafft aber gerade dadurch die Voraussetzungen für die Leistungsfähigkeit des animalen Systems. In ihrem eigenen Funktionsbereich scheiden sich die beiden Protagonisten in ihrer Bedeutung für das animale System mehr in zeitlicher Beziehung, indem der *Sympathicus* die momentane Entfaltung der Energie, also die *ergotrope Phase* nach W. R. Hess, der Vagus die Erhaltung der Leistungsfähigkeit auf die Dauer und damit die *trophotrope Phase* des Energieaufbaues und weiterhin alle Formen der Energieersparnis, der Entlastung und des Schutzes vertritt.

Schlaftheorien.

Schon die triviale Erfahrung kennt den Schlaf als das Mittel zur Erholung und zum Wiederaufbau der Kräfte. Genauer suchten W. v. Frey und H. Endres diese populäre Auffassung zu formulieren, wenn sie Schlafdauer und Schlaftiefe als rechnerisches *Produkt* und somit als meßbare Größe, d. h. als *Schlafmenge* einführten. Geometrisch wird diese Schlafmenge durch die von der Schlaftiefenkurve und der Zeit begrenzte *Fläche,* also durch den Integralwert dieser Fläche dargestellt.

Da nach Frey die Schlafmenge zugleich den *Erholungswert* darstellt, bedeutet also der Differentialwert der Schlafkurve eine *Erholungsgeschwindig-*

keit. Die geistvolle Theorie, die neuerdings E. Wöhlisch unter Zugrundelegung der einfachen Vorstellung der *Wiederaufladung eines Energiespeichers,* der sich ähnlich dem Muskelglykogen in den Ganglienzellen befindet, daraus gestaltet hat, kann hier nur angedeutet werden. Er leitet seine Ergebnisse in streng mathematischem Gewande aus der chemischen Reaktionskinetik ab, wobei der Endwert der Entladung dem der Aufladung die Waage halten muß.

An sich wäre es notwendig, die folgenden Kurven auf Grund der neuen exakteren Theorie zu korrigieren. Da es sich jedoch in unseren Versuchen nur um *qualitative* Betrachtungen handelt, können alle Schlußfolgerungen bestehen bleiben.

Aus der zunächst nur relativen *Vergleichbarkeit* der auf sinnesphysiologischen Kriterien beruhenden Schlafkurven mit jenen, die durch Registrierung irgendeines *vegetativen* Vorganges (Körpertemperatur, Blutdruck, EDG, Alveolarkurve) gewonnen wurden, ergibt sich bereits mit Wahrscheinlichkeit eine Zweiteilung der *Schlaffunktion.* Im ersten Fall haben wir es nur mit der *Hirnrinde* zu tun als Träger der Bewußtseinshelligkeit oder ihrer zeitweiligen Auslöschung. Hier gelten die Pawlowschen Gesetze der Rindendynamik unter Berücksichtigung der in der Wöhlischschen Theorie gegebenen physikalisch-chemischen Begründung. Im zweiten Fall handelt es sich um gleichwertige *neurogene* Erscheinungen, die gleichfalls im Sinne der Theorie eine *Umsteuerung* hauptsächlich *vegetativer* Prozesse zum Ziele hat. Diese Prozesse in neuer Gruppierung stehen vorwiegend unter dem Einfluß des Nervus vagus als dem Beherrscher des Schlafes. Die Ruhigstellung, die der Schlaf bewirkt, betrifft vorwiegend das animale Nervensystem. Im Vegetativum sind es gerade *aktive* Vorgänge, nur anders gerichtet als im Wachen, welche bei der Aufladung des „*Hirnakkumulators*" (L. R. Müller) angeschaltet werden.

Dieser Umstellungsmechanismus ist indessen nur eine Seite des Schlafproblems. Nicht minder wichtig sind hiermit zusammenhängende *Folgeerscheinungen* normaler und pathologischer Art, die unter dem Szepter des Schlafes stehen. So erfolgt das Wachstum des Kindes, die Erholung in der Rekonvaleszenz, aber auch die Mehrzahl der Geburten oder, pathologisch gesehen, der Gallenstein- und epileptischen Anfälle vorwiegend bei Nacht. Auch fällt der Hauptteil der Verdauungsphase mitsamt der Zuckerbeladung in der Leber in die Nachtzeit. Das sind nicht Hemmungen, sondern *Förderungen* auf längere Sicht, die sich aus der Hessschen zweckgerichteten Betrachtung des vegetativen Systems, hier mit dem Akzent auf der Vagustätigkeit, ergeben.

Hirn- und Körperschlaf.

Nun läßt sich der *Schlafverlauf* sowohl im *Hirn-* wie im *Körperschlaf,* allerdings mit einigen Abstraktionen, *getrennt* darstellen. Im Organismus gibt es zwar keine Trennung der Funktionen, immerhin aber die stärkere Betonung einer Richtung. Wenn wir in diesem Sinne den Sitz des Bewußtseins vornehmlich in die Hirnrinde, den Sitz des Körperschlafes in die vegetativen Zentren des dritten Ventrikels verlegen, können wir für den ersteren die *Weckreize,* für den letzteren jede beliebige vom Schlaf deutlich beeinflußte vegetative Funktion, z. B. die alveolare CO_2 oder das EDG zur Darstellung einer Schlafkurve verwenden.

Freilich ist auch die Hirnrinde und damit die Bewußtseinshelligkeit keineswegs unabhängig von den vegetativen Zentren. Seit ECONOMO wissen wir mit Sicherheit, daß eine gemeinsame Tätigkeit gewisser Zellgruppen im hinteren und seitlichen Teil des dritten Ventrikels einschließlich eines Gebietes im rückwärtigen Höhlengrau der Haube, nahe dem Aquaeductus Sylvii gelegen, die *periodische Steuerung* im Wechsel von Schlaf und Wachen bewirkt. Erkrankungen an dieser Stelle führen nicht nur zur Schlafsucht, sondern auch zur Schlaflosigkeit oder sogar zu einer völligen *Schlafumkehr*, so daß der Kranke bei Nacht wacht und umgekehrt am Tage in Schlaf verfällt. Schlafstörungen in beiden Richtungen können über Wochen und Monate anhalten, wie vor allem die Beobachtungen bei der *Encephalitis lethargica* ergeben haben. Eine merkwürdige Art der Schlafstörung fand gleichfalls ECONOMO bei seinen Kranken, die er als *Dissoziation* der Schlafkomponenten bezeichnete. Dabei konnten bereits die vegetativen Schlafzeichen, Pupillen- und Reflexphänomene, Tonusverlust usw. zwar bei noch völlig erhaltenem Wachbewußtsein vorhanden sein, oder es wurde umgekehrt eine besondere Lebendigkeit aller somatischen Reaktionen bei schon verschwimmendem Bewußtsein angetroffen. Alle diese Varianten des normalen und des gestörten Schlafes lassen sich nun in den Kurven wiederfinden, die wir im folgenden kurz besprechen wollen.

Die erste kurvenförmige Darstellung des *Hirnschlafs* nach unserer Definition verdanken wir KOHLSCHÜTTER, der damit einer Anregung FECHNERS folgte. Er verwandte die Lautstärken, die ein aus verschiedener Höhe herabfallendes Pendel beim Aufschlag auf eine Metallplatte erzeugt, als *Weckreiz* und relatives Maß der Schlaftiefe. Die Weckschwelle war eben erreicht, wenn der Reiz zum Erwachen der Versuchsperson geführt hatte. Die Methode wurde später von MICHELSON im KRAPELINschen Laboratorium verbessert. Ihm verdanken wir den Nachweis eines *Doppelgipfels* oder, besser gesagt, zweier Senken in dieser Schlafkurve, einer tieferen vor Mitternacht im Einklang mit der populären Erfahrung des „tiefsten“ Schlafes um diese Zeit, und einer geringeren Senke gegen Morgen kurz vor dem Erwachen. Die beiden Gipfel sind auch in der exakten Darstellung der Kurven nach WÖHLISCH noch deutlich erkennbar.

Nun zeigen eine ganze Reihe vegetativer Regulationen, soweit sie daraufhin untersucht wurden, eine mehr oder weniger auffallende Anpassung an die *Tiefe* des *Bewußtseinsverlustes*. Zu diesen Hemmungssymptomen gehören die Vertiefung und Verlangsamung der Atmung und die zunehmende Verengung der Pupillen, das „Fliehen“ der Augäpfel nach oben (BELLsches Phänomen), das Nachlassen des Muskeltonus. Nicht minder deutlich sind die Umstellungen im Chemismus des Blutes (KRÖTZ und CL. MEIER) und vor allem die zuerst von H. STRAUB beobachteten Schwankungen der alveolaren Kohlensäure. H. STRAUB gab auch die treffende Erklärung des Vorgangs im Sinne der *Erregbarkeitsverminderung* des *Atemzentrums*. Wir haben die diesbezüglichen Gedankengänge in einer früheren Betrachtung entwickelt, die sich mit den *postdigestiven* Erregbarkeitsänderungen des Atemzentrums befaßt (S. 53). Der Nachtschlaf und das Schlafbedürfnis nach der Mahlzeit haben im Grunde die gleichen Ursachen und, wenn auch in sehr unterschiedlichen Zeitverhältnissen, die gleichen Wirkungen.

Es gelingt nun mit Hilfe eines technischen Kunstgriffes, nämlich der von TRENDELENBURG eingeführten *Nasenventile*, oder auch mit Hilfe eines in die Nase eingeführten zu den Choanen vorgeschobenen Katheters, der sogenannten *Schlafsonde* (REGELSBERGER), die Alveolarluft *ohne* Erwecken des Schläfers am Ende jeder Exspiration abzusaugen, zu sammeln und nach bekannter gasanalytischer Methode zu analysieren. Da dieses umständliche Vorgehen das Opfer des eigenen Schlafes des tätigen Untersuchers erfordert, kann man sich, besonders für Reihenuntersuchungen, des vom Verfasser angegebenen „Schlafprüfers" bedienen, der nach Art der in der Technik verwendeten Rauchgasanalysatoren die drei Arbeitsgänge völlig automatisch besorgt.

Die Form der Schlafkurve.

Die in solcher Weise aufgenommene Schlafkurve, die nach den obigen Bemerkungen also den *Körperschlaf* registriert, zeigte nun schon bei den ersten Versuchen von BASS und HERR die gleiche Doppelgipfligkeit und etwa zu gleichen Zeiten wie die von MICHELSON nach der Methode

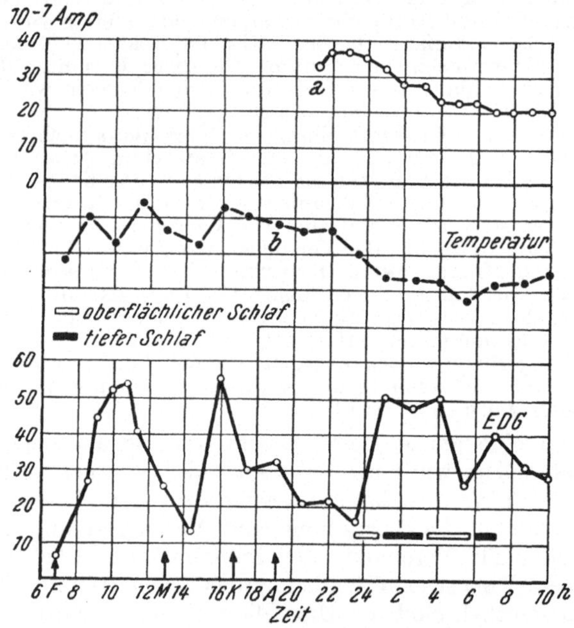

Abb. 18. Kurve *a* (oben) elektrische Hautkurve mit „Elektrodenfehler". Kurve „*b*" Tagesrhythmik den Mahlzeiten folgend (unbedingter Reflex). Ablauf der Schlafkurve mit der Tiefe des Bewußtseinsverlustes übereinstimmend.

der Weckreize gewonnene Kurve des *Hirnschlafs*. Da es sich hier um vegetative Vorgänge in ausgesprochenem Maße handelt, ist daraus der Schluß zu ziehen, daß wenigstens in der Norm sich der Körperschlaf dem *Hirnschlaf* völlig anpaßt. Wir mußten aus eigenen Versuchen folgern, daß das Gefühl der *Erholung*, welches wir als den eigentlichen psychischen Effekt des Schlafes anzusehen haben, geradezu an den *Gleichlauf* beider Kurven geknüpft ist.

Nun war schon in den früheren Mitteilungen der auffallende Parallelismus aufgefallen, den die CO_2-Kurve des Tages mit dem Verlauf der elektrischen Hautkurve, dem EDG, aufwies. Weitere Untersuchungen ergaben das zunächst keineswegs selbstverständliche Resultat, daß ganz dieselbe *Übereinstimmung* auch in der Schlafkurve des *Elektrodermatogramms* mit der eben zitierten Alveolarkurve und damit mutatis mutandis auch allen übrigen vegetativen Umstellungen besteht.

In Abb. 18 erhebt sich der Schlafgipfel etwa zu gleicher Zeit, in der auch die Körpertemperatur zu sinken beginnt. Der Abfall der Körpertemperatur ist eine der bekanntesten Ausdrucksformen vegetativer Neuorientierung im Schlaf. Sie ist zugleich ein summarischer Indikator für ein gleiches Geschehen innerhalb aller an der Energieproduktion beteiligten vegetativen Vorgänge, besonders der in der *Leber* ablaufenden wärmebildenden Prozesse. Leider ist gerade diese einfach meßbare Funktion aus später zu erörternden Gründen für eine genauere Beobachtung fast aller die Kurzrhythmik angehenden Einzelbewegungen unbrauchbar.

Es ließ sich in anderen hier aus Raumgründen eingesparten Kurven zeigen, daß ebenso und zu gleicher Zeit *mit dem Anstieg des EDG die Reaktion des Harns zu niederer p_H-Zahl, also zu sauren Werten übergeht.* H. STRAUB und VEIL sahen darin eine Gegenregulation der Nieren angesichts der im *Schlaf* erfolgenden *Säuerung* des Blutes.

Wenn nämlich das Atemzentrum, wie es im Schlaf der Fall ist, in seiner Erregbarkeit erheblich absinkt, so muß nach der Formel (S. 53) der Zähler wachsen im Verhältnis zum Nenner, da nur auf diese Weise eine der tieferen Schwelle des Atemzentrums entsprechende höhere H-Ionenkonzentration zustande kommen kann. Andererseits muß eine Überproduktion solcher sauren Valenzen alsbald den Körper durch die Nieren (soweit die Lungen vermöge des gesteigerten CO_2-Gehalts in der Atemluft dazu nicht ausreichen) verlassen. Der Vorgang liefert somit genau die Umkehrung des gleichen Regulationsmechanismus, den wir bereits in seiner Wach- und Tagestätigkeit verfolgt haben. Aber auch hier geschieht die *Koppelung zwischen Atmungsregulation und EDG im reziproken Verhältnis*, d. h. das Absinken der Erregbarkeit des Atemzentrums verbindet sich mit einer Reizwirkung auf Seiten der Perspiratio insensibilis. Offenbar ist die besondere Art der Hautwasserabgabe direkt durch das Hautepithel im normalen Schlaf gesteigert. Wie die Kurve zeigt, ist dies ein *sympathikotonischer* Zustand in dieser besonderen Funktion, während der Großteil der übrigen vegetativen Umstellungen der *Vagusherrschaft* unterliegt. Eine solche *Abweichung* von einem sonst streng durchgeführten biologischen Schaltgedanken, eben der allgemeinen Vagotonie, hat nur Sinn, wenn man wiederum auf dem Boden der HESSschen Theorie einen *Ausgleichsvorgang* darin zu sehen vermag, etwa der Art, daß die im Schlafe von seiten der Lungenluft verminderte Wasserausscheidung nunmehr von der Perspiratio insensibilis der Haut übernommen wird. Von den Schweißdrüsen wissen wir ja, daß sie, abgesehen von der pathologischen Sekretion etwa den Nachtschweißen der Phthisiker, im Schlafe ruhen. Die Haut ist, wie auch P. C. RICHTER in seinen Arbeiten über Hautwiderstand im Schlafe hervorhebt, für die Palpation mit unbewaffneter Hand durchaus trocken. Eben diese „Unfühlbarkeit" hat ja der Perspiratio insensibilis ihren etwas kuriosen Namen eingebracht.

Die Zweigipfligkeit der Schlafkurve erscheint in der WÖHLISCHschen mathematischen Bearbeitung der KRÄPELINschen Kurven (PIESBERGER und MÖNNINGHOF) nicht mehr so ausgesprochen. Da die Korrektur lediglich die Kurven des „Hirnschlafs" betreffen würde, ist damit über den auffallend einheitlichen Befund in den vegetativen Kurven noch kein Urteil gefällt. Wie wir später in den Leberkurven des Urobilinogens sehen werden, sind dort die Mehrausscheidungen zu Beginn und am Ende des Schlafes sogar besonders stark markiert. Freilich liegen sie auf einem tieferen Gesamtniveau der 24-Stunden-Rhythmik (Abb. 39), und das mag die Ursache sein, daß sie gelegentlich übersehen werden. Aber auch aus klinischer Erfahrung wissen wir, daß gerade in der letzten vormorgendlichen Schlafzeit gewisse Bereiche des vegetativen Nervensystems zu stärkerer Tätigkeit erwachen, z. B. die Bewegungen des Dickdarms. Die Auffüllung der Ampulle und die Vorbereitung zur morgendlichen Austreibung findet jedenfalls in diesem Zeitpunkt statt. Zur gleichen Zeit erhebt sich ein *Lebergipfel im Urobilinogen des Harns gleichlaufend mit einer stärkeren Wasserabgabe der Nieren zur Blase.* Es ist noch durchaus unbekannt, auf welchen Sonderreizen dieser Teil der „Nachtrhythmik" beruht. Offenbar sind es *endogene* Impulse, die aus den inneren Gesetzmäßigkeiten der Schlaf- und Wachregulation des Zwischenhirns hervorgehen. Mit der Nahrungsrhythmik haben diese morgendlichen Impulse jedenfalls nichts zu tun.

Der vormitternächtige Gipfel der Schlafkurve schließt sich dagegen häufig, wenigstens im EDG und in der CO_2-Kurve direkt dem letzten Tagesausschlag des Abendessens an. Der Anstieg dieser letzten Mahlzeit geht dann unmittelbar in das nächtliche Plateau über, das dann zur Zeit des Einschlafens vielleicht noch eine kleine Erhöhung zeigen kann. Die Senke nach Mitternacht, etwa dem Tiefwert der dissimilatorischen Lebertätigkeit (nach Forsgren) entsprechend, ist trotzdem gegen 2 Uhr meist zu sehen. Auch hier gibt die „Leberkurve" des Urobilinogens die Verhältnisse genauer wieder. Sie bildet sich dem Einschlafen parallel und umfaßt ganz isoliert die Zeit des vormitternächtigen Tiefschlafs zwischen 10 und 1 Uhr nachts. Der Zusammenhang dieser ersten „Schlafzacke" mit der Abendmahlzeit ist dennoch meist unverkennbar, zumal ja (vgl. Teil V) das Urobilinogen (Sterkobilinogen nach Baumgärtel) einige Stunden für seine Rückresorption aus dem Darm und seinem Erscheinen im Harn benötigt.

Unter diesen Gesichtspunkten ist das *Auftreten des doppelten Schlafgipfels als ein im Leberstoffwechsel begründetes Geschehen* wahrscheinlich, wenn auch keineswegs sicher (vgl. Abb. 18 u. 39).

Schlafstörungen und Schlafmittelwirkung.

Als das objektive Kennzeichen der Schlafstörung hatten wir die von Economo schon bezeichnete *Dissoziation* der *Schlafkomponenten* erkannt. Es kommt dabei in erster Linie zu einer Trennung jener Funktionen, welche die Eigentümlichkeiten des *Hirn-* und *Körperschlafs* bestimmen. Der klinische und am besten *graphische* Nachweis dieses Zerfalls der normalen Beziehungen beider Hauptkomponenten erfordert bequeme Methoden, die den Nachtschlaf der Versuchsperson ungestört lassen. Die Methode der Weckreize ist somit nicht anwendbar. Außerdem lassen sich auf diese Weise nur ein bis höchstens zwei auseinanderliegende

Punkte der Schlafkurve, natürlich in verschiedenen Nächten, bestimmen. Da die Schlafkurve keineswegs konstant ist oder doch nur in besonders günstig gelagerten Fällen, d. h. bei vegetativ ausgeglichenen Personen, lassen sich Kurvenbilder von Schlafstörungen auf diesem Umweg kaum exakt gewinnen.

Wir besitzen indessen ein Mittel, das den Grad der Rindenhemmung recht gut wiedergibt, nämlich die *Registrierung der motorischen Unruhe* der Versuchsperson, die im Schlafe nicht nur bei Phlegmatikern, sondern ganz allgemein mit zunehmender Schlaftiefe allmählich verschwindet, im Tiefschlaf praktisch erlischt. Technisch genügt es, wie zuerst NÄGELE zeigte, die vom Schläfer auf die Bettstelle übertragenen Erschütterungen, sei es beim Lagewechsel oder auch schon bei leichtester Bewegung einzelner Gliedmaßen, durch eine Art Seismographen aufzuzeichnen. Wir haben selbst mit dieser Apparatur gearbeitet und recht befriedigende Resultate erzielt. Höhe und Frequenz der aufgezeichneten Zitterschwankungen geht der Schlaftiefe genügend parallel, um wenigstens Maxima und Minima der Schlafkurve mit ausreichender Sicherheit zeitlich zu lokalisieren.

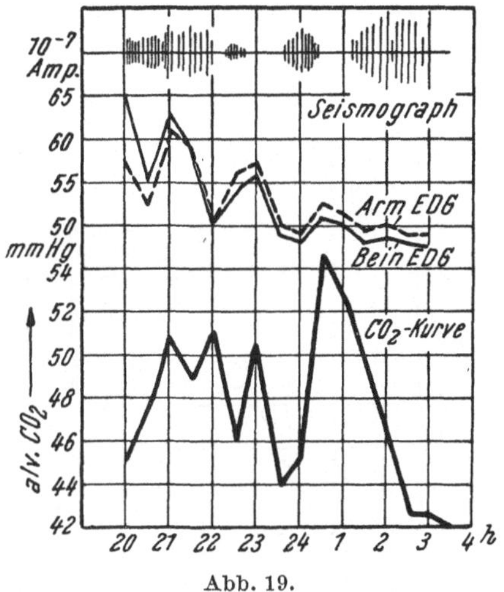

Abb. 19.

In Abb. 19 findet man die stärkste Bewegung im „Seismographen“ genau zu den Zeiten des Wachens, während im Tiefschlaf vollkommene Zeigerruhe eingetreten ist. Es ist natürlich von besonderem Reiz, sich über das gleichzeitige Verhalten der alveolaren CO_2 und des EDG, die hier als Exponenten des vegetativen, d. h. also des *Körperschlafs* gelten, ein Urteil zu bilden. Das Resultat entspricht durchaus den Erwartungen, d. h. die Gipfel und Täler beider Kurven decken sich mit jenen Perioden des motorischen Stillstandes respektive der motorischen Erregung. Sogar die Gipfelhöhe läßt sich in einem gewissen relativen Maß aus der Verkleinerung und Verarmung an Zitterungen des Seismographen beurteilen.

Das gilt jedoch nur für den *normalen* Schlaf. Bei allen, auch schon den leichteren Schlafstörungen geht diese Zuordnung verloren, und die *Dissoziation zwischen Hirn- und Körperschlaf* ist in Übereinstimmung mit der Definition von ECONOMO an der Umkehr dieser Verhältnisse *objektiv* zu erkennen (Lit. s. 29, 30, l. c.).

Es wurde schon darauf hingewiesen, daß die Höhe der alveolaren CO_2-Konzentration der Tiefe des Bewußtseinsverlustes einigermaßen parallel geht. Dieses Faktum läßt sich sehr wohl benutzen, um eine *Wertskala* verschiedener *Schlafmittel* aufzustellen, indem man die zu prüfenden Schlaf- bzw. Einschlafmittel nach ihrer Ausschlagshöhe in der CO_2-Kurve in Vergleich setzt. Die erreichten Gipfelhöhen ordnen sich in die klinisch und pharmakologisch bekannte Reihenfolge. Am wenigsten wirksam ist das nur als

„Beruhigungsmittel" anzusprechende Hopfen-Baldrian-Präparat (sogenannte Hovaletten). Es folgen in aufsteigender Reihenfolge das Adalin, das Luminal und das Skopolamin.

Wir können das Kapitel der pharmakologischen Beeinflussung der Schlafkurve nicht abschließen, ohne eine sehr eigenartige Schlafmittelwirkung erwähnt zu haben, die ausschließlich im EDG zum Ausdruck kommt. Während nämlich im unbeeinflußten Schlaf (vgl. Abb. 19) die Kurven der oberen und unteren Körperhälfte exakt übereinstimmen, treten diese (vgl. Arm- und Beinkurve in Abb. 20) erheblich *auseinander*, und zwar so, daß die Beinkurve *über* der des Armes liegt. Dabei *bleibt* die der *vertikalen Niveauverschiebung* in beiden Fällen überlagerte *Kurzrhythmik* vollkommen *erhalten* und befindet sich abgesehen vom Unterschied der Amplitudenhöhe in zeitlicher Harmonie mit den kleinen Schwingungen der Alveolarkurve.

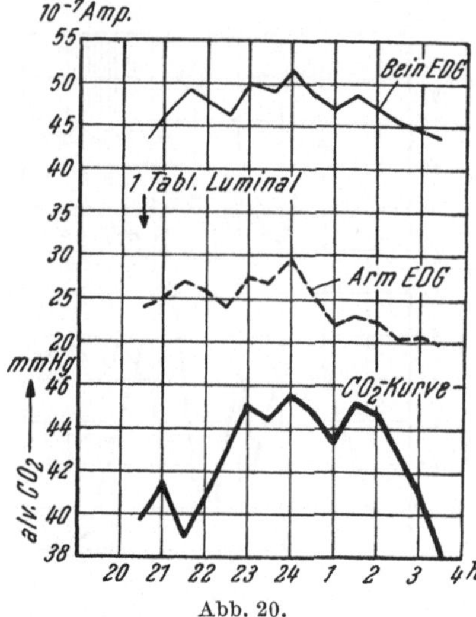

Abb. 20.

Wir werden diesem eigenartigen Verschiebungsphänomen noch in anderem Zusammenhang, nämlich bei Hirnverletzten des Krieges begegnen. Es handelt sich offenbar um die *Lähmung einer zentralen*, und wie der Effekt des Schlafmittels beweist, *in der Nähe des Aquaeductus Sylvii lokalisierten vegetativen Funktion*, die durch verschiedene pharmakologische und physikalische Einwirkungen in gleicher Weise hervorgerufen werden kann. Auf jeden Fall ist auch diese *Vertikalverschiebung* eine *dienzephale*, und zwar die *Niveausteuerung* betreffende Eigentümlichkeit und, wenigstens was die allgemeine Lokalisation betrifft, der *Horizontalverschiebung* (Schablonenverschiebung) verwandt. In funktioneller Beziehung und hinsichtlich ihrer engeren Lokalisation sind beide Erscheinungsbilder im EDG natürlich streng auseinanderzuhalten.

Auch der Schlaf enthält außer den äußeren die jedermann bekannten inneren psychischen Störungsquellen. Sie drücken sich im Kurvenverlauf der Alveolarluft und zum Teil, bei kürzerem Intervallgebrauch, auch im EDG durch kleine dem Gipfel oder auch dem Plateau aufgesetzte Unregelmäßigkeiten der Linie aus. Es ist anzunehmen, daß der Reiz der wachsenden Blasenfüllung dabei eine Rolle spielt, der eine Tendenz zum Aufwachen kenntlich an einer negativen Schwankung schafft. Ihr antwortet sofort ein erneuter Einschlafimpuls, so daß eine beständige Zackenlinie resultiert. Diese kleinen „Obertöne" unterbleiben im abnormen Tiefschlaf der an *Enuresis nocturna* leidenden Patienten. Das Einnässen tritt dann bei ihnen gerade im Höhepunkt oder sagen wir besser im Tiefpunkt eines CO_2-Gipfels ein. Offenbar unterliegen bei Über- bzw. Unterschreitung einer gewissen optimal noch erträglichen CO_2-Schwelle auch die übrigen vegetativen Zentren einer Art *Narkose* (durch die *Kohlensäure*?), wobei dann die Durchbrechung eingeübter Reflexschranken erfolgt. Unter Würdigung dieser Beobachtung kann man also sagen, daß auch die Gleichmäßigkeit oder besser Glätte des Kurvenniveaus ein wenn auch leider nicht meßbares Kriterium der Schlaftiefe darstellt.

Beim EDG ist eine zuverlässige Parallelität zwischen Schlaftiefe und Kurvenanstieg noch weniger ausgesprochen als bei der CO_2-Kurve. Immerhin sind *die Zeiten des Tiefschlafes und vor allem die des Erwachens* und Einschlafens leicht abzulesen. Wenn es also nur darauf ankommt festzustellen, ob überhaupt und wann geschlafen wurde, z. B. in der *Gutachterpraxis*, dann gibt es keine einfachere und auch dem Wachpersonal zugänglichere Methode als das EDG. Wir haben uns in langjähriger Praxis daran gewöhnt, fast bei jedem Gutachten, bei dem eine Prüfung des vegetativen Nervensystems erwünscht ist, zum mindesten bei allen neurologischen Fällen neben der Tageskurve auch die Schlafkurve aufnehmen zu lassen. Dabei werden unberechtigte Klagen über Schlaflosigkeit schnell ad absurdum geführt. Zumeist ist es keineswegs böser Wille, sondern einfach *Selbsttäuschung*, da sich der Patient der häufig noch beträchtlichen Stunden seiner Bewußtlosigkeit natürlich nicht erinnern kann. Das EDG gibt dann sofort eine schnelle und unbestechliche Auskunft.

Die Schlaf-Wach-Regulation.

Die tiefere Frage, die sich hier meldet, ist dahin zu formulieren: Sind die in der Hirnrindendynamik begründeten sogenannten *inneren Hemmungen* wirklich nur eine Angelegenheit der Rinde allein, oder entstehen sie im Wechselverhältnis mit den Stammganglien? Die eigenartigen Übergangszustände, die PAWLOW beschreibt sowie die Fülle des hier nur oberflächlich gestreiften Materials, das auf eine integrierende Stellung des Zwischenhirns in diesem Fragenkomplex hinweist, scheinen zu beweisen, daß die PAWLOWsche Auffassung in der alten engen Form revisionsbedürftig ist. Wenn der Schlaf und die innere Hemmung wirklich der gleiche Zustand sind, dann ist eben auch die Schlaf-Wach-Funktion, wenigstens in ihrem Hemmungsfaktor, darin enthalten. Die klinische Deutung der Tatsachen hatte einige Mühe, sich diese Schlaf-Wach-Funktion als einen *aktiven* Vorgang vorzustellen, was doch durch manche Beobachtungen bei der Enzephalitis lethargica nahegelegt wurde.

Die *Aktivität* der Schlaf-Wach-Regulation wurde in neuerer Zeit durch schöne Versuche von W. R. HESS bewiesen. Nach seiner Methode werden winzige Reizelektroden fast ohne Alteration umgebender Hirnpartien in bestimmte Gegenden des dritten Ventrikels versenkt. Durch elektrische *Reizung* konnte er nun einen durchaus *normalen Schlafzustand* in allen seinen Phasen künstlich hervorrufen. Das Tier zeigte Schläfrigkeit, Gähnen, rollte sich schließlich in typische Schlafstellung zusammen und zeigte über Stunden, auch hinsichtlich der Atmung und des Muskeltonus, vor allem aber in der Erweckbarkeit ein dem Normalschlaf entsprechendes Verhalten. Die nachträglich vorgenommene histologische Kontrolle ergab für die typischen Fälle Reizstellen in den dem dritten Ventrikel und dem Aquaeductus naheliegenden Gebieten, mithin einen der menschlichen Pathologie entsprechenden Befund.

Es ist interessant, daß nach der WÖHLISCHschen Theorie die Periodik des Schlaf-Wachens als eine innere Gesetzmäßigkeit aus der Reaktionskinetik folgt, sobald gewisse durchaus plausible Annahmen über die psychischen Qualitäten der Ermüdung und Erholung gemacht werden. Ein von WÖHLISCH sehr geistreich erdachtes Modell, in dem die vegetativen Funktionen durch röhrengesteuerte Schwingungskreise ersetzt sind, vollzieht nach Aufladung des „Hirnganglienakkumulators" (Erholungsphase) automatisch die Umstellung auf den „Wachbetrieb" mit der dem Tagesleben entsprechenden Entladung und Ermüdung.

B. Psycho-physische Correlationen.

Das EDG als Begleiterscheinung seelischer Vorgänge.

Es wurde bereits vermerkt, daß die Psychoanalyse gelegentlich aus der Lehre der bedingten Reflexe zu profitieren suchte. Vor allem ISCHLONDSKY suchte eine förmliche „*Reflexologie*" seelischer Verhaltensweisen zu begründen. Wir müssen es der engeren Fachwelt überlassen, die Berechtigung oder Bedenklichkeit solcher ausgreifenden Bestrebungen zu diskutieren. Die Voraussetzung für solche Bemühungen ist der Begriff des *psychischen Reflexes.* Das ist bereits eine Grenzüberschreitung, die den Boden der exakten Physiologie und des Experiments verlassen hat. Läßt man sie aber gelten, so bietet sich der bedingte Reflex als adäquates Untersuchungsverfahren von selber an.

Wir kennen den engen Zusammenhang vegetativer Vorgänge und gewisser seelischer Begleiterscheinungen. Somit ist die Frage auch von klinischer Wichtigkeit: Sind wir auf Grund besonders gearteter Kurvenbilder imstande, *Aussagen über eine bestimmte psychische Situation,* wenigstens im Sinne primitiver Allgemeingefühle lust- oder unlustbetonter Art zu machen? Die Frage kann nur mit großer Vorsicht und gewissen Einschränkungen beantwortet werden. Denn wir sahen, daß es sehr verschiedenartige Dinge sind, die in vegetativen Reflexen und speziell im EDG zum Ausdruck kommen.

Wenn sich die postdigestive Erhebung im EDG mit einem Absinken der Erregbarkeit des Atemzentrums koppelt, so bedeutet sie zwar für diese Funktion *allein* betrachtet eine *Reizung des Sympathicus;* im ganzen gesehen jedoch — nach der HESSschen Theorie — eher eine Hemmung, jedenfalls eine Umstellung und Neuorientierung im trophotropen Komplex der Verdauungsregulation. Noch mehr galt das für die Schlafkurve des EDG mit ihrem oft lange erhöhten Plateau. Auch hier befand sich die Sympathikotonie im Verbande eines vagotonischen Gesamtverhaltens der übrigen vegetativen Regulationen.

Einfacher liegen die Dinge, wenn wir unsere Frage auf die „Niveausteuerung" beschränken, am besten das „leere" Niveau, das keine oder doch nur eingeebnete Rhythmik zeigt. Hier entspricht *die Tiefstellung immer extremer Vagotonie,* wenigstens soweit das EDG eine Gesamtrichtung auch der übrigen Funktionen zum Ausdruck bringt. Das *„leere" hohe Niveau spiegelt die sympathikotonische Gesamtrichtung wider.* Es fand sich vorwiegend beim *Morbus-Basedow,* die *Tiefstellung* bei der *Depression.* Die *Depressiven* sind aber, wie von psychiatrischer Seite betont wird, so gut wie immer *vagotonisch.* Wenn wir ihre hormonale Situation kennzeichnen wollen, so sind es Tetanoide oder „T"-Typen im Sinne von W. JAENSCH. Daß die elektrisch hochgestellten mit ihrer „thyreogenen" Kurve entsprechend der vegetativen Einstellung „B"-Typen sind, ist ohne weiteres verständlich.

Konstitutionstypen und EDG.

Diese Typenunterscheidung von JAENSCH besagt aber mehr als nur eine körperliche Konstitution, sie bezeichnet zugleich eine bestimmte *seelische* Struktur, eine besondere Art und Weise die Außenwelt aufzufassen und darauf zu reagieren. Der *„B"*-Typ ist lebhaft, schnell im Affekt und schnell wechselnd in Stimmung und Gedankenrichtung. Der *Tetanoide* ist verschlossen, schwer zugänglich, schwerblütig, aber zähe und seinem Gegenstand im ganzen nachhaltiger und wohl auch tiefer zugewandt als der „B"-Typ. Vor allem aber sind die „B"-Typen in ihrer Art zu sehen, bildhaft und phantasievoll ausgestaltend, „künstlerisch", die anderen nüchtern, kritisch, „wissenschaftlich". Wenn die erstgenannten einen Gegenstand lange betrachten und gegen eine graue leere Wand blicken, so erscheint ihnen das Bild in allen Einzelheiten reproduzierbar oft mit Zusätzen ihrer Phantasie. Sie sind sogenannte *„Eidetiker"*, die anderen sehen nur das rein physiologische Nachbild. Leider erlischt die eidetische Veranlagung, die etwa 40% der Kinder ausmacht, mit der Pubertätszeit und erhält sich nur mehr in einzelnen meist überragenden Persönlichkeiten, zumal der bildenden Kunst. Besser erhalten sich die tetanoiden, wo sich besonders in der Gruppe der Naturforscher Namen von hohen Graden verzeichnet finden. JAENSCH nennt als erlauchte Vertreter der ersten Art „GOETHE", der zweiten den Physiologen JOHANNES MÜLLER.

Trotz aller Verwischung sind die körperlichen und geistigen Merkmale der „B"- und „T"-Typen auch beim Erwachsenen noch recht ausgeprägt, und man erkennt sie um so leichter, als sie zweifellose Verwandtschaft mit den hauptsächlichsten Konstitutionstypen E. KRETSCHMERS haben, nämlich die ersteren mit den zyklotymen Pyknikern, die letzteren mit den Schizothymen von meist leptosomem Habitus. Wer sich angewöhnt hat, seine Patienten fast unbewußt nach ihrem Körperbau und dementsprechendem seelischen Verhalten einzuteilen, pflegt ebenso unwillkürlich die passende Zuteilung vago- und sympathikotonischer Kriterien im Sinne der Typenlehre vorzunehmen. Besonders bei einer zu ganz anderen Zwecken vorgenommenen EDG-Prüfung ist man immer wieder erstaunt, die *objektive Bestätigung dieser Zusammenhänge an Hand der Kurven* zu erhalten. Wenn grobe Abweichungen vorliegen, so daß etwa bei einem ausgesprochenen „B"-Typ statt des zu erwartenden hohen Niveaus eine ausgesprochene Tieflage der vagotonischen Art gefunden wurde, dann ist eben auch klinisch stets Grund gegeben, nach einer *organischen Grundlage* der geklagten Beschwerden zu forschen.

Eine Zuordnung *psychischer* Inhalte zu bestimmten Kurvenbildern gilt wohlgemerkt nur dann, wenn diese das *gesamte* Hautgebiet, zumindest des Rumpfes und der Extremitäten umfassen. Später wird sich zeigen, daß fast sämtliche hier und früher beschriebenen Kurventypen auch im isolierten Dermatom einer HEADschen Organzone gefunden werden können. Sie sind dort anders zu beurteilen, und es ist dann sinnlos, den Dingen irgendwie eine psychische Färbung zu geben. Für die rein physiologische Beurteilung des Reiz- oder Hemmungszustandes eines der beiden Protagonisten werden diese Beobachtungen um so wertvoller sein.

Was die *Organempfindungen* anbelangt, so werden wir im IV. Teil eingehend darauf zurückkommen. Die Deutung an Hand der Kurven allein ermöglicht oft eine überraschende „*Vordiagnose*". Spasmen und Koliken im Bereich des Magen-Darm-Kanals sind wohl immer auch mit einer vagotonischen Kurvenlage im betreffenden Hautgebiet vergesellschaftet. Bei den Nierenerkrankungen gilt entsprechendes für die lumbalen Reflexzonen der Haut. Oft konnten wir neurotische Beschwerden etwa im Gebiet der Arme, der Extremitäten oder des Halses dem Patienten ohne vorheriges Befragen „auf den Kopf zusagen" und erhielten die verwunderte Bestätigung, daß etwa ein schmerzhafter Torticollis oder „rheumatische Schmerzen" im Arm noch beständen oder erst vor einigen Tagen abgelaufen seien.

Natürlich ist es unmöglich, die Art der Empfindung oder gar ihre anatomische Genese aus dem Kurvenbild allein vorauszusagen. Es kann sich stets nur um die Feststellung von Unlustempfindungen ganz allgemeiner Art handeln, höchstens noch um den Nachweis der von W. WUNDT so genannten Elementargefühle, wie der Spannung und Lösung oder der Erregung und Beruhigung. Sie gehören zur Kategorie der Allgemeingefühle, denen in gröbster Form Hunger und Durst, in sublimierter Abwandlung die Stimmungen zuzuordnen sind. *Lustbetonte Organempfindungen* im engeren Sinne *gibt es nicht*. In der Sexualsphäre, wo sie aufzutreten scheinen, sind sie lediglich psychisch projeziert. Es gibt also auch kein den vagotonisch sich äußernden stets unlustbetonten Organstörungen gegenüberstehendes sympathikotonisches Bild, das etwa eine angenehme, z. B. eine Leistungssteigerung verratende Note enthielte. Die gesunden Organe sind *stumm*. Erst der Herzkranke oder allenfalls der Herzneurotiker „spürt sein Herz". Wir werden freilich später auch sympathikotonische Äußerungen der Organe kennenlernen, aber diese sind als Reizerscheinungen *pathologischer* Art aufzufassen und kaum minder unangenehm als ihr vagotonisches Pendant.

Etwas günstiger liegen die Dinge bei den psychischen *Allgemeinreaktionen* und daher auch bei den elektrischen Effekten an der *gesamten Körperhaut*. Die freudige oder doch lustbetonte Erregung kann wenigstens eine gewisse Entsprechung im elektrischen Bilde haben[1], während sonst im allgemeinen Menschenleben die Schattenseiten besser haften als die freudigen Ereignisse. Eine sympathikotonische Hochstellung im Kurvenbild ist zwar immer als Reizeffekt anzusprechen, aber meist auch als ein solcher pathologischer Art, wie das schon erwähnte Beispiel der Thyreotoxikose veranschaulicht. Niemals liegen die Dinge so einfach, daß einem aus unserer Erfahrung und Denktätigkeit gestalteten Muster der Erscheinung eine „*konforme Abbildung*" des psychischen Verlaufes entspräche. Eine solche vollkommene Zuordnung wäre die Lösung des

---

[1] Sehr instruktiv nach einer Pervitininjektion zu sehen!

Leib-Seele-Problems. Das ist ein philosophischer Deutungsversuch, allenfalls eine Idee, der wir uns anzunähern versuchen, aber keine handfeste Tatsache, auf der sich bereits aufbauen ließe.

Die Hypnose.

Es gibt zwei Wege, um die Übereinstimmung bestimmter psychischer Zustände mit gewissen Eigentümlichkeiten des Reflexbildes zu erfahren. Der eine besteht in der *Befragung* des Patienten, um zu einem gegebenen Rhythmenbild die entsprechende Gefühls- und Stimmungslage zu finden. Der andere Weg wäre die *Hervorrufung* eines bestimmten Seelenzustandes nach dem Wunsch und Willen des Experimentators.

Die Methode der Wahl ist die *Hypnose*. Da wir in ihr ein Verfahren besitzen, welches das Wachbewußtsein nach dem Willen des Experimentators in fast beliebiger Weise einengt und auf die gestellte Aufgabe zu konzentrieren vermag. Somit ist die Möglichkeit gegeben, alle störenden Einwirkungen aus der Umgebung und vor allem die aus der Innenwelt und der „Vorgeschichte" der Versuchspersonen stammenden Reize auszuschalten. Die Suggestion einer Mahlzeit in der Hypnose hat, wenn sie gelingt, den Wert einer reellen Nahrungsaufnahme, ist also einem *unbedingten* Reiz vergleichbar.

In dieser Weise hat zuerst HEYER, damals an der FRIEDRICH V. MÜLLERschen Klinik, die Hypnose angewandt und die Wirkung vor dem Röntgenschirm kontrolliert. Er sah unter der Suggestion der Nahrung typische Kontraktionen und peristaltische Wellen am Magen ablaufen, die unter der Gegensuggestion verschwanden.

Wir haben diese Versuche, die in allen größeren Lehrbüchern bei der Besprechung der *Magenneurosen* zitiert werden, in etwas abgeänderter Form und für die Zwecke unserer besonderen Fragestellung nachgeprüft, wobei uns Herr O. LANGHEINRICH als erfahrener Techniker der Hypnose zur Seite stand. Außer einer dünnen Magensonde, die über die Dauer der Versuche liegen blieb, wurde die Alveolarluft durch ein TRENDELENBURGsches Nasenventil entnommen und gleichzeitig das EDG in bekannter Weise an der Haut gemessen. Da diese Apparaturen schon im Wachversuch störungsfrei ertragen werden, wird der Gang der Hypnose dadurch in keiner Weise beeinflußt.

Es ergab sich nicht nur der vom erwähnten Autor bereits beschriebene Fluß des Magensaftes, sondern auch ein plötzlicher und steiler Anstieg der alveolaren Kohlensäure auf die Suggestion einer vom Patienten bevorzugten Nahrung hin. Merkwürdigerweise *blieb* aber der erwartete *Anstieg der Hautkurve aus* oder blieb doch innerhalb der Fehlergrenzen gering. Da die Suggestion der Nahrung, wie der Saftfluß des Magens beweist, durchaus gelungen war, und damit auch die alveolare CO_2 als postdigestiver Gipfel oder als einem solchen gleichwertig angesehen werden kann, ist dies Faktum nicht ohne weiteres verständlich. Offenbar hat die Suggestion nicht ausgereicht bzw. unterlassen, den sonst nur auf die gewohnte *Tageszeit* und an die gewohnten äußeren Umstände geknüpften bedingten Reflexe hervorzurufen. Gewiß, der unbedingte Reiz ist sonst der stärkere von beiden. Hier aber war die Suggestion der Nahrung nicht intensiv genug, um gegenüber den kosmisch-terrestrischen Zeitfaktoren durchzudringen. Für künftige Versuche wird man zu beachten haben, daß diese *Suggestion der normalen Zeit* zugleich im

Ansatz mitberücksichtigt wird. Die Wichtigkeit etwa mitspielender Milieureize kann dabei geprüft werden. Die Hypnose erscheint sogar als einziges Mittel zu einer systematischen Klärung und Abschätzung der sonst ganz unübersichtlichen Zufallsreize aus der Umgebung.

Der psychogalvanische Reflex.

Das Elektrodermatogramm ist, wie mehrfach gezeigt wurde, eine elektrische Begleiterscheinung der Perspiratio insensibilis, also jenes Anteils der Hautwasserabgabe, der durch das Hautepithel *direkt* erfolgt. Natürlich kann man dasselbe Phänomen der Hautwiderstandsveränderung auch an den *Schweißdrüsen* erzielen, aber unter völlig anderen Voraussetzungen, nämlich nur dann, wenn die Versuchsperson durch einen plötzlichen affektiven Reiz, Schreck, Zorn, Angst, oder durch eine freudige Nachricht betroffen wird. Es ist notwendig, daß der psychische Reiz unvermittelt und unverhofft einsetzt. Befand sich die Versuchsperson bereits vorher im Kreis einer niederen Gleichspannungsquelle, so setzt die dabei auftretende Widerstand*verminderung* mit einigen Sekunden Verzögerung, also einer deutlichen *Latenzzeit* ein, welche teils auf die langsamere Leitung der Erregung in den vegetativen Bahnen, teils auf die sich erst allmählich entwickelnde Schweißdrüsentätigkeit zurückzuführen ist. Das Phänomen wurde in dieser Form erstmalig von Veraguth als sogenannter psychogalvanischer Reflex beschrieben und später von Gildemeister und dessen Schülern in seinen psychologischen Wurzeln genau erforscht.

E. David wies insbesondere nach, daß es sich bei diesem Versuch um eine *elektrische Aufladung* der Drüsenzellmembranen handelt, die ihrerseits eine dem aufladenden Element entgegengesetzt gerichtete Spannung erzeugen. Diese bestimmt den hohen, *scheinbaren* Widerstand der Anordnung in der Größenordnung von einigen hunderttausend bis Mill. Ohm. Der eigentlich beobachtete Effekt ist eine Senkung des Ladungspotentials, eine *Verminderung* also dieses *scheinbaren Widerstandes*, die sich an einem im Stromkreis liegenden Galvanometer nachweisen läßt. Versuchsanordnung und Erklärung decken sich also in allen wesentlichen Punkten mit der von uns für das EDG entwickelten Anordnung und Deutung, nur daß beim Psychoreflex nicht das Hautepithel, sondern die Schweißdrüsen allein in Reaktion treten. In beiden Fällen aber ist es der *vegetative Nerv*, der bei seiner Erregung die Zellmembran und deren Ionendurchlässigkeit für den Gleichstrom erhöht. Es gilt beide Male das von Gildemeister stammende Gleichnis von den in Schwefelsäure getauchten Platinblechen, die sich unter Stromdurchgang *polarisieren* (scheinbarer Widerstand) und durch Aufschütteln und Entfernung der O_2- und H_2-Bläschen ihr Potential verlieren. Das Schütteln ist mutatis mutandis dem Nervenstoß an der Zellgrenze vergleichbar.

Gildemeister hatte bereits gefunden, daß der Psychoreflex auch schon am Kaltblüter auszulösen ist, aber nur solange, als der *Streifenhügel* erhalten bleibt. Wir wissen aus der menschlichen Pathologie, daß die affektiv beeinflußte Pupillentätigkeit, die ihrer psychophysiologischen Bedeutung nach den Drüsenreflexen, wie übrigens auch den von Weber studierten Vasomotorenerregungen und Gefäßerweiterungen nahesteht, im *Hypothalamus* und zwar vermutlich im Corpus mamillare angeschaltet wird.

Der psycho-galvanische Reflex hat in neuester Zeit wiederum eine praktische Anwendung, und zwar in der *Kriminalistik* erfahren. Es ist der vielbesprochene amerikanische „Lügendetektor", wobei der Reiz durch unerwartete Überrumpelungsfragen an den Prüfling herangebracht wird. Diese Art der Verwendung war in Deutschland nicht neu und wurde in ähnlichen Zusammenhängen von psychiatrischer Seite studiert, aber als nicht ganz zuverlässig verworfen. Es ist einleuchtend, daß eine ängstliche Persönlichkeit, auch oder gerade wenn sie unter falschem Verdacht steht in völlig gleicher Weise reagieren kann wie der eigentliche Übeltäter. Bei der Ähnlichkeit physiologisch-technischer Unterlagen, die zwischen Psychoreflex und EDG bestehen, interessiert uns hier die Tatsache der *dienzephalen Steuerung*, die wir für das EDG nur indirekt aus den Zusammenhängen erschließen konnten, und die jetzt durch ein verwandtes Phänomen eine gewisse experimentelle Stütze findet.

Andererseits vermag dieses anatomische Nebeneinander zweier verwandter Reflexphänomene gelegentlich zu Störungen führen, da wir die Miterfassung einiger Schweißdrüsen nicht vermeiden können. Die Gefahr einer Fehlerbildung ist indessen nicht sehr groß, da der Psychoreflex *größenordnungsmäßig eine Zehnerpotenz höher liegt*, und da der Ausschlag *erheblich schneller* wieder zur Nullinie zurückkehrt als ein Nahrungsgipfel.

Wenn man an die Stelle des auslösenden Affekts in allgemeinerer Fassung jeden gefühlsbetonten Reiz setzen darf, kann man auch die hier betrachteten elektrischen Nahrungsreaktionen als Psychoreflexe im weiteren Sinne deuten. An die Stelle des Schweißwassers hätte dann die Perspiratio insensibilis zu treten. Damit ergibt sich eine prinzipielle Verwandtschaft beider Phänomene, die, wie man bald sehen wird, sich auch auf die dienzephale Lokalisation erstreckt.

C. Das Elektrodermatogramm bei Hirnschädigungen.

Das EDG bei Hirntumoren.

Die Geschichte der medizinischen Wissenschaft lehrt, daß ein Fortschritt in der Erkennung der *normalen* Funktion des Körpers nicht so sehr durch die Anschauung des gesunden gefördert wird, als durch *Ausfallerscheinungen*, die sich im krankhaft gestörten Organismus vorfinden. So hatte bereits PAWLOW seine Theorie der Rindendynamik und Analysatorfunktion der Hirnrinde durch technisch glänzend durchgeführte operative Entfernung oft ganzer Rindenpartien, ja der gesamten Hirnrinde ebenso drastisch wie eindrucksvoll unterstützt. Es konnte gezeigt werden, daß die feinere Dissoziierung von Reizen etwa im optischen oder akustischen Gebiet, je nach der Ausdehnung der gesetzten Schädigung, sich auf immer gröbere Reizunterscheidungen einengt und schließlich gänzlich versagt. Für unsere Fragestellung kommen dabei nur vegetative Alterationen in Betracht, insbesondere soweit dadurch die Perspiratio insensibilis also auch das EDG betroffen wird. Eine Vertiefung und Erweiterung unseres Forschungsgebietes ist also ganz auf gelegentliche Operationsergebnisse beim Menschen, etwa nach Tumorexstirpationen, angewiesen oder auf die autoptische Nachprüfung im histologischen Präparat nach gewissen vegetativen Krankheitserscheinungen, die der Patient intra vitam geboten hatte.

Nach einstweilen nur sporadischen Gelegenheiten, die sich uns zur Untersuchung von *Hirntumoren* nach unserer Methode geboten hatten, scheint aber dieser indirekte Weg nur beschränkte Aussichten zu bieten. Bei den in Frage stehenden vegetativen Funktionen überdecken die *Fernwirkungen* und vor allem die *psychischen* Allgemeinwirkungen die Einzelheiten der vegetativen Rhythmik fast vollkommen. Die Befunde erinnern, zumal bei einiger Größe der Tumoren und unabhängig von deren besonderer Lokalisation, an jene Kurven, die man etwa bei Hirnsklerotikern erhält, d. h. es findet sich auch meist bei niedrig gehaltenem Niveau eine uncharakteristische, verwaschene und in sich zerfallene, also unharmonische Rhythmik. Wo aber die Möglichkeit zur Aussonderung charakteristischer Merkmale fehlt, ist natürlich auch schon der Versuch einer Lokalisation illusorisch. Es bleiben als günstigere Studienobjekte wohl nur *kleine* Tumoren im Gebiet lebenswichtiger vegetativer Zentralbereiche, etwa des dritten Ventrikels oder der Infundibulargegend, übrig.

Das EDG gewinnt also für die Tumordiagnostik desto mehr an Bedeutung, je *näher* die Geschwulst den *hypothalamischen Zentren* rückt. Brauchbar sind nur solche Kurven, die eine gewisse Systematik, d. h. eine durch mehrere Dermatome gehende Ordnung, sei es halbseitig, sei es paraplegisch in den vegetativen Anomalien erkennen lassen. Dafür das folgende Beispiel:

Schu. Erich, 54 Jahre, aufgenommen am 26. Jänner 1949. Familien- und Eigenanamnese o. B. April 1948 erstmaliges Erbrechen und Kopfschmerzen. Damals in auswärtigem Krankenhaus mit Neosalvarsan- und Schmierkur behandelt. Bei Aufnahme hier WAR neg., RR 160/100, BKS 60/80, Hb 67%, 3,64 Ery, Leuko 9000. Diff. Lympho ∅, keine Linksverschiebung, sonst o. B. Neurologisch: deutliche mim. Starre des Gesichts, Benommenheit. Reflexe an der oberen Körperhälfte intakt, auch BDR. Re. Bein spast. Babinski +, Oppenheim +, Mendel-Bechterew +, Ross. (+), Romberg und Sens. o. B. Sprache anart., Stauungspapille bd., Lumb. p.: Druckerhöhung. M-Kurve: tiefe, breite Linkszacke. Luesreaktion. Liqu. neg.

Im weiteren Verlauf Zunahme der mim. Starre des Gesichts, Extrpyr. Rigor an den Armen, besonders der linken Körperhälfte. Encephalogramm: linker Seitenventrikel in a—p-Aufnahme nicht gef., der rechte Seitenventrikel erw. P-A-Aufnahme: linkes Hinterhorn und Trigonum nach unten gedrückt, gleichfalls eingeengt. Seitenaufnahme: linker Seitenventrikel im Mittelfeld von oben her eingedrückt. Ein rundlich begrenzter cc. hühnereigroßer, tumorverdächtiger Schatten ist in diesem Bereich abgrenzbar.

Tod am 4. April 1949 nach vorangegangener Bronchopn. decubitus und schwerste, bis zur Gangrän gesteigerte Dystrophien besonders des rechten Beines. Obduktion wird verweigert.

EDG: Nach vormittäglicher Hemmung plötzlich hohe, über den Nachmittag anhaltende linksseitige protrahierte Gipfelbildung, während von da ab die rechte Seite streng *halbseitig* eine zunehmende starke vagotonische Depression aufweist, und zwar in weitgehender Übereinstimmung mit der motorischen (spast.) Lähmung.

Dieser Befund ist entscheidend. Der Tumor konnte zwar auch ohne das EDG aus der Stauungspapille und der motorisch-pyramidalen und extrapyramidalen Störung mit Wahrscheinlichkeit lokalisiert werden. Der *hemiplegische* Verlauf des EDG im gleichen Bezirk weist auf den *ventrikelnahen* Sitz der Störung hin. Gleichzeitig bestätigt die dem Typ der gleich zu besprechenden Hirnverletzungen nahestehende *Vertikalverschiebung* der rechten und linken Kurven, daß die hierfür in Betracht kommende Lokalisation im Pallidum oder Linsenkern zu suchen sein dürfte. Die Kurve selbst glich im wesentlichen der Abb. 35, nur daß die vagotonische Tiefstellung hier die rechte, d. h. merkwürdigerweise die gekreuzte spastische Seite betraf. Die betreffenden Einzelheiten können erst nach den Erörterungen der nächsten Kapitel und des vierten Teiles verständlich gemacht werden.

Vegetative Dauerschäden und Begutachtung.

Vegetative Dauerschäden sind, zumindest auf längere Frist gesehen, mit dem Leben unvereinbar. Sie bedeuten, wie wir bereits dargelegt haben, eine grundsätzliche Änderung der „*Niveaueinstellung*" wesentlicher vegetativer *Regulationen.* Sie stellen das dar, was die Klinik gemeinhin unter „*Schwerkranken*" versteht.

Der Diabetes ist eben die Dauerverschiebung der Blutzuckerregulation nach oben, das gleiche gilt für die Wasserhaushalt- und Mineralstoffwechselstörungen (Diabetes insipidus), für die Störung der Eiweißregulation und den Eiweißverlust bei der Nephrose, für die Anomalien des Fettstoffwechsels, dessen einzelne Komponenten noch nicht ganz klar liegen, und nicht zuletzt auch für das Fieber überhaupt, mag man es im Einzelfall als eine zweckmäßige oder als eine sinnlose Verschiebung des Temperaturmittels betrachten. Die Klinik sieht bisher mehr die begleitende Organerkrankung oder eine zu starke oder zu schwache hormonale Absonderung. Andere sehen wie gebannt auf das Dienzephalon als den Punkt, aus dem das gesamte Getriebe regiert werde. Sie kommen vermutlich der Wahrheit am nächsten. Schon Dresel hatte ja bereits vor vielen Jahren aus ähnlichen Erwägungen heraus im *Corpus striatum* eine Zentrale vermutet, welche die „*Spiegeleinstellung*" der verschiedensten *vegetativen Regulationen,* des Blutzuckers, des Mineralstoffwechsels, der Körpertemperatur und wahrscheinlich auch des Blutdrucks u. a. m. nach ihrer Höhe oder Tiefe zu steuern habe. Jedenfalls hat in all diesen Fällen die „Niveauverschiebung" ihr besonderes Gewicht. Sie ist der substantielle Schwerpunkt der klinisch erfaßbaren Krankheit.

Das *elektrische Niveau des EDG* zeichnet sich den erwähnten vegetativen Regulationen gegenüber dadurch aus, daß es *nicht* hormonal, sondern *unmittelbar nervös* gesteuert wird. Wenn sich diese aus früheren Untersuchungen abgeleitete These als richtig erweist, werden wir bei unseren *Hirnverletzten* weitere Beweise dafür und tiefere Einblicke in die zentralen Bedingtheiten dieser Eigentümlichkeiten erwarten können.

Die *Kurzrhythmik,* wir bevorzugen diese allgemeine Bezeichnung, da es ja nicht nur eine Tagesrhythmik, sondern auch eine schlafbedingte Rhythmik gibt, unterliegt bei allen vegetativen Regulationen einer zerebralen Steuerung. Der bedingte Reflex war das Kennzeichen dieser Beeinflussung. Für das EDG gilt das in noch höherem Maße, da an der Bildung des Reflexbildes neben der Formung durch die niederen Zentren auch die *Hirnrinde* beteiligt ist. Die Kurzrhythmik ist der empfindlichere Teil des Kurvenreliefs. Dieser Satz trifft wiederum für *alle* vegetativen Regulationen zu. Daher ist a priori anzunehmen, daß bei allen definierten Organerkrankungen diese „*Obertöne*" zunächst leiden, so wie ein Sprung im Geigenkörper die Stimme des Instruments verdirbt, während der Grundton, das „Niveau“ im Kurvenbild rein physikalisch genommen noch erhalten bleibt.

Beim Hirnverletzten sind oder scheinen die inneren Organe intakt. Die gefundenen Abweichungen der Kurvenbilder, betrachtet wird hier nur das EDG, dürfen also mit größter Wahrscheinlichkeit auf Reizungs- oder Ausfallsymptome der *Bildungsorte* bezogen werden. Es soll versucht werden, eine solche Analyse durchzuführen. Je länger freilich ein Hirnverletzter lebt, desto mehr muß auch die Peripherie, das vegetative „Betriebsstück“ und damit das Organ in Betracht gezogen werden. Die Stimmen der Autoren häufen sich, die über Magen- und Darmgeschwüre, ja gefährliche Blutungen aus diesen Organen, über Herz- und Lungenkrankheiten nach Hirnverletzungen berichten.

Wir selbst haben solche behauptete Folgeerscheinungen grob-klinisch niemals zu Gesicht bekommen. Auch KALK hat sie trotz eifrigen Suchens mit allen technischen Hilfsmitteln nicht finden können. Das ist aber noch kein strikter Beweis gegen die Möglichkeit solcher Zusammenhänge. Offenbar war die *Beobachtungszeit* zu kurz. Man muß mit Jahren rechnen, wie dies aus dem reichhaltigen klinischen Material von VEIL und STURM hervorgeht. Natürlich erhebt sich dann sofort der Einwand, daß die *Brückensymptome* fehlen, die besonders der *Gutachter* für seine Urteile braucht. Wie aber, wenn diese Brückensymptome rein im *Funktionellen* liegen? Werden sie dann überhaupt erfaßt oder, wenn erfaßt, auch gewertet? Bisher fehlte es dazu an einer stichhaltigen Methode. Heute können wir sagen, daß eine *brauchbare Methode* gefunden ist und es gilt lediglich sie auch anzuwenden.

Unsere Ergebnisse reichen hier zwar noch längst nicht aus, um eine Entscheidung zu fällen. Immerhin haben wir wiederholt anschließend an mehr oder weniger schwere Kopftraumen, sogar *anschließend* an sogenannte *Commotio cerebri*, im *Dermatomgebiet des Magens* und auch des *Herzens* deutliche Kurvenveränderungen von der Art gefunden, wie sie später als typische Begleiterscheinungen des *Ulcus ventriculi* oder einer *muskulären* Herzerkrankung geschildert werden. In all diesen Fällen bestanden einstweilen noch *keine* merklichen Beschwerden seitens dieser Organe. Wir werden diese Patienten über die nächsten Jahre hinaus weiter beobachten und die etwaige Entwicklung klinischer Symptome beachten. Eine positive Antwort würde besonders für die *Gutachterpraxis* revolutionierend wirken und ähnliche Behauptungen von VEIL und STURM unterstützen. Aber auch der negative Befund würde noch immer zu denken geben, denn die *Tendenz* zu solchen Erkrankungen ist nach bisher mitgeteilten rein klinischen Ergebnissen nicht von der Hand zu weisen und regt zu weiterer Forschung an. Im übrigen wird sich zeigen, daß sich bereits bei den leichteren Fällen der *Commotio cerebri* typische Veränderungen *allgemein vegetativer Art* finden, die in systematischer Reihenfolge über *Wochen und Monate* ablaufen und schließlich wieder in das Normalbild einmünden[1].

Auf jeden Fall ist schon nach unseren gegenwärtigen Erfahrungen der Befund einer *normalen Rhythmik* einige Monate *nach* einer Hirn-

---

[1] Vgl. H. S. REGELSBERGER, „Die Commotio cerebri im Bilde des Elektrodermatogramms“. Klin. Wochenschr. 1949, 25/26, S. 449.

erschütterung ein sicheres Zeichen des *überstandenen* Traumas und kann klinisch zur Entlarvung von Simulanten mit Vorteil benutzt werden.

Wie vorauszusehen war, kehren bei der Commotio cerebri und erst recht bei den Hirnkontusionen Kurvenbilder wieder, die bei den Schußverletzungen die Regel bilden. Ein weiteres Eindringen in diese Materie setzt die Kenntnis einiger *Ordnungsprinzipien* voraus, auf die sich die zunächst verwirrende Vielfalt der Erscheinungen zwanglos reduzieren läßt. Die hier gegebene Aufstellung von sogenannten „Typen" ist sicherlich weder endgültig noch erschöpfend. Sie ist ein erster Versuch zur Systematik der elektrischen Phänomene. Ihre Benennung mit den Zahlen I bis VI ist durchaus willkürlich und soll lediglich die spätere Diskussion und damit auch die Kritik späterer Untersucher erleichtern.

EDG-Typen der Hirnverletzten.

Wir verwenden die Typennummern nicht in der Reihenfolge unserer früheren Veröffentlichungen, behalten aber die Zahlenangabe bei, um den Anschluß an die Literatur zu wahren.

Unter Typ I war das Normalbild verstanden worden, das in klarer Ausprägung der Nahrungsgipfel und den Nahrungszeiten folgend sich von einer gleichmäßigen, meist tieferen isoelektrischen Linie erhebt (Abb. 2, S. 8). In dieser fast zum Schema reduzierten Vereinfachung ist das Bild bereits beim „Normalmenschen" im landläufigen Sinn eine Seltenheit. Zu den normalen Varianten rechnen alle kleineren Unebenheiten, Verschmelzungen nahegelegener Kurvengipfel sowie Verfrühungen und Verspätungen, sofern diese an der *gesamten* Hautoberfläche — es genügte in unseren Fällen die Arm- und Beinmessung — *übereinstimmend* erfolgen. Soweit es sich um leichtere Schußverletzungen, Tangentialschüsse, reizlos vernarbte Rindendefekte unter Schonung der Stammganglien handelte, war die Übereinstimmung von Reflex und Nahrungszeit sogar auffallend gut, ein Zeichen, daß die vegetativen Funktionen von kräftigen jungen Menschen dem geregelten Lazarettleben trotz der Rindenläsionen gut zu folgen vermochten.

Über den Typ II dieser Gruppe können wir uns hier kurz fassen, da alles Wesentliche bereits auf Seite 50, 77 gesagt wurde. Es handelt sich um das *niedrige vagotonische* und zugleich zackenlose „leere" Niveau der *Depression.* Ihr Gegenstück ist elektrisch das hohe, gleichfalls rhythmenlose Niveau der Thyreotoxikosen.

Die *Depression* ist natürlich keine unmittelbare Folge der Hirnverletzung, sondern nur eine psychische Begleiterscheinung. Jeder Arzt, der mit Hirnverletzten zu tun hatte, kennt diese plötzlich und wie aus heiterem Himmel hereinbrechende Gefahr. Bei mangelhafter Überwachung droht Suicid! Da der Patient sich keineswegs seiner Umgebung mitteilt, vielleicht sich auch gar nicht klar ist über seine Absichten und aus plötzlicher Kurzschlüssigkeit heraus handelt, kann die Aufdeckung der „depressiven Kurve" von lebensrettender Wirkung sein. Jedenfalls glauben wir, daß zwei unserer Patienten, die wir durch unvorhergesehenen

Selbstmord verloren haben, bei zeitiger Anwendung der Methode rechtzeitig bemerkt, überwacht und am Leben erhalten worden wären.

Die Diagnose der schweren psychiatrischen Formen kann erst bei übereinstimmender Tieflage der Kurven an *allen* Körperstellen und bei wiederholtem Befund als positiv bewertet werden.

Das *Trigeminusgebiet* macht übrigens auch in solchen Fällen der Vagotonie eine Ausnahme. Es zeigt offenbar als Ausdruck einer *Gegenregulation* auf die stark erniedrigte Wasserabgabe am Rumpf und den Extremitäten sogar extrem hohe Werte, verrät also eine kompensatorische Steigerung der Perspiratio insensibilis.

Die im Vergleich zur echten Depression harmlose Kurventieflage der *Neurastheniker* läßt sich übrigens morphologisch fast immer abtrennen. Erstens dauert sie fast nie über den gleichen Tag und wird bereits am nächsten von einer anderen Kurvengestalt abgelöst, wie es dem nervösen Ausdruck der Sensitiven und vegetativ „Stigmatisierten“ entspricht. Zweitens setzt sich fast immer bereits am Abend des gleichen Tages die alte Rhythmik in Gestalt einer „A“- (Abend-) Zacke durch, wie dies z. B. auch in der Abb. 12 der Fall war. Auch hier sahen wir die Rückkehr rhythmischer Bewegung am Abend nach Fortfall der in diesem Fall sehr übersichtlichen psychischen Hemmung.

Wir notieren angesichts dieser beiden Typen der extrem niederen und hohen „leeren“ Kurvenlage das wichtige Ergebnis, daß eine *zerebrale Steuerung* des *elektrischen Niveaus* bestehen muß und erinnern uns der *vagotonischen* bzw. *sympathikotonischen* Formen, die den psychischen Polaritäten der Depression und thyreogenen (?) Erregung zugeordnet sind.

Erst der III. Typ, der nun zu besprechen ist, zeigt eine der Hirnverletzung spezifisch zukommende Eigentümlichkeit. Er kommt im Umkreis der inneren Klinik und auch der rein spinalen Neurologie nicht vor. Methodisch genügt hier die einfache Arm- und Beinmessung vollkommen. Das Charakteristikum dieses Typs besteht darin, daß beide *Beinkurven* aus dem Niveau der Arme *nach oben* heraustreten, und zwar unter *Erhaltenbleiben* der Rhythmik, ja diese kann gegenüber dem Armrelief sogar an absoluter Höhe der Amplituden gewinnen. Auf diese Besonderheit wird bei den „HEADschen Zonen“ noch zurückzukommen sein (S. 117).

Nun wissen wir, daß die Nahrungsausschläge durch die mit der Mahlzeit unbewußt aufgenommenen Milieureize also durch die natürlichen Reizquellen der täglichen Umgebung, mithin über die sensorische Sphäre besonders von Auge und Ohr ausgelöst werden, die *zeitlichen* Beziehungen durch das Stammhirn. Das Erhaltenbleiben der Reflexrhythmik besagt also, daß die zwischen Hirnrinde und vegetativen Zentren vermittelnden Leitungsbahnen intakt geblieben sind. Die Störung muß somit im vegetativen Teil des *Stammhirns* selbst liegen.

Auf Grund ursprünglich ganz anders gerichteter Beobachtungen ist eine Lokalisation des Phänomens wenigstens in einem gewissen noch immer weit gestecktem Areal möglich. Wir erinnern hier an die merkwürdige Beobachtung, die bei Verabreichung von *Schlafmitteln* an der *Schlafkurve* des EDG gemacht wurde (Abb. 20). Auch dort *wichen die Arm- und Beinkurven,* die während des Schlafes ganz analog dem wachen Verhalten kongruent verlaufen, plötzlich *auseinander* und zwar gleichfalls in Form einer *Höhenverschiebung* zugunsten der *unteren* Extremität. Die Rhythmik blieb auch hierbei unbehelligt. Nun sind alle Schlafmittel, vorzüglich jene der Barbitursäurenreihe, zugleich *Hirnstammittel* und wirken auf die Gegend des Schlafzentrums im hinteren Höhlengrau des dritten Ventrikels und des Aquaeductus Sylvii. Man wird also annehmen dürfen, daß die analoge Kurvenform der Hirnverletzten auf einer Koordinationsstörung der vegetativen Zentren dieses Bereiches zurückgeht.

Die Bevorzugung der Beine kann nicht überraschen, da die längeren Bahnen anfälliger sind und da außerdem der später erworbene innervatorische Besitz — man denke an die späte Reifung der Pyramidenbahnen im früh-

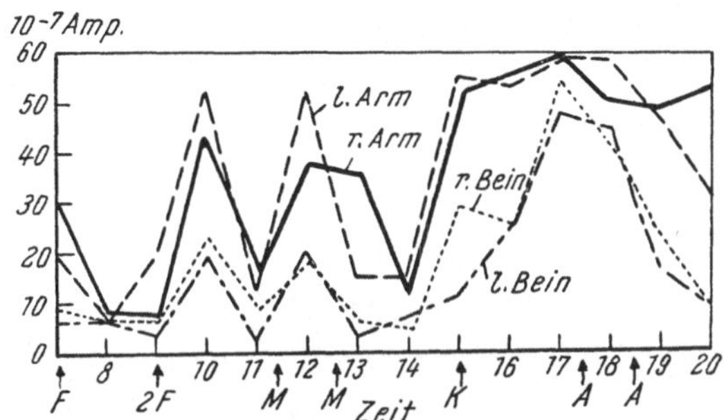

Abb. 21. Traumatische Störung der vegetativen Zentren im kaudalen Hypothalamus: Hochtreten beider Beinkurven bei erhaltener Rhythmik. (Kurvenbezeichnung vertauscht!)

kindlichen Alter — gegenüber regressiven Vorgängen empfindlicher ist. Da außerdem das Hochsteigen der Kurve eine *sympathikotonische* Tendenz verrät und diese Anteile des *vegetativen Systems* nach Greving im dorsalen Hypothalamus zu suchen sind, so lassen sich die Grenzen der Lokalisation in dieser Richtung wohl noch enger ziehen.

Der IV. Typ, welcher sich in etwa 20% der Fälle bei unseren Hirnverletzten fand, ist nicht einheitlicher Natur. Die Zahlenangaben erscheinen somit etwas willkürlich. Er stellt ein wichtiges Übergangsglied dar zwischen den glatten Niveauverschiebungen und der allmählich verlöschenden Reflexrhythmik. Er ist somit geeignet, über die Entstehungsweise und das zerebrale Zusammenspiel dieser beiden Hauptkomponenten der EDG-Rhythmik wichtiges auszusagen.

Auch hier tritt die Kurve einer der Extremitäten — meist betrifft es die Arme — aus dem Niveau der übrigen Nahrungsrhythmik heraus. Die Störung beschränkt sich, wie sich bisher sagen läßt, ausschließlich auf die *nicht gelähmte* Seite. Es besteht somit sehr wahrscheinlich eine Verwandtschaft zu ähnlichen, jedoch regelmäßiger gestalteten Kurvenänderungen, die sich bei *Apoplexien* gleichfalls auf der nichtgelähmten Seite finden können. Wir werden darauf im nächsten Kapitel näher eingehen.

In diesem vierten Kurventyp hat die Kurzrhythmik eine erhebliche Beeinträchtigung erfahren. Eigentlich sind nur die *Täler* der Hauptgipfel in Übereinstimmung mit den übrigen Bildern. Die sonst so charakteristische scharf markierte Zackenbildung der Nahrungsreflexe ist verlorengegangen und gewissermaßen vom aufsteigenden Niveau aufgesogen worden. Nach O. Foerster ist anzunehmen, daß die meisten vegetativen Bahnen, die ja in ihrem Lauf von den Zwischenhirnzentren bis zu ihren Austrittsstellen aus dem Rückenmark intraspinal liegen, sich unterhalb der Brücke zum Teil überkreuzen, daneben aber auch eine *homolaterale* Bahn zur gleichen Seite behalten. Außerdem sollen ständig Übergänge von Fasern von der einen zur anderen Rückenmarkshälfte stattfinden. Letzteres erklärt die gelegentliche, wenn auch deutlich schwächere Mitreaktion der Gegenseite in einigen unserer hier nicht mitgeteilten Kurven. Die vorwiegend *homolaterale* vegetative *Innervation* scheint auf eine ähnliche zentrale Anordnung hinzuweisen, wie sie KLEIST für die *psychomotorischen Parakinesen* beschreibt, die nach ihm in den Linsenkern und den Globus pallidus zu ver-

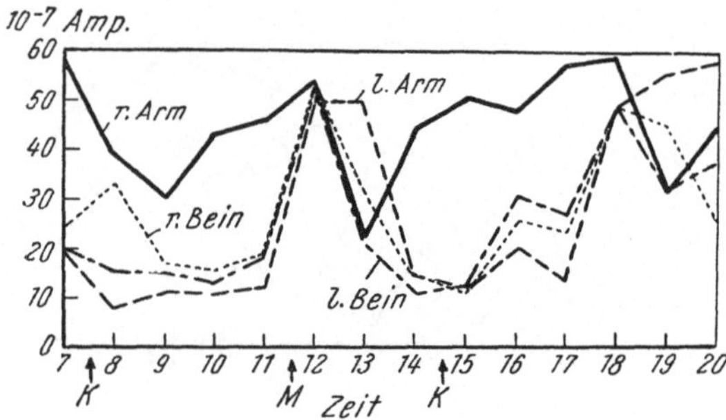

Abb. 22. Rechtes Bein gelähmt (zentral). Teilweises (sympathikotonisches) Hochtreten der betreffenden EDG-Kurve bei erhaltener (vagotonischer) Talbildung.

legen sind. Auch die bereits zitierte Auffassung von DRESEL, wonach eine summarische „*Spiegeleinstellung*“ sämtlicher vegetativer Regulationen im *striaren System* zu suchen sei, muß hier nochmals erwähnt werden. Natürlich wäre es ungereimt, eine solche Forderung lediglich für ein isoliertes elektrisches Phänomen aufzustellen. Das EDG ist ja keine Regulation, sondern nur Begleiterscheinung einer solchen. Wohl aber gelten solche Überlegungen für die *Perspiratio insensibilis*, zumindest soweit sie analog den Schweißdrüsen im zielstrebigen Verbande der *Wärmeregulation* beteiligt ist. Und was die Wärmeregulation betrifft, so darf man nach den grundlegenden Arbeiten von ISENSCHMIDT und KREHL sowie der F. KRAUSschen Schule die *Thermostatenfunktion des Striatums* als gut fundiert erachten[1].

Die Abb. 22 (vgl. Literatur 35) gibt außerdem Gelegenheit zu einer weiteren, das Verhältnis von Kurzrhythmik und Niveau betreffenden Beobachtung. Zunächst zeigt sie die grundsätzliche *Unabhängigkeit* der beiden an der Gipfelbildung beteiligten Zügler. Nur der *Sympathicus*, d. h. im Bilde der *Anstieg* ist *entartet* und verschwindet größtenteils in dem sich bildenden Plateau. Der *Vaguseffekt* und damit die Talbildung, der Abstieg vom Nahrungsgipfel ist in zeitlicher Anordnung, Winkelrichtung und sogar in der Amplitudenhöhe in allen drei Hauptnahrungszeiten vollständig erhalten. Es bietet sich somit ein zweiter unmittelbarer Beweis für die *antagonistische Innervation des Reflexbildes*, der sich den Beobachtungen am absterbenden Organismus an die Seite stellt. Bekanntlich ließ sich die mittlere Ruhelage, die im Tode als endgültige isoelektrische Linie erreicht wird, nur durch das Versagen *zweier* Agonisten erklären (vgl. S. 15, Abb. 3).

[1] Vgl. Literatur bei L. R. MÜLLER, „Die Lebensnerven“.

Ein technischer Vergleich möge hier den *biologischen* Sinn erläutern. Der Gleichstrom nämlich entspricht der *Dauerausscheidung* der Perspiratio insensibilis als auch dem ruhigen Niveau des EDG, die Kurzrhythmik entspricht dem Wechselstrom, der sich auf dem Tonusniveau in ähnlicher Weise aufbaut, wie die schnelle Skelettmuskelzuckung auf dem tonischen Untergrund des Sarkoplasmas.

Von diesem Vergleich ausgehend kann man die in Abb. 22 dargestellten Vorgänge in zweifacher Weise deuten. Im ersten Falle sieht man im Hochsteigen des sympathischen Astes des einzelnen Nahrungsgipfels ein *aktives* Überwiegen der *Niveausteigerung*, die sich morphologisch gesehen - ganz isoliert unter dem sympathischen Zwang — der „hohen“ Horizontale (vgl. BASEDOW) nähert. Im anderen Falle betrachtet man die Dinge vom Standpunkt der Kurzrhythmik aus und beachtet, daß es *zwei* Zügler gibt, welche als Anstieg und Abstieg das Gipfelbild formieren. Von diesen beiden Antagonisten ist hier *allein* der *Sympathicus* ausgefallen, ein Beweis also, daß in der Tat nicht nur zwei isolierte, sondern auch für sich *isolierbare* Zügler vorhanden sind.

Die Hirnverletzung gibt keinen Anhalt dafür, in welchen Abschnitten des Cerebrums die Störung oder, sagen wir besser, diese koordinierende Funktion des Rhythmenaufbaus zu suchen ist. Nach Analogie wohlbekannter phasischer Reflexe, wozu neben der Selbststeuerung der Atmung neben den Kratz- und Beißreflexen der Hunde oder Katzen, vor allem die *Lokomotionsbewegungen* gehören, wird auch die *einfache vegetative* Rhythmik nicht höher als in die obere Medulla zu lokalisieren sein. Beide Zügler werden, wie Strecker und Beuger einer Muskelgruppe nicht gleichzeitig innerviert sein. Die Bewegung müßte sich ja dann in der Resultante zu Null ausgleichen, sondern *reziprok* arbeiten. Wie nach GRAHAM-BROWNS Theorie das erregte Beugerzentrum die Strecker hemmt und umgekehrt, so würde im alternierenden Rhythmus *der Sympathicus den Vagus gleichzeitig mit seiner Erregung hemmen.* Und wie nach der erwähnten Theorie nunmehr infolge „eines Ermüdungsprozesses“ die Erregung der Beuger und mit ihr die Hemmung des Streckerzentrums abnimmt, solange bis es schließlich durch einen „rebound“ wieder entgegengesetzt zu einer Erregung der Strecker und begleitender Beugerhemmung kommt, so würde sich hier mutatis mutandis der *Vagus* automatisch einschalten, jetzt unter entsprechender Hemmung des vorhin tätigen Sympathicus.

Auch bei der Lokomotion spielen, neben den einfachen medullären Automatismen, *tonische* Einflüsse eine große Rolle, wie die *Enthirnungsstarre* SHERRINGTONS nach Ausschaltung des roten Kerns beweist. Auf ähnliche Weise scheint sich in unserem vegetativen Beispiel nach Abschaltung oder Störung der bulbären Automatismen die „*Niveaulinie*“ gleich einem vegetativen Krampfsymptom — hier also einer abnorm erhöhten Dauerabsonderung von Perspiratio-insensibilis-Wasser — durchzusetzen.

Wenn sich *beide* Komponenten der Rhythmik *gleichzeitig tonisch* verzerren, dann resultiert zunächst das mehr oder weniger leere Niveau mit verwaschener oder ganz unterdrückter Rhythmik. Das Bild nähert sich dem bereits bekannten Extrem der *Basedowoiden Linie,* wobei in schweren Fällen die zackenlose hohe Horizontale nahe den Kurzschlußwerten der Apparatur ($67 . 10^{-7}$ Amp.) gefunden wird. In dieser mehr oder weniger ausgeprägten Weise erhalten wir den sogenannten V. (vgl. l. c. 35) bei Hirnverletzten gefundenen Kurventyp. Die Abbildung zeigt ihn in geringerer Ausprägung als nur mittelhohes Niveau an allen vier Extremitäten, jedoch verbunden mit starkem Schwund der Tagesrhythmik. Das läßt den Verdacht auf eine gleichzeitige *Schilddrüsenerkrankung* aufkommen.

Auch hier haben wir oft schon, ohne den Patienten klinisch gesehen zu haben, die mehr oder weniger starke thyreogene Störung voraussagen können. Grundumsatzerhöhung fehlt dabei häufig, während Glanzauge, Zittern, Schweißausbruch und psychische Unruhe mehr oder weniger deutlich vorhanden sein können. HASSLINGER beschreibt ähnliche Beobachtungen am Operationsmaterial der chirurgischen Klinik Würzburg und findet die Ausschläge des Elektrodermatogramms zur Beurteilung der Operationserfolge oder -mißerfolge zuverlässiger als die Grundumsatzbestimmung (Lit. l. c. 32).

Die relativ *hohe Zahl von Schilddrüsenvergrößerungen bei unseren Hirnverletzten* war auffallend. Es gibt da alle Variationen vom klinisch

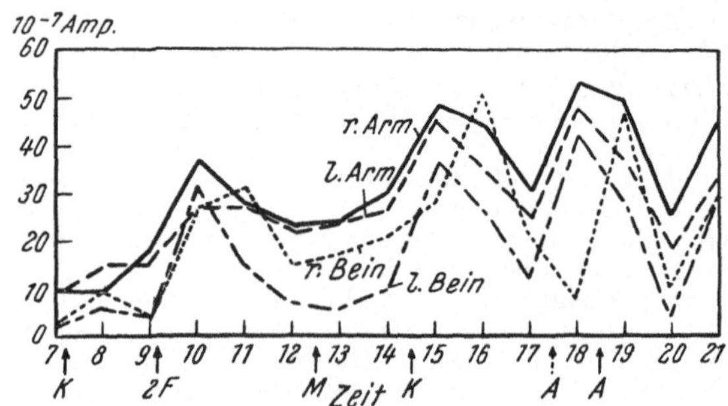

Abb. 23. Einstündiges Zurückbleiben der gesamten Kurvenprofile (rechter Arm) gegenüber der übrigen Tagesrhythmik. Wahrscheinlich Unterbrechung kortikothalamischer Verbindungsbahnen, ebenso bei Parkinsonkranken. — Pfeile ausgezogen = reeller (unbedingter), Pfeile getüpfelt = virtueller (bedingter) Nahrungsreiz.
(Kurvenbezeichnung vertauscht!)

ausgesprochenem Basedow über die rudimentären Thyreotoxikosen bis herunter zum einfachen parenchymatösen Kropf. Der Zusammenhang zwischen Kopftrauma und thyreogener Reaktion ist in der Gutachterpraxis unter gewissen Vorbehalten der Brückensymptome bereits anerkannt. Somit gewinnen wir, gestützt auf das EDG, für die stets erneut vorgetragene Behauptung einer zerebralen Form des Basedow (SCHITTENHELM, VEIL-STURM, HOFF u. a.) eine tragfähige und unmittelbar kontrollierbare Grundlage.

Das *EDG der Thyreotoxikose* ist natürlich auch für den *Internisten* von Wert und sollte bei der jetzt so einfachen Untersuchungstechnik im Interesse von Arzt und Kranken häufiger angewandt werden als bisher.

Vielleicht das interessanteste Kurvenbild, wir wollen es den Typus VI nennen, ist in Abb. 23 dargestellt. Wer die früheren Ausführungen über „Schablonenverschiebungen" und Zwischenhirnzentren verfolgt hat, erkennt sofort den bekannten Kurvenzug, der uns diesmal, freilich unter enger gezogenen Bedingungen, zum fünftenmal begegnet. In dieser ausgeprägten Form und auf sämtliche Nahrungsgipfel ausgedehnt, kommt er verhältnismäßig selten bei Hirnverletzten zur Beobachtung, um so häufiger aber in *rudimentärer* Form, so daß nur der Mittag- oder ein Abendgipfel zeitlich gegenüber den symmetrischen Arm- oder Beinkurven verschoben ist. Charakteristisch ist, wie in allen früheren Beispielen ähnlicher Art, die *Totalverschiebung* des gesamten *Kurvenprofils* in zeitlicher Beziehung.

Im Falle der Abb. 23 handelt es sich um eine Verspätung der am rechten Arm (C_6) auftretenden Gipfel- und Fußpunkte um eine volle Stunde gegenüber den zum Vergleich mitregistrierten Ausschlägen an den drei anderen Extremitäten. Das Gegenstück zu diesem Typus wäre die *Verfrühung* und Vorverschiebung der gesamten elektrischen „Schablone" um eine etwa ähnlich große Zeit nach vorn bzw. zum linken Bildrand. Für die grundsätzliche Beurteilung einer dienzephalen Genese hat das nichts zu sagen. Beide Verschiebungsarten sind für die klinische Beurteilung gleichwertig. Physiologisch betrachtet liegt die Annahme eines Hemmungsvorgangs im ersten, einer Reizwirkung im zweiten Fall von vornherein nahe. Die *pathologischen* Umstände, unter denen beide Phänomene hervortreten können, lehren indessen, daß die Dinge noch etwas komplizierter liegen.

Abb. 23 wurde von einem Kranken gewonnen, der eine Schußverletzung der linken Schädelhälfte erlitten hatte, wobei das Geschoß die Gegend der Stammganglien gestreift hatte. Neben der motorischen Halbseitenlähmung rechts bestand im rechten Arm außerdem eine deutliche *extrapyramidale Hypertonie* mit zeitweise hervortretenden *athetoseartigen Spontanbewegungen* der Finger und der Hand. Zeitweise traten thalamische Schmerzphänomene der gleichen Extremität hinzu, die neben der pallidären Erkrankung auch eine Beteiligung des Thalamus nahelegten. Die Störung haben wir in der vollen Ausprägung bisher nur auf der gelähmten d. h. *gekreuzten* Seite gefunden, was nach der oben zitierten O. FOERSTERschen Auffassung über den vegetativen Bahnverlauf nicht exklusiv zu gelten braucht.

Das Phänomen ist übrigens *tagweise veränderlich* und man muß wiederholt danach suchen, um es in voller Ausprägung zu erhalten.

Nach C. und O. VOGT haben wir als wesentliches Substrat der Athetose, deren anatomisches Bild noch nicht ganz einheitlich erscheint, einen *Status marmoratus* des *Striatums* anzunehmen. Außer den tonischen Funktionen sind aber offenbar auch andere, und zwar rein vegetative Leistungen mitbetroffen.

Auch in diesem Zusammenhang muß zur Abrundung der *striären* Beziehungen des EDG an die früheren Gelegenheiten erinnert werden, unter denen die gleiche totale (oder auch rudimentäre) Rhythmenverschiebung auftrat. Vor allem an das Verhalten des *Neugeborenen*, dessen Rhythmik im eigenen, offenbar von der Hirnrinde noch unbeeinflußten „Stammhirntakt" der mütterlichen Rhythmik um etwa eine Stunde nachhinkte. Wenn hier die anatomische Verbindung zwischen Stammhirn und Rinde entwicklungsmäßig noch fehlte, so dürfte sie im Falle jener Hirnverletzungen wieder verlorengegangen sein. Das ist jedenfalls eine Deutung, die sich zwanglos aus den vorhandenen Voraussetzungen ergibt.

Die vegetativen Zentren und der Thalamus.

Auf vegetativem Gebiet reichen die Befunde zwar noch lange nicht aus für eine ähnliche spezialisierte Lokalisation höherer dienzephaler Steuerungszentren. Soweit Analogieschlüsse gestattet sind, sehen wir auch für die rhythmischen vegetativen Funktionen einen „hierarchischen"

Aufbau verwirklicht, derart, daß sich den spinalen Zentren die medullären überlagern. Diese werden wieder durch die höheren Zentren im Zwischenhirn, vor allem in der Seitenwand des dritten Ventrikels und des Hypothalamus gesteuert. In letzterem findet anscheinend die psychische Beeinflussung, so bei der Pupillen- und Schweißdrüsentätigkeit statt, in ersterem die Angliederung an die langwellige Periodik von Tag und Nacht, Tätigkeit und Ruhe, Verbrauch und Erholung. Die Kurzrhythmik, soweit sie lediglich automatisches Material für eine sinnvoll gerichtete periodische Bildung aus dem Antagonismus von Vagus und Sympathicus ist, dürfte noch außerhalb des hypothalamischen Schaltkreises, wie vorhin besprochen in der oberen Medulla ihre Stätte haben. Die Niveauverschiebung als „*tonischer*“ *Regulationseffekt* steht in Vereinigung mit der Nahrungsrhythmik und das ist ein Glied im Dienste der Wärmeregulation (s. S. 19 u. 165). Sie erfordert a priori eine umfassendere und übergeordnete Steuerung, die folgerichtig im Vorderhirn, d. h. dem Striatum zu suchen wäre. Eine weitere Aufteilung, etwa eine Zuweisung der vegetativen „Tonusregulierung“ an das *Caudatum*, der schablonisierten Gruppenbewegung an das *Putamen* überschreitet bereits die Grenze der zulässigen Hypothesenbildung. Dagegen wäre noch die Beteiligung des *Thalamus* an der differenzierten *zeitlichen* Gestaltung des Rhythmenbildes in Betracht zu ziehen, da dieses erste Sammelbecken für sämtliche sensorisch-sensiblen Erregungen zugleich auch ein integrierender Bestandteil des PAWLOWschen „Analysators“ sein muß.

Damit ist auch die Rolle der *Hirnrinde* im Aufbau der *vegetativen* Zentren bereits angedeutet, denn die wesentliche Aufgabe der *bedingten Reflexe* bestand ja in der *Verbindung* des *Sensoriums*, also der höchstentwickelten Repräsentanten des *animalen Systems* mit den primitiven, aber lebensnotwendigen Reflexen des *Vegetativums*. Wo haben wir die erste Verknüpfung beider Bereiche zu suchen? Nach den operativ gestützten Ergebnissen russischer Forscher haben viele, vielleicht sämtliche vegetativen Reflexe neben den hypothalamischen Zentren auch ein entsprechendes Rindenfeld. Wir haben einige der von ihnen angegebenen genauen Gyribezeichnungen am Hundehirn an anderer Stelle zitiert. Die westliche Wissenschaft kennt bisher als bevorzugten Träger autonomer Rindeneffekte, die sich von den Vasomotoren, Pilomotoren und Schweißdrüsen bis zu den gastro-intestinalen, respiratorischen und Blasensymptomen erstrecken, in erster Linie die Bezirke der motorischen Felder und darin wieder vor allem die sogenannte „premotoric area“ amerikanischer Autoren, die etwa dem Feld 6a der BRODMANNschen Einteilung entspricht. Nach ISCHLONDSKY sind diese *vegetativen Rindenfelder*, die auch von ihm sehr viel differenzierter angenommen werden, zugleich die *erste Station* in der Ganglienverbindung des *efferenten* Schenkels des bedingten Reflexes. Erst von hier aus würde also der Anschluß an die eigentlichen und führenden Regulationszentren des Hypothalamus erfolgen.

Der Thalamus seinerseits liegt den anatomischen Gegebenheiten nach zunächst zentripetal, d. h. in dem *afferenten* Schenkel des bedingten Reflexbogens. Daß daneben auch zentrifugale Verbindungen zwischen Rinde und Thalamus existieren, ist bekannt und kann den einschlägigen hirnanatomischen Werken, z. B. GREVINGS Darstellung des tractus cortico-thalamicus entnommen werden. Der Thalamus und daher die beiden genannten amphoter gerichteten Leitungsbahnen dürften dazu berufen sein, in der zu einseitig gesehenen PAWLOWschen Hirndynamik als Überträger der kortikalen Erregungs- und Hemmungsvorgänge zu fungieren.

D. Das Elektrodermatogramm bei Geisteskranken.

Es liegt in der Natur der bedingten Reflexe, daß sie durch die Merkzeichen der Umwelt ausgelöst werden. Auch die Nahrungsreflexe machen hiervon keine Ausnahme. Nur solange, als diese Signale der Außenwelt aufgefaßt und verwertet werden, können sich bedingte Reflexe bilden, also auch nur solange, als der Mensch mit seiner Umgebung in normaler Beziehung steht. Beim Kleinkind begann die Reflexbildung mit der Erfassung bestimmter zeitlicher Beziehungen und der an die Mahlzeit geknüpften Milieureize. Diese wurden zu Taktgebern für das unterbewußte „Zeitgefühl". Bei alten Leuten und Schwerkranken sahen wir beides mehr oder weniger verschwinden. Es ist klar, daß mit dem Erlöschen der „Merkwelt" und des Zeitbewußtseins, das für die Geistesstörungen der schizophrenen Gruppe so charakteristisch ist, auch der Aufbau der Nahrungsreflexe leiden muß. Wenn also die Rhythmik des EDG im Sinne der Pawlowschen Reflexlehre zutreffend ist, müßte sich der Zerfall der Erfahrungswelt beim Geisteskranken bereits im Bilde der vegetativen Nahrungsrhythmik widerspiegeln.

In dieser Richtung wurden erste tastende Versuche bereits von M. Schröter vorgenommen. A. Bingel hat die Frage in breiterer Bearbeitung neu aufgenommen und grundlegend gefördert. Wir folgen hier im wesentlichen referierend seiner Darstellung, wobei wir uns auf die Mitteilung einiger wesentlicher Punkte beschränken müssen.

Wir wissen, daß an der Haut des gesunden Körpers das führende und zunächst zu beachtende Symptom die *zeitliche Koinzidenz* der Kurvengipfel einschließlich ihrer Fußpunkte ist und diesem Faktum hat die Kurvenanalyse zunächst Rechnung zu tragen.

Beim *manisch-depressiven Irresein* fand Bingel ein im wesentlichen normales Kurvenbild, und zwar auch im nüchternen Zustand seiner Patienten. Das heißt, daß sowohl die unbedingte als auch die bedingte Reflexbildung bei diesen Patienten — schwerere Erregungsstadien waren allerdings schon aus meßtechnischen Gründen ausgeschlossen — nicht gelitten hatte. Sehr eindrucksvoll war im Gegensatz hierzu das völlige Erlöschen jeglicher Rhythmik bei den *endogenen Depressionen*, besonders den schwereren melancholischen *Stuporzuständen.* Die Kurvenform war reversibel, wie ja auch das Krankheitsbild selbst. Das Kurvenniveau hob sich, die Rhythmik kehrte mit Beginn des freien Intervalls zurück. Damit gibt Bingel eine *volle* Bestätigung der auch bereits am Hirnverletzten gefundenen ähnlichen Verhältnisse, über die oben berichtet wurde.

Es muß künftigen Untersuchungen überlassen bleiben, wie weit man in *quantitativer* Hinsicht aus der Kurve Rückschlüsse auf die Schwere des Krankheitsbildes ziehen kann. Aus der „kleinen Psychiatrie" des Internisten ist die Beobachtung wichtig, daß auch schon beim *Neurastheniker* depressive Kurven ähnlicher Art auftreten können, die sich aber dadurch von den echten und schweren Formen unterscheiden, daß das niedrige Niveau meist noch am Abend des gleichen Tages durch einen plötzlichen positiven Effekt unterbrochen wird (vgl. Abb. 12).

Bingel weist noch auf Ausnahmen unter seinen schweren Depressionsfällen hin, soweit dabei das Krankheitsbild von stärkerer Angst und innerer Unruhe beherrscht wird. Die zugehörigen Kurven, die der Autor von einem typischen Fall dieser Art zeigt, verrät nach unserer heutigen Kenntnis eine erhebliche Störung der vegetativen Innervation im Arm- und Beingebiet, die etwa an unseren Typus IV der Hirnverletzten erinnert. Nur wiegt hier die Niveauverschiebung vor bei einer besonders an den unteren Extremitäten deutlich *dissoziierten* Rhythmik. Auch bei seinen *manischen* Patienten ist dem Untersucher das Hervortreten stärkerer Unregelmäßigkeiten neben ganz normalen Nahrungsreflexen aufgefallen, und er meint diese auf „eine Störung der Tagesperiodik“ und der geordneten „Umweltbeziehung“ zurückführen zu dürfen.

Bei der *Schizophrenie* ist die Forderung einer einwandfreien Diagnosestellung besonders zu betonen, weshalb die *psychiatrische* Anwendung der EDG-Untersuchung überhaupt dem *Fachmann* verbleiben sollte. Bingel beschränkt sich darauf, Reaktionsweisen im allgemeinen aufzuzeigen und verzichtet einstweilen auf eine subtilere Unterteilung seines Kurvenmaterials nach den einzelnen Schizophrenieformen. Als ein für die Rhythmenlehre grundsätzlich wichtiges Resultat ergab sich jedoch vor allem die Bestätigung der eingangs ausgesprochenen Erwartung, daß in der Tat mit fortschreitender *Lösung der Umweltbeziehungen* auch die Übereinstimmung der Kurvenrhythmik und nicht etwa nur paraplegisch wie bei bestimmten Hirnverletzungen, sondern *diffus* an allen vier Extremitäten in zunehmendem Maße *leidet.* Auch M. Schröter hatte bereits darauf aufmerksam gemacht, daß die leichteren Fälle der Schizophrenie noch an ihrer relativen Harmonie auch kurvenmäßig kenntlich sind und daß die *Asylierungsbedürftigkeit* geradezu aus dem bildlich greifbaren Zerfall der vegetativen Ordnung erkennbar wird. Aus den eingehenden Untersuchungen Bingels ergibt sich übrigens, daß dieser *Rhythmenzerfall,* der beim Schizophrenen in einer auffallend diffusen Form aufzutreten scheint, auch schon bei den leichteren Fällen vorhanden ist, wenn man neben den hier oft noch harmonischen unbedingten Reflexen auch die bedingten Reflexbildungen verwertet.

Die Kurvenbeispiele, welche Bingel von relativ späterkrankten *paranoiden Schizophrenen* anführt, sind für jeden Sachkundigen sehr bemerkenswert. Im Zustande innerer *Spannung* und Unruhe bei relativem äußerem Wohlverhalten sind *hohe* Gipfelausschläge die Regel, wenn auch bei deutlicher Ungleichheit in der Amplitudengröße im Arm- und Beinbereich. Ein gleichartiges Zusammengehen jeweils der oberen und unteren Extremitäten scheint dabei noch auf eine gewisse Ordnung vegetativ zusammengehöriger Systemgruppen hinzuweisen. War es beim gleichen Kranken zu zerfahrener Unruhe und explosiven Erregungsausbrüchen gekommen, so ergaben sich beträchtliche Niveauunterschiede nicht nur in der Gruppierung von oberen und unteren Extremitäten, sondern auch innerhalb der rechten und linken Seite des gleichen Dermatomgebiets. Die Rhythmik wurde unregelmäßig, neue Zackengebilde traten auf (Enthemmungen?), jedoch so, daß eine deutliche *zeitliche Zuordnung* derselben unter sich noch erhalten blieb. In der Tat war auch der *Kontakt* mit der Umgebung bei diesen Patienten noch *nicht* völlig *verlorengegangen.*

Durchaus anders verhielt sich ein *Katatoniker* im Anfall verworrener halluzinatorischer *Erregtheit,* wobei der Kranke völlig unzugänglich blieb. Hier ist (Abb. 24) von einer irgendwie vergleichbaren Kurzrhythmik keine Rede mehr. Eine Gruppierung zugehöriger Dermatome ist unmöglich. Symmetrische Hautareale, wie die Messungen am rechten Arm und linken Bein zeigen, weichen auch in der Niveausteuerung zu den entlegenen Extremen nach unten bzw. nach oben auseinander. Wenn beim Hirnverletzten gelegentlich und bei erstem, oberflächlichem Zusehen verwandte Bilder vorzukommen schienen, so zeigten sich bei genauerer Prüfung doch gewisse Gesetzmäßigkeiten, die eine Zuordnung zu anatomischen Systemen geradezu postulierten. Wir haben den Eindruck völliger *Desintegration* offenbar in jenen Hirngebieten, die wir der Niveausteuerung und der Rhythmenbildung als oberste Zentralstellen zuweisen mußten. Eine zweite Aufnahme des EDG, diesmal nach bereits eingetretener relativer Beruhigung und gelingender Ansprechbarkeit desselben Patienten, zeigt zwar noch immer ähnliche Züge verschobener und unsymmetrischer Niveaubildung, im ganzen aber schon wieder eine deutliche Gruppierung zusammengehöriger Dermatome, z. B. des rechten und linken Beines und eine sich formierende Koinzidenz zeitlicher Verhältnisse in der Kurzrhythmik. Das EDG ergibt somit eine zur psychischen Zerfahrenheit und Umweltablösung *spiegelbildliche Dissoziation* bzw. *Disharmonie* der *vegetativen Komponenten.*

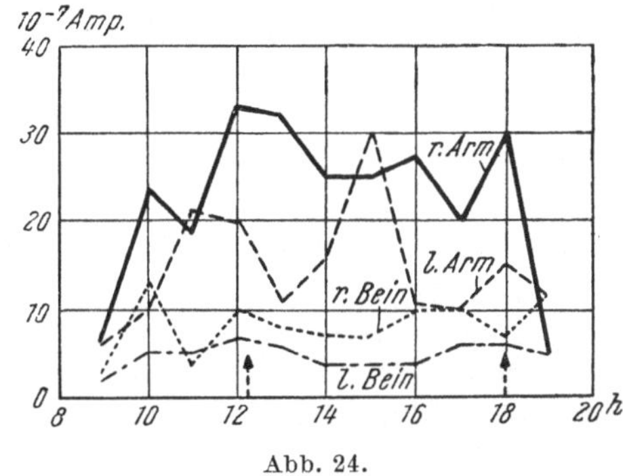

Abb. 24.

Im *katatonen Stupor* finden sich Kurven, die ein Gegenstück zur erregten Vielfalt der irritativen Krankheitsbilder bieten, und zwar in Gestalt einer *eintönig tiefliegenden* Kurve mit verwaschenen unbedingten und bedingten Nahrungsreflexen. Sie nähern sich morphologisch sehr den elektrischen Äußerungen der depressiven Melancholiker, sind aber immerhin noch etwas gestaltreicher als jene.

Im ganzen gesehen führt die EDG-Analyse Schizophrener in das allgemein-*vegetative* Forschungsgebiet hinein, das schon von jeher eine große Zahl subtiler und fleißiger Einzelarbeiten auf den Plan gerufen hat. Hierher gehören die Befunde über *verlangsamten Stoffwechsel,* besonders bei den katatonen Formen der Schizophrenie und übrigens auch bei paralytischen Stuporen. GJESSING setzte in mühsamen Reihenuntersuchungen an einzelnen Kranken psychotische Zustandsbilder in Parallele zu den somatischen Teilerscheinungen. Der Autor fand mit großer Regelmäßigkeit bestimmte vegetative Umstellungen des *Blutbildes des Grundumsatzes, der Stickstoffbilanz, der Pupillenweite* u. a. m. in Abhängigkeit von Stupor- und Erregungszuständen bei schizophrenen Kranken. Das Wichtigste der GJESSINGschen Untersuchungen besteht in der Entdeckung *periodischer* Stickstoffretentionen während der Wachzeit der Katatoniker, die in den Stupor- und Erregungszuständen wieder ausgeschwemmt werden. Diese krankhaften Stoffwechselvorgänge erscheinen geradezu als natürliche Ausgleichsreaktionen. Man kann von einer periodischen Reizung und Hemmung der vegetativen Hirnstammfunktionen sprechen, denen nach bisheriger Kenntnis kein faßbares anatomisches Substrat gegenübersteht. Offenbar sind es die gleichen funktionellen Veränderungen, die auch das EDG im Zerfall der hypothalamischen und striären Rhythmen zum Ausdruck bringt. Wir verweisen auf die im vorigen Kapitel bei Hirnverletzten erhobenen Befunde.

Gleichfalls mit internistischer Methodik arbeiteten D. JAHN und H. GREVING bei ihren Untersuchungen über die körperlichen Störungen bei *katatonen Stuporen* und bei der tödlichen Katatonie. Sie fanden auffallende Fehlsteuerung in der Regulation des roten Blutbildes, genauer gesagt eine Steigerung der roten Blutbildung mit *vermehrten Erythrocyten* und Jugendformen bei *verringertem* Abbau. Das sonst gelbe Mark der Röhrenknochen war in rotes Mark umgewandelt. Der Blutdruck stieg besonders bei der tödlichen Katatonie mit ihrem ungeheuren zwecklosen Verbrauch an Körperkräften. Es kam zu schwerer *Akrozyanose,* — man vergleiche hierin das in den BINGELschen Bildern erscheinende tiefe Niveau an den Armen (C_6), — und zu ausgedehnten Hautblutungen, schließlich oft unter *Fieberanstieg bis auf 40 Grad ohne irgendwelche infektiöse Ursache* zum Tod im Kreislaufkollaps. Die Autoren denken an ein aus dem Eiweißstoffwechel stammendes histaminähnliches Gift, welches diese vegetativ neurotrope Wirkung hervorbringt. Über ähnliche Beobachtungen an Katatonikern berichtet auch K. F. SCHEID.

Diese Untersuchungen haben gerade vom Standpunkt der Rhythmenforschung erhebliches Interesse. In einem späteren Kapitel über die *Regulation des Blutbildes* wird sich zeigen, daß Neubildung und Abbau der roten Blutzellen in Knochenmark und Leber derselben reflexogenen Steuerung unterliegen, wie das EDG. Damit ist natürlich über das Wesen oder auch nur die somatische Basis der *Schizophrenie* gar nichts ausgesagt, immerhin aber etwas über *stereotyp-vegetative Begleiterscheinungen* dieser Erkrankung, die dem Psychiater gegebenenfalls diagnostisch wertvolle Fingerzeige geben können.

Bei der *progressiven Paralyse* ergab sich sowohl nach BINGEL wie nach M. SCHRÖTER eine meist auffallend gut markierte Nahrungsrhythmik, zumindest im unbedingten Reflexbild. Das steht vielleicht in Übereinstimmung mit der Tatsache, daß bei diesen Kranken im allgemeinen die Nahrungsaufnahme weniger leidet, ja sogar eine gesteigerte Freßlust zu verzeichnen ist. Die Ausschläge an Armen und Beinen befinden sich meist in korrekter zeitlicher Übereinstimmung. Sie koinzidieren aber meist *nicht* mit den Mahlzeiten selbst, sondern rücken diesen gegenüber unter *Erhaltung* der *Pausenlänge* voran. Es überwiegt also die oben besprochene mnestische Zeitschablone der *Zwischenhirnrhythmik* ohne die Einflüsse der kortikalen Taktgebung. Offenbar hat die kortiko-thalamische Verbindung Schaden gelitten, wie es auch den anatomisch-klinischen Gegebenheiten entspricht. Ein Kranker BINGELS, der nach der Malariabehandlung ein ausgesprochen schizophrenes Zustandsbild bot, zeigte ein Kurvenbild, das jenen Schizophrenien der Abbildung zum Verwechseln ähnlich sah.

Wohl jeder erfahrene Psychiater weiß über Katatoniker zu berichten, die nach dem Erwachen aus scheinbar gänzlich teilnahmslosem Stupor überraschend genau über die Vorgänge in ihrer Umgebung zu berichten wußten. BINGEL zitiert einen in der Literatur beschriebenen Fall eines über 20 Jahre hindurch hindämmernden Stuporösen, der sich dann spontan erhob, ansprechbar war und eine gute Orientierung auch bezüglich der Vergangenheit bewies. Man wird also mit Recht die im EDG gelegentlich auch bei stuporösen Katatonikern zutage tretende *Rhythmik* auf *noch vorhandene Umweltbeziehungen* zurückführen dürfen. Sicherlich ein wichtiger Befund und eine weitere diagnostische Möglichkeit für den behandelnden Irrenarzt!

Vierter Teil.

Elektrographische Organdiagnostik und Funktionsprüfung des vegetativen Nervensystems.

A. Der zerebrale Abschnitt des vegetativen Reflexbogens.

Während die Ausführungen des II. und III. Teils vorwiegend theoretische Grundlagen des EDG behandelten, wollen wir im folgenden die *praktische* Anwendung der gewonnenen Einsichten, in erster Linie für die Bedürfnisse des *Facharztes* bestimmt, zu einer übersichtlichen Darstellung bringen.

Das hierbei benützte Verfahren läuft im wesentlichen auf die Erweiterung des bereits auf Seite 30 aufgestellten *Dermatomgesetzes* des EDG hinaus und verwendet die in Teil II und III gefundenen Grundsätze, um in möglichster Angleichung an die *anatomischen* Gegebenheiten zugleich eine *Funktionsprüfung* des *vegetativen Nervensystems* durchzuführen.

Wir folgen also in unseren Erörterungen etwa einem jener bekannten neurologischen Tafelbilder, wie sie Friedrich von Müller als Schema der sensiblen, L. R. Müller für die Ausbreitung der vegetativen Nerven empfohlen haben.

Als zerebral bedingt gilt für die Deutung des Elektrodermatogramms in erster Linie jedes Geschehen, das sich an der Kurve durch *überall gleichzeitiges* Auftreten bemerkbar macht. Das gilt sowohl für die Niveauveränderungen nach oben oder unten als auch für die Tagesrhythmen, d. h. die eigentlichen Ausschläge der Nahrungsreflexe. Geringe Höhenveränderungen der Amplituden können dabei in Kauf genommen werden, solange solche Höhendifferenzen an einzelnen Hautstellen nicht übermäßig hervorstechen.

Bezüglich der *Niveauveränderungen* der Kurve, auf die bereits wiederholt eingegangen wurde, sei nochmals kurz wiederholt, daß die beiden *Extreme* nach der *sympathikotonischen* Höhenlage und der *vagotonischen* Tieflage klinisch von besonderer Bedeutung sind, indem erstere fast stets eine *thyreogene* Hypersekretion basedowoider Art, letztere eine den tetanoiden Typ häufig begleitende psychische *Depression* verrät. Auf rein physikalisch bedingte Ursachen solcher Niveauverschiebungen werden wir später zurückkommen.

Es muß gleich hier hervorgehoben werden, daß solche Gleichmäßigkeit, in den meisten Fällen geht diese bis zur kongruenten Übereinstimmung der Kurven an der gesamten Hautoberfläche, stets unter *Ausschluß* des

Trigeminusgebietes

gemeint ist, also nur die Extremitätenareale und die Haut des Stammes betrifft. Die Dermatome der drei Trigeminusäste, meistens sogar mit Einschluß der oberen *Halsdermatome* nehmen eine *Sonderstellung* ein und scheinen geradezu eine *Gegenregulation* zu den Innervationen an der übrigen Haut zu bilden. Sie pflegen z. B. elektrisch auch dann im Niveau hochzustehen, wenn am Rumpf und den Extremitäten die niedrigen Kurvenwerte der Depressiven gefunden werden.

Wenigstens gilt dieses Verhalten für die „kleine Psychiatrie“ des Internisten, also die noch einigermaßen im Normalbereich liegenden Verstimmungen der Neurastheniker sowie der vegetativ Stigmatisierten und Psycholabilen. Offenbar handelt es sich hierbei um eine vikariierend gesteigerte *Wasserabgabe der Gesichtshaut* gegenüber einer (vagotonischen) Minderleistung dieser Funktion an der übrigen Körperhaut. Das umgekehrte Verhalten, d. h. niedriges Niveau im Trigeminusgebiet bei Kurvenhochstand des Rumpfes und der Extremitäten haben wir bisher in reiner Form kaum beobachtet. Eine ausgeprägte vagotonische Tiefstellung mit „leerer“ Rhythmik, d. h. also Auslöschung sämtlicher Nahrungszacken, scheint im Trigeminusgebiet nur als neurologisches Kuriosum vorzukommen.

Zunächst wäre es naheliegend, die meist sympathikotonisch erhöhte Lage des elektrischen Niveaus auf rein physikalische Ursachen zurückzuführen, nämlich auf die bessere Stromleitung infolge der in der Gesichtshaut reichlicher vorhandenen *Schweißdrüsen.* Die Dinge könnten sich etwa ähnlich verhalten wie an den *Handflächen und Fußsohlen,* wo bekanntlich die Rhythmik in der Schweißbildung und dem dadurch gleichfalls erhöhten elektrischen Niveau gleichsam ertrinkt und ausgelöscht wird. Deshalb ist ja an diesen Körperstellen die EDG-Messung grundsätzlich zu vermeiden.

Dieser bequemen Deutung stehen indessen Erfahrungen anderer Art entgegen, die beweisen, daß unter besonderen Bedingungen, wir wissen diese im einzelnen noch nicht genau zu nennen, eine prägnante Rhythmik gerade im Stirn- und Wangengebiet vorhanden ist, während diese am übrigen Körper fehlt. Für eine *Sonderstellung der vegetativen Innervation der Gesichtshaut* sind auch die Kombinationen bestimmter Kurvenabweichungen mit *Anomalien* der *Pupillenweite* anzuführen, auf die wir weiter unten noch zurückkommen.

Anatomische Verhältnisse.

Somit muß die Erklärung für die erwähnten Besonderheiten außer in physikalischen Bedingungen doch auch in *anatomischen* Abweichungen der vegetativen Innervation gesucht werden. Die Innervationsverhältnisse liegen hier unübersichtlicher und scheinbar komplizierter als im spinalen Bereich, denn die Beziehungen zu den medullären Kernen sind trotz der kürzeren Leitungswege, wenigstens in den parasympathischen Anteilen sehr viel summarischer auf engem Raum zusammengefaßt. Eine dermatommäßige Zuordnung der vegetativen Hautinnervation zu den Trigeminuswurzeln ist einstweilen noch nicht sicher zu begründen. Im Kerngebiet des Trigeminus gibt es noch keine autonomen Zellgruppen. Diese beginnen erst im Bereich des Fazialis (Nucleus salivatorius) und des Nervus glossopharyngeus (Nucleus originis salivatorius) für die Gland. parotis. Diese entsenden, soweit bekannt, rein sekretorische Fasern zu den Speichel- und Tränendrüsen. Wir müssen ihnen *parasympathische* Eigenschaften zuschreiben, wie unter anderem die Erregung durch Pilokarpin beweist. Als Schaltstelle der prä- und postganglionären Fasern kommt in erster Linie das Ganglion sphenopalatinum in Betracht. Der Nervus petrosus superf. major, der die letzte Verbindung zwischen diesem Ganglion und den salivatorischen Kernen der Medulla schafft, ist nach L. R. Müller als Ramus communicans albus dieses Ganglions zu betrachten. Dies ist sicher insofern richtig, als nach R. Greving die Schweißbahnen für das Gesicht und mit ihnen vermutlich auch die der Perspiratio insensibilis teils mit dem Fazialis, teils mit dem Nervus Petrosus superfic. major gemeinsam zum Ganglion sphenopalatinum ziehen, um sich von hier aus, ganz wie am übrigen Körper, den sensiblen Fasern, hier also den Trigeminusästen zuzugesellen. Über diese sympathischen Teile der Schweißdrüseninnervation des Kopfes wissen wir, daß sie im wesentlichen aus dem Rami communicantes stammen, die von den dritten bis vierten oberen Halssegmenten ausgehen und die ihrerseits im Ganglion cerv. supremum zusammengefaßt worden sind. In ihrem weiteren Verlauf schließen sich Schweißbahnen aus den Nervengeflechten des Plexus caroticus an, von wo aus die Verbindungen zum eben genannten Ganglion (Sphenopalat.) und weiterhin auch zum *Ganglion Gasseri* aufgenommen werden. Was die Schweißdrüsen anbelangt, so schreibt ihnen Greving, ebenso wie den Speichel- und Tränendrüsen, eine *doppelte Innervation* zu, die ebenerwähnte aus dem Halssympathicus und eine bulbär autonome, die in ihrem Weg zum Ganglion Gasseri noch ungeklärt ist und jedenfalls anatomisch zurücktritt.

In der Tat spricht das elektrische Verhalten und somit die Perspiratio insensibilis im Trigeminusbereich und meist auch noch in den oberen *Halssegmenten* für ein *Überwiegen* der *sympathischen Innervation* gegenüber einer parasympathischen Hemmung. Die hohe, meist zackenlose Horizontale ist durchaus die Regel und darf aus den eben erörterten Gründen keinesfalls als eine Folge thyreogener Einflüsse gedeutet werden. Dieser Schluß ist nur dann erlaubt, wenn auch die übrige Körperhaut sowohl am Rumpf wie an den Extremitäten diese extreme Sympathikotonie zeigt.

Es war notwendig, hier vorzugreifen und die Kopfinnervation seitens des Trigeminus, obwohl eigentlich der Medulla oblongata zugehörig, in Anbetracht ihrer erwähnten Sonderstellung im zerebralen Teil des Reflexbogens zu behandeln.

Rhythmenverschiebung.

Wir kehren nach diesem Exkurs wieder zur zerebralen Innervation im engeren Sinne zurück und wiederholen die früheren Feststellungen: *Kortikal* bedingt sind alle Reflexausschläge der *Tages- und Nachtrhythmik*, soweit diese mit dem Nahrungsreiz *bedingt* oder *unbedingt* reflektorisch zusammenhängen. Dagegen sind *Totalverschiebungen* ganzer Zackengruppen um ein *gleiches Zeitstück*, d. h. sogenannte *Schablonenverschiebungen dienzephal* ausgelöst. — Zeitliche Verschiebungen von Einzelzacken unterliegen den Pawlowschen *Hemmungs-* und *Bahnungsgesetzen*, die in Teil II ausführlich besprochen wurden. Auch hier ist wohlgemerkt auf die über das *gesamte* Hautgebiet reichende Versetzung solcher Gipfelanomalien zu achten, wenn ihre *kortikale* Entstehung gelten soll. Im *Einzel-*

dermatom dagegen ist das gleiche Geschehen als das *Rudiment* einer *dienzephalen Schablone* zu betrachten, wie später gezeigt werden wird. Aus den gleichen Gründen ist auch

die Basedowkurve

als ein *zerebraler* Vorgang, und zwar als Reizzustand eines dienzephalen (striären?) „Tonuszentrums" zu betrachten, der sich im Sinne einer *sympathikotonischen* Dauerausscheidung der insensiblen Wasserabgabe äußert. Zum Unterschied gegenüber dem Vollbasedow zeigt die einfache inkomplette *Thyreotoxikose* lediglich die im Vergleich zum Diabetes erwähnte *übersteigerte Gipfelbildung* (vgl. auch Abb. 34, S. 115), welche gleichfalls an Einzelgipfeln im Dermatom offenbar infolge *Reizung sympathischer Grenzstrangsganglien* vorkommen kann, hier aber wohl auf einer *Enthemmung* der an der Nahrungsreflektorik unmittelbar beteiligten *suprabulbären* Gangliengruppen beruht (vgl. Lit. l. c. 36). Vermutlich sind für den Umschlag der harmlosen Thyreotoxikosen in den Vollbasedow auch die von SUNDER-PLASMANN gefundenen *neurohormonalen Zellen* beteiligt, welche im Verbande des Epithels und Terminalretikulums ein förmliches adenomatöses Parenchym bilden können. Wie man sich im einzelnen die Neu- und Umbildung solcher spezifischer Zellverbände auch denken mag, das Verhalten der EDG-Kurve bestätigt jedenfalls sehr eindringlich die bereits früher von SCHITTENHELM, VEIL und STURM und F. HOFF vertretene Auffassung einer dienzephalen Auslösung der Thyreotoxikose im allgemeinen, des *Morbus Basedow* im besonderen.

Schockreaktionen.

Auf eine in der Literatur noch immer vorhandene Unsicherheit in der Definition der Begriffe *Schock* und *Kollaps* kann hier nicht eingegangen werden. Die noch relativ spärlichen Untersuchungen, die bisher über das EDG im Kreislaufkollaps sowie beim anaphylaktischen Schock vorliegen, stimmen mit der Beschreibung HASSLINGERS beim *chirurgischen Schock* überein. Es findet sich ein *vagotonischer* Tiefstand des gesamten Kurvenniveaus meist bis zum völligen Rhythmenverlust. Nach Überwindung der bedrohlichen Erscheinungen gehen die Arm- und Beinkurven — das EDG wurde nur in diesen Bereichen aufgenommen — in eine an den *Basedow* erinnernde Hochlage über. Diese „*Überwindungsphase*", die als eine Mobilisierung der Körperkräfte im Sinne einer *ergotropen* Reaktion nach W. R. HESS anzusprechen ist, findet sich übrigens nach beliebigen eingreifenden Operationen und kann als prognostisch gutes Omen aufgefaßt werden.

Im allgemeinen begegnet man der Ansicht, daß der Schock durch eine akute Störung der Vasomotorzentren in der Medulla oblongata zustande komme. Soweit wir den Schock als einen kompensatorischen Zustand betrachten, können wir hinzusetzen, daß dabei die höheren dienzephalen Zentren noch intakt bleiben. Im elektrischen Bilde äußert sich diese Situation durch den erwähnten gleichmäßigen Tiefstand des EDG an allen vier Extremitäten.

Anders, wenn im Kollaps auch diese übergeordnete Steuerung versagt, dann kommt es zunächst zu einem stärkeren Auseinandertreten der Arm- und Beinkurven bzw. der Niveaulagen der oberen und unteren Körperhälfte und in schweren Fällen zu einem völligen Zerfall und schließlich zur Auslöschung der Rhythmik.

Die wichtigsten Kurvenformen.

Die klinische Praxis darf es als eine Erleichterung ihrer Arbeit betrachten, daß sie sich um die Entstehungsweise der einzelnen Kurvenformen und ihre Beziehungen zur Pawlowschen Nahrungsrhythmik kaum zu kümmern braucht. Höchstens die unter d) und e) in Abb. 26 angeführten Besonderheiten sind — im Dermatomgebiet — zu beachten. Im übrigen aber genügt die summarische Feststellung, ob *überhaupt Rhythmen vorhanden sind oder nicht*, und ob diese an allen Körperstellen übereinstimmen.

Wir geben trotzdem im folgenden eine kurze Übersicht über die meist vorkommenden Reliefbilder und ihre rein morphologische Ableitung. Die physiologische Deutung haben wir bereits in Teil II ausführlich gegeben. Im übrigen beachte man hierzu auch die in den Abb. 26 wiedergegebenen Kurvenreliefs und ihre gestaltlichen Übergänge.

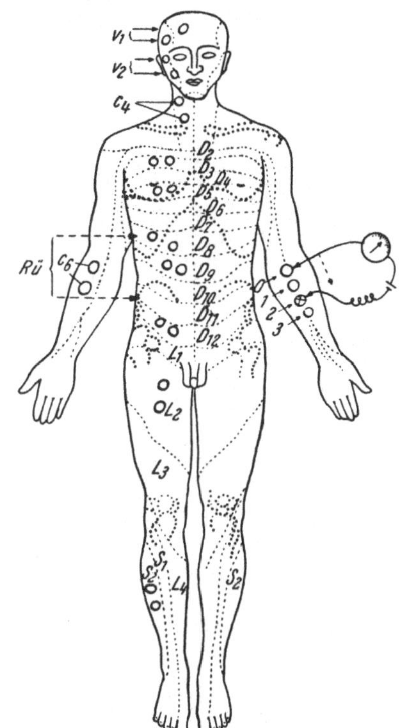

Abb. 25. Übersichtsschema der häufigsten Meßpunkte. Nach Möglichkeit sind außer den vier Extremitäten (Arm- und Oberschenkelbeugeseite), ein Brust- und Bauchfeld, wenn angängig auch ein Kopffeld (Trigeminus) zu erfassen. Am linken Arm der Figur Schemaskizze für die Messung lokaler (intradermaler) Reizeffekte (pharmakologische und Strahlungsreize) = Methode der biologischen Koordinaten).

Unter Hinweis auf Abb. 26 finden sich folgende Typen:

a) Normaltyp mit guter Ausprägung sämtlicher unmittelbar dem Nahrungsreiz folgender Reflexzacken. Hierbei kann

b) die um 4 Uhr aufschießende sogenannte „Wasserzacke" entweder mit der M-Zacke (Mittagessen) oder der A-Zacke (Abendessen) verschmelzen (vgl. die entsprechende Abb. 14b).

c) Die F-Zacke (Frühzacke) oder A-Zacke, mitunter auch beide gemeinsam, können ausfallen bzw. gehemmt sein. Auch die unbedingten Nahrungsreflexe unterliegen, wenn auch weniger stark wie die bedingten Ausschläge hemmenden, gelegentlich auch „bahnenden" Einwirkungen, besonders durch äußere Reize der Umgebung. Es erfolgt dann erst wieder ein abendlicher Kurvenanstieg zur Zeit des beginnenden Nachtschlafes, etwa um 22 Uhr bzw. der ihr entsprechenden Müdigkeit (vgl. Abb. 26a, obere Kurve).

In manchen Fällen ist auch eine Zacke auf den Nahrungsreiz des zweiten Frühstücks (F_2) vorhanden, die sich sowohl mit der M-Zacke verbinden, diese aber auch, wenn der F_2-Reiz besonders stark war, unterdrücken kann. Die K-Zacke und meist auch die A-Zacke folgen dann in gleichem gewohntem Abstand von zirka zwei Stunden. Es resultiert eine dem Normalbild a) scheinbar gegenläufige Zackengruppierung, indem statt des Mittagsgipfels ein Tal, hier um 13 Uhr, entsteht.

d) Ganz ähnliche Bilder entstehen, wenn ein *Nahrungsreiz* zu ungewohnt früher Zeit, in diesem Fall etwa um 5 Uhr früh, gegeben wurde (Sommerzeit). Es rückt dann automatisch die gesamte Tagesrhythmik um den Betrag der vorverlegten Zeit gleichfalls, und zwar unter Erhaltung der üblichen Pausenlänge (vgl. Abb. 26 d) vor. Es entsteht das, was der Physiker oder Ingenieur als eine Phasenverschiebung bezeichnet. Wir sprechen von einer *Schablonenverschiebung*.

Die Angewohnheit einer falschen Nahrungszeit, etwa das Durcharbeiten im erwerbstätigen Großstadtleben, bedingt häufig Abweichungen in Gestalt atypischer Gipfelbildungen, die im großen und ganzen der Umstellung der Nahrungsaufnahme angepaßt sind.

Methodisch geht man am besten so vor, daß man die beiden Elektroden im Abstand von wenigstens zwei Querfingern, aber auch nicht weiter als um Handbreite, hintereinander auf den Beugeseiten der Vorderarme und den *Streckseiten* der Oberschenkel anlegt. Man sollte nach Möglichkeit darauf bedacht sein, *symmetrische* Stellen der Körperfläche miteinander zu vergleichen. Die O-Elektrode ist hierbei *distal* d. h. periphärwärts vom Herzen aus gerechnet anzulegen.

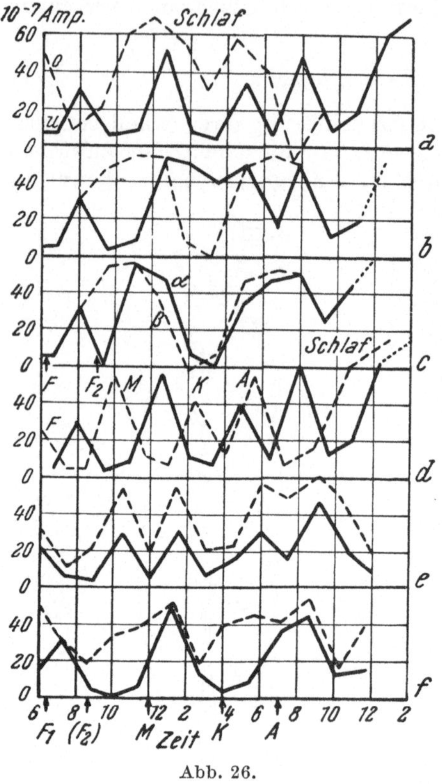

Abb. 26.

Im Trigeminusgebiet verfährt man auf ganz dieselbe Weise. Alle Einzelheiten über Elektrodenpunkte ersieht man leicht aus Abb. 1 u. 25.

Psychogene Reaktionen.

Ein in seinen vegetativen Funktionen ausgeglichenes Individuum wird unter diesen Bedingungen an allen Körperstellen *gleiche* Werte wie in Abb. 2 dargestellt ergeben. Voraussetzung ist allerdings, daß die Versuchsperson sich schon längere Zeit vorher unter konstanten Milieubedingungen befunden hat.

Im allgemeinen bildet das tiefe depressive Niveau mit verschwommener und ungeordneter Rhythmik die Regel bei allen *Schwerkranken*, die an ihrer *Umwelt nicht mehr teilnehmen*. Auch die in Abb. 37 geschilderte *Tuberkulose* gehört hierher, obgleich die in Einzelzacken erhaltene

„führende Rhythmik" noch durchbricht und als prognostisch günstig zu beurteilen ist.

Wie sehr gerade solche rudimentäre „Depressionskurven" Ausdruck unbewußter und alltäglicher Tragödien sein können, wurde uns erst neulich wieder an einer unserer Patientinnen klar, die bereits jahrelang von verschiedenen Ärzten wegen „nervöser" Störungen, polyglandulärer Insuffizienz oder „vegetativer Dystonie" behandelt worden war. — Wir fanden alle Organe in Ordnung, auch gynäkologisch keinen Befund. Nur das Blutbild bot mit einer mäßigen, mehr nach der Seite der Chlorose deutenden Anämie gewisse Anhaltspunkte, ebenso der etwas niedrige Blutdruck. Das schließlich vorgenommene EDG deckte indessen eine tiefe Depressionskurve auf, die nur im Bauchgebiet von spärlichen in sich harmonischen Zacken unterbrochen wurde. Wir sagten der Patienten die Depression auf den Kopf zu, die zunächst bestritten wurde. — Weil die vierzehnjährige Ehe kinderlos geblieben war, vorsichtige Fragen in dieser Richtung. Dann erst, unter plötzlichem Tränenstrom das Geständnis ‚daß sie seit acht Jahren von ihrem Manne vernachlässigt werde. — „Hinc illae lacrimae" — und die Bestätigung des EDG!

B. Der spinale Abschnitt des vegetativen Reflexbogens.

Innervationsfragen.

Die elektrischen Reaktionen des Trigeminusgebietes erhalten ihre volle Klärung erst im weiteren Zusammenhang der spinalen Reflexbilder, die wir nunmehr näher betrachten wollen. Auch die oberen Halssegmente bereiten der Deutung noch gewisse anatomische Schwierigkeiten.

Das liegt an der Unübersichtlichkeit der vegetativen Hautverbindungen im Halsgebiet infolge Verschmelzung mehrerer Grenzstrangganglien miteinander, derart, daß z. B. die rami communicantes, die aus den drei bis vier oberen Halsnerven hervorgehen, im *Ganglion cervicale sup.*, die aus C_6 bis C_8 entspringen, im *Ganglion stellatum* vereinigt werden. Die parasympathischen Hautinnervationen liegen im Bereich des Rumpfes gleichfalls deutlich einfacher als im Gesicht und im oberen Halsabschnitt. Schon aus diesen kurzen anatomischen Hinweisen geht hervor, daß die Haut der Arme, da sie die vegetative Innervation aus C_6 und C_7 neben D_1 aufnimmt, auch *funktionelle* Besonderheiten gegenüber dem *Truncus* erwarten läßt.

Bei diesen Überlegungen ist zunächst die Innervation der Schweißdrüsen und Vasomotoren ins Auge gefaßt worden, der sich sehr wahrscheinlich die Innervation der *Perspiratio insensibilis* und damit das Verhalten des EDG anschließt. Man darf im *Brustteil* des Grenzstranges, also etwa im Bereich von D_1 und L_1 mit einem *nach Höhenlage* und *Ausbreitung* sehr *gleichmäßigen* und den *sensiblen* Dermatomen entsprechenden Verlauf auch der vegetativen EDG-Fasern rechnen. Die Bahnen der *Vasodilatatoren* sowie die *Hemmungsfasern* der Vasomotoren und Piloarektoren verlassen das Rückenmark durch die hinteren Wurzeln, haben ihre erste Umschaltung im Intervertebralganglion und verlaufen mit dem peripherischen Nerv zu ihrer Wirkungsstätte im Dermatomgebiet der Haut. Ganz das gleiche gilt für die *niveausenkenden, parasympathischen* und, funktionell betrachtet, die Perspiratio insensibilis hemmenden Fasern des EDG. Die aus den Vorderwurzeln d. h. eigentlich durch eine intraspinale Verbindungsfaser aus den *vegetativen Seitenhornzellen* des Rückenmarks entspringenden Vasokonstriktoren ziehen zunächst *im ramus comm. albus zum* Grenzstrangganglion und nach einer Umschaltung hier mit ihrer *postganglionären Faser im ramus comm. griseus* gleichfalls zum Spinalnerv. Dem würde im Falle des EDG jener, freilich noch hypothetische sympathische Antagonist entsprechen, welcher die *Niveauerhebung* der Kurve oder funktionell ausgedrückt die *Dauerausscheidung,* also *nicht rhythmisch* beanspruchte epitheliale *Wasserausscheidung* zustande bringt. Den Beweis für diese Art der Niveausteuerung haben wir bereits in Teil I gegeben. Für die *Kurzrhythmik* selbst liegen die Dinge komplizierter. Wir wissen, daß sie engere Beziehungen zum *Grenzstrang* hat und daß sie offenbar mit den Gefäßgeflechten zur Haut gelangt. Es läßt sich weiterhin sagen, daß diese „Rhythmenfasern", soweit sie sympathischer Natur sind, also den *Anstieg* zur *Gipfelbildung* bewerkstelligen, nach ihrem Austritt aus dem Rückenmark *längere präganglionäre Fasern bilden* und bis zu ihrer Umschaltung in einem tieferen Ganglion mehrere sympathische Ganglien durchziehen können. Jedenfalls fanden sich bei *Querschnittsläsionen* (im oberen Brustmark) trotz maximaler Schweißbildung im oberen gesunden Hautabschnitt und fehlender Schweißabsonderung im tieferen gelähmten (paraplegischen) Hautabschnitt die EDG-Rhythmen völlig unbeeinflußt. Das war nur möglich, wenn diese „Rhythmenfasern" im Gegensatz zur dermatomgebundenen Schweißbildung diese kritische Zone *neben* der Spina, also im *Grenzstrang* überbrücken konnten. Allerdings würde diese Beobachtung bei gleicher Schlußfolgerung auch die *talbildenden Fasern der Kurzrhythmik* einschließen. Da diese Fasern als Antagonisten parasympathischer Natur sein müssen, führt das auf die einstweilen noch ungewohnte Vorstellung einer *vagusartigen Leitungsbahn* im *Grenzstrang.*

Inzwischen ist durch die Arbeiten KEN-KURES und seiner Schüler zunächst einmal im *Splanchnicus*, der bislang als rein sympathischer und für die Baucheingeweide hemmender Nerv galt, die *spinalparasympathische* Leitung sichergestellt worden, und zwar nicht nur für motorische Funktionen im Bereich der Baucheingeweide, sondern auch für vasomotorische und teilweise inkretorische Leistungen (Adrenalin, Insulin?). Somit steht einer Übertragung ähnlicher Erwägungen auf unser Gebiet grundsätzlich nichts im Wege.

Merkwürdig ist, daß eine Beeinflussung der Amplituden, sei es im Sinne der Erhöhung oder Erniedrigung *stets beide Zügler gemeinsam* betrifft, wenn solche Amplitudenveränderungen im peripheren und isolierten Dermatom auftreten. Eine Verzerrung der Gipfelbildung durch alleiniges Betroffensein *eines Züglers* fanden wir bisher nur bei Hirnverletzten (vgl. Abb. 22). Es besteht mithin der Eindruck als würde das auf und ab der Kurzrhythmik von *zentraler Stelle fertig* im Grenzstrang der Peripherie übermittelt. Die spinalen Stellen beeinflussen dieses Plus und Minus der Kurvenbewegung nur in seiner Gemeinsamkeit. Es gilt somit als Arbeitshypothese: *Die Leitung der Reflexrhythmik erfolgt über den Grenzstrang des Sympathicus.* Erregung dieser Leitung führt zur Erhöhung der Amplitudenausschläge im ganzen, Hemmung in dieser Leitung führt zur Erniedrigung bzw. Depression der Amplituden. Damit steht im Einklang, daß man in Fällen meist leichterer Thyreotoxikosen noch nicht die extreme Niveauverschiebung nach oben, sondern nur eine maximale *Steigerung* der Gipfelbildungen findet. Es handelt sich in solchen Fällen leichter bis mittlerer Thyreotoxikosen um einen *sympathicotonischen Reizeffekt,* der neben anderen vegetativen Funktionen auch die erwähnten Rhythmenfasern im Grenzstrang betroffen hat (vgl. Abb. 31, 32, 34).

Methodik.

Die Methodik zur Untersuchung des *spinalen* Abschnitts des Reflexbogens ist an Hand des bereits als gültig befundenen *Dermatomgesetzes* mit dem EDG einfach und unterscheidet sich grundsätzlich nicht von der Technik, die im Bereich der Gesichts- oder Lumbalnerven anzuwenden ist. Es genügen *zwei* Elektroden, die an Armen und Beinen in der früher geschilderten Weise (vgl. Abb. 25) aufgesetzt werden.

Geht man in dieser Weise vor, so ergibt sich im „normalen Fall", der allerdings praktisch am Erwachsenen, der stets Reste überstandener oder florider Krankheitsherde mit sich herumträgt, kaum erfüllbar ist, das sehr eindrucksvolle Bild einer in den einzelnen Dermatombereichen links und rechts und weitgehend auch unter sich übereinstimmenden Kurvenkongruenz. Wo es auf die Beachtung einzelner Dermatome, die sich im elektrischen Bild natürlich ähnlich wie die sensiblen Dermatome gegenseitig überlappen können, nicht so sehr ankommt, kann man mehrere derselben summarisch zusammenfassen, indem z. B. im Rückengebiet nicht horizontal, sondern vertikal gemessen wird. Man bekommt dann gewissermaßen den algebraischen Durchschnittswert aus zwei oder auch drei Einzelkurven, die man bei isolierter Abgreifung der Dermatome erhalten hätte. Eine weitere Kurvenanalyse setzt indessen die Kenntnis der

Headschen Zonen

voraus, die wir ihrer Theorie nach hier nicht in extenso rekapitulieren wollen, da sie für den Kliniker einen wohlvertrauten Arbeitsbegriff darstellen. Ihre Auffindung im elektrischen Bilde wird hinwiederum dem auch für das EDG aufgestellten Dermatomgesetz die endgültige Stütze geben. Wir haben zu beweisen, daß es *dermatombedingte Abwandlungen* des *elektrischen Kurvenbildes* gibt, die sich im Grunde nicht anders verhalten, als die zuerst von MACKENZIE gefundenen als *reflektorisch* angesprochenen Veränderungen der Haut in *sensibler* und vegetativ-nervöser Beziehung, wobei eine *Zuordnung* dieser Hautgebiete zu bestimmten inneren *Organen* besteht. Für die *Hyperästhesie* der Haut hat HEAD diese Zuordnung der Organe und ihrer Hautgebiete in klassisch zu nennenden Untersuchungen dargelegt und auch bereits die Erklärung gegeben, die heute noch im wesentlichen gültig ist. Das erkrankte Organ setzt über die *afferente vegetative Schmerzfaser* via Intervertebralganglion und hinterer Wurzel einen *Erregungsherd* im *Einstrahlungsgebiet seines Rückenmarksegmentes*, der sich dem gesamten Bezirk der hier ein- und abgehenden Fasern vegetativer wie animalischer Natur mitteilt. Soweit die animalischen Schmerzfasern davon betroffen sind, bedeutet das eine Erregbarkeitssteigerung der betreffenden Hautzone, also eine Hyperalgesie oft schon gegenüber feiner Berührung. Für die efferenten, also motorischen animalischen Fasern bedeutet es vermehrte „tonische" Spannung im Skelettmuskelbezirk des gleichen Dermatoms. Der motorisch vegetative Nerv wird eine Tonuserhöhung bzw. einem Spasmus am gleichen (Hohl-) Organ, etwa dem Magen, einem Darmabschnitt oder der Gallenblase hervorbringen, das seinerseits die „Krankmeldung" ins Dermatom des zugehörigen Spinalabschnittes ausgesandt hatte. Aber, und das ist vor allem von Wichtigkeit, es gibt auch vegetative Veränderungen in und an der Haut, sei es in Gestalt von vasalen, meist vasokonstriktorischen Veränderungen oder „trophischer" Anomalien, zu denen wir im weitesten Sinne auch das Phänomen der *Zostererkrankungen* und der *Herpeseffloreszenzen* überhaupt rechnen dürfen. In diesen Fällen tritt die Bindung an das *Dermatom* besonders eindrucksvoll hervor. Es bleibt nunmehr zu demonstrieren, wieweit auch die *elektrischen* Hautreaktionen als eine weitere Organäußerung innerhalb der HEADschen Zonen diesen bereits wohlbekannten klinischen Erscheinungsbildern im Vegetativum an die Seite gestellt werden können, wo ihre Grenzen liegen, und ob die in den anderen Fällen meist vorhandene *Halbseiten*lokalisation auch hier erfüllt ist. Die Entscheidung kann nur durch umfängliche experimentelle Erfahrung erbracht werden. Wir haben uns bemüht, nach Möglichkeit „reine" Fälle lokalisierter Organerkrankungen auszuwählen. Aber das einfache ärztliche Gefühl belehrt uns bereits, daß es solche „reinen Fälle" nicht geben kann, da sich neben den engeren *Symptomen* des *Herdes* selbst sofort auch „*Fernsymptome*" — man denke an die Darmspasmen, die Harnsperre, Erbrechen und Meteorismus bei den verschiedenartigen Steinkoliken — und weiter hinaus die Allgemeinreaktionen des Körpers einschließlich der psychischen Alterationen hinzugesellen. Besonders im späteren Verlauf einer sogenannten Organerkrankung haben wir es häufig mit einer *Generalisation* der ursprünglichen Symptome zu tun, auf die bereits MACKENZIE hingewiesen hat. Wenn also das EDG im Dermatomgebiet reflektorisch vom Organ aus alteriert werden sollte, so werden wir auf Grund dieser Überlegungen nur in *Frühfällen* ein eindeutiges Resultat erwarten dürfen. Je weiter die Generalisation der lokalen Prozesse fortschreitet, desto mehr ist mit *Überlagerungen* auch des elektrischen Geschehens zu rechnen. Dabei werden die schon früher betrachteten *psychischen Niederschläge im EDG* eine weitere Störungsquelle und eine weitere Verschleierung des Organbildes zuwege bringen.

Die Headschen Zonen im EDG.

Im folgenden sollen zunächst einige typische und klinisch wohl definierte Krankheitsfälle besprochen werden, um zunächst das Wesentliche zu erläutern. Das eindrucksvollste Beispiel in der Phänomenologie der HEAD*schen Zonen* bietet die *Angina pectoris.* Eine ausgewählte Beobachtung dieser Art ist die folgende:

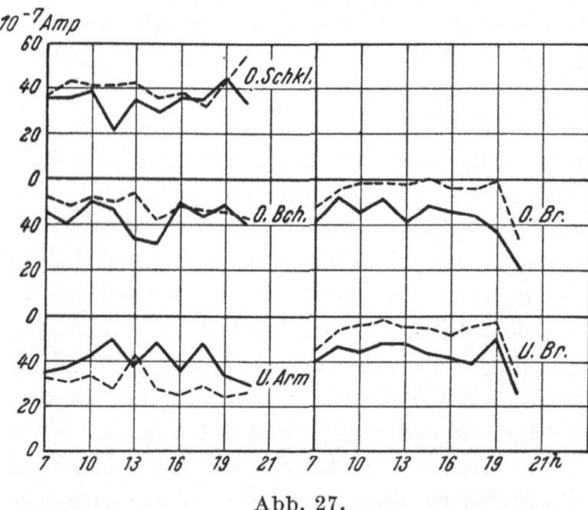

Abb. 27.

Herr R. M., 70 Jahre, aufgenommen am 2. März 1948, war 37 Jahre Bergmann, keine schwere Staublunge, 1943 in Krankenhausbehandlung wegen Magengeschwüren. Seit 1. März 1948 starke Schmerzen im linken Arm sowie über der linken Brust- und Bauchseite. Herz perkutor. und röntgenologisch links wenig verbreitert; geringe Hypertrophie. Breites Gefäßband, Aortenknopf vorspringend. EKG: Vorderwandinfarkt, Schenkelblock atypischer Form. Es besteht Stauungsleber, Nykturie, im Urin Eiweißtrübung, Ubg +. Blutdruck 160/100 mm Hg. HEADsche hyperaesthetische Zone über der ganzen linken Brustseite.

EDG: Zunächst fällt (Abb. 27) die totale Arhythmie auf, nicht nur beim Vergleich der Zackengebilde verschiedener Seiten, sondern auch denen der gleichen Seite. Hier werden die alltäglichen Zeit- und Milieureize entweder von der

Hirnrinde gar nicht aufgefaßt oder von den thalamischen Zentren ungenügend verarbeitet. Wir finden diesen *Verfall der Rhythmik* vornehmlich bei Hirnsklerotikern, bei Basedowikern mit charakteristischen psychischen Symptomen (ziellose Unruhe), Zuständen leichter Benommenheit, also jenen Fällen, in denen die Signale der Außenwelt zwar noch aufgefaßt, aber mangelhaft assoziiert werden.

Dieses Allgemeinverhalten bildet jedoch nur den Hintergrund zu der eigentlichen Störung, die ganz im Sinne der oben geschilderten Hinterwurzelerkrankung — wir haben wohl das Recht die *Interspinalganglien* zu beschuldigen — verläuft. Im oberen linken Brustgebiet und nur wenig schwächer unterhalb der Brustwarze, also etwa in D_3 und D_6, treten die hauptsächlich erkrankten Partien als *zackenlose Horizontale* über die symmetrischen Kurven der rechten Seite *empor*. In wesentlich geringerem Grade setzt sich die Störung bis in die Abschnitte des Oberbauchgebietes, ja sogar des Oberschenkels fort. In der Tat gab der Patient die Ausstrahlung der Schmerzen bis in das linke Bein an.

Mit dem vorliegenden Beispiel einer Angina pectoris haben wir der eingehenderen Darstellung eines späteren Kapitels über die Herzkrankheiten im allgemeinen vorausgegriffen. Worauf es ankommt, ist nicht die Kennzeichnung einer etwa für die Kranzadererkrankung typischen Kurvenform, sondern die Vorführung der auch bei anderen Organerkrankungen vorkommenden, übrigens milderen Form der HEADschen Zone in Gestalt einer *vertikalen Niveauverschiebung* („HEAD II") mit Verlust der gesamten Tagesrhythmik. Das Hochsteigen des Niveaus hatten wir bereits früher wiederholt kennengelernt und dem *Versagen* des am EDG beteiligten *Hinterwurzeltonus* zugerechnet.

Um für die folgenden Darlegungen gerüstet zu sein, wollen wir sogleich eine andere, zweite wichtige Form der HEADschen Zonen betrachten, die uns als *Horizontalverschiebung* („HEAD I") des Kurvenreliefs bereits in anderen Zusammenhängen begegnet ist.

Um eine störende Weitläufigkeit der Darstellung zu vermeiden, seien die betreffenden Eigentümlichkeiten zugleich an einer bestimmten Krankheitsgruppe, nämlich den

Erkrankungen der Gallenblase,

zur Sprache gebracht.

Abb. 28. Frau E. Z., 55 Jahre. In der Vorgeschichte Halsdrüsentuberkulose mit Fistelbildung vor 25 Jahren. Vor einem Jahr erstmalig heftige Kolikschmerzen im *rechten Oberbauch,* Ausstrahlung in den Rücken, heftigstes Erbrechen während der Anfälle. Wiederholung ähnlicher Anfälle vor drei Monaten. Haut leicht ikterisch. Perkutor. rechte untere Lungengrenze hochgedrängt. Druckschmerz und Abwehrspannung unter dem rechten Rippenbogen bis in Nabelhöhe reichend. BDR fehlt hier. Urin: leichte Eiweißtrübung, Ubg., Urb., Bil. + +; Leuko 10400, keine Linksverschiebung. HEADsche Zone (auf Nadelstiche): deutliche Hyperaesthesie im linken (!) Ober- und Unterbauch.

EDG: Den klinischen Erwartungen entsprechend wählt man bei Baucherkrankungen die Ableitung am besten an symmetrischen Stellen des Ober- und Unterbauchgebietes, die etwa D_8 und D_9 oberhalb des Nabels bzw. D_{11} und D_{12} unterhalb des Nabels entsprechen.

Dieses Vorgehen empfiehlt sich grundsätzlich bei allen Leberstörungen, auch der Stauungsleber der Herzkranken! Die Rückensegmente in Höhe des Zwerchfellansatzes sollten nicht vergessen werden. Jedoch genügt für sie, schon der Zeitersparnis wegen, eine summarische Zusammenfassung mehrerer Dermatome, indem man die Elektroden *vertikal* in der Schulterblattlinie aufsetzt.

Das Resultat zeigt Abb. 28. Sofort fällt das „leere" zackenlose Niveau am rechten Unterbauch auf. Auch auf der linken Seite ist der Effekt noch vorhanden, jedoch mit noch deutlich ausgeprägten, mit den Nachbarzonen übereinstimmenden Reflexzacken. Die Patientin hatte in der Tat noch lange nach den schweren Gallensteinkoliken über *Obstipation* und eine deutliche Schmerzhaftigkeit dieser Gegend zu klagen. Wo aber bleibt die Hautreaktion des führenden Symptoms, eben der Gallenblase, die man doch im *rechten Oberbauch* erwarten sollte? Das Kurvenprofil der rechten Seite scheint hier rhythmisch durchaus dem der unteren Brust zu gleichen, das seinerseits wieder mit der Armkurve übereinstimmt. Dennoch sind die Kurvengipfel *insgesamt* und unter *Erhaltung der Pausenlänge* um 1½ Stunden vorverschoben. Sie liegen um 10, 1 und 7 Uhr, dort um 11.30, 2.30 und 8.30 Uhr! Somit handelt es sich um die gleiche *dienzephale Schablonenverschiebung* wie in den früheren Beispielen, und dies noch 8 Tage *nach* der Gallenkolik! Die rudimentäre Horizontalverschiebung vereinzelter Gipfel ist, wenn sie maximal im Oberbauchdermatom wie in Beispiel 28 auftritt, fast beweisend für eine Affektion der Gallenblase. Sobald indessen die *Leber* selbst stärker ergriffen ist, wie bei sogenannter cholangitischer „*Hepatose*", findet man Überlagerungen mit einer, wie es scheint, spezifischen Kurvenform, die wir — eine ausführliche Würdigung vorwegnehmend — bereits hier kurz andeuten müssen.

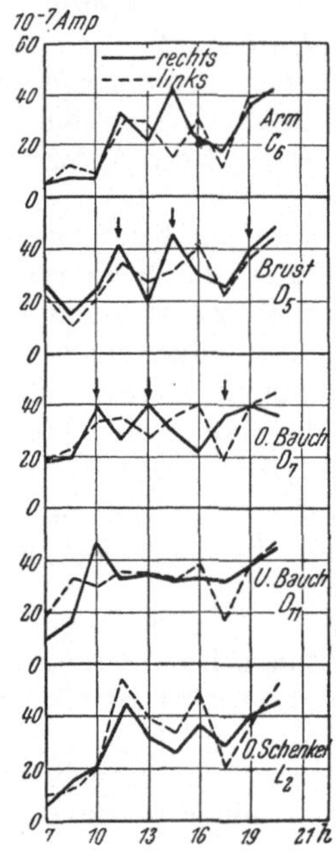

Abb. 28. Cholecystitis. Die im Brust- und Armgebiet rechts harmonische Rhythmik verschiebt sich im Oberbauch-(D_7)-Segment zeitlich um fast eine Stunde in allen Gipfeln (= Schablonenverschiebung). Im Unterbauchgebiet verschwinden auch diese Rhythmen, um im Oberschenkel (L_2-Dermatom) wenigstens teilweise zurückzukehren.

Nr. 45. Hermann Br., 48 Jahre. 1924 Appendectomie. 1945 Amputation des linken Unterschenkels infolge Verwundung durch Explosivgeschoß. Jänner 1948 Nierensteinkolik. April 1948 Otitis media. Mai 1948 Gelenkrheumatismus nach Angina. Am Tag der Klinikaufnahme deutlicher Ikterus, allmählich zunehmend. Ubg. und Urb. im Harn +, im Blut 1,8 mgr% Bil. Takata negativ, jedoch Mancke-Sommer bis 30. Resistenz normal. Senkung stärker erhöht. Rö.: Gallenblase nicht gefüllt. Palp.: Leber etwas vergrößert, schmerzhaft, besonders in Gallenblasengegend. Besserung nach drei Wochen Behandlung. Leichter Ikterus bleibt bestehen (zirka 0,8 mgr% Bil.).

EDG: Zunächst in die Augen fallend eine „träge" buckelförmige Überwölbung und „Aufsaugung" der gesamten Tagesrhythmik, besonders deutlich im *Unterbauchgebiet* (U. Bch.), die wir später als „Leberkurve“ nochmals näher betrachten wollen. Auch in den übrigen Dermatomen sogar in C_7 (Arm) und L_2 (Oberschenkelgegend) noch recht deutlich. In den unteren Bereichen auch schwaches Horizontalverschiebungsbild noch angedeutet. In D_7 (Unterbrust) weniger D_8 (Oberbauch) in HEADsche Vertikalverschiebung übergehend. Wir dürfen diese Andeutung von Verschiebungsbildern I und II (siehe oben) auf die abklingende Gallenblasenerkrankung, die „Buckelform“, wie sich zeigen wird, auf die Störung des Leberparenchyms beziehen. Wir erinnern daran, daß die *Leber* als hauptsächliches Bildungsorgan der Nahrungsrhythmik (über die dienzephale Steuerung) im Falle auch schon leichterer Erkrankung die Auslöschung der Rhythmik zu verantworten hat.

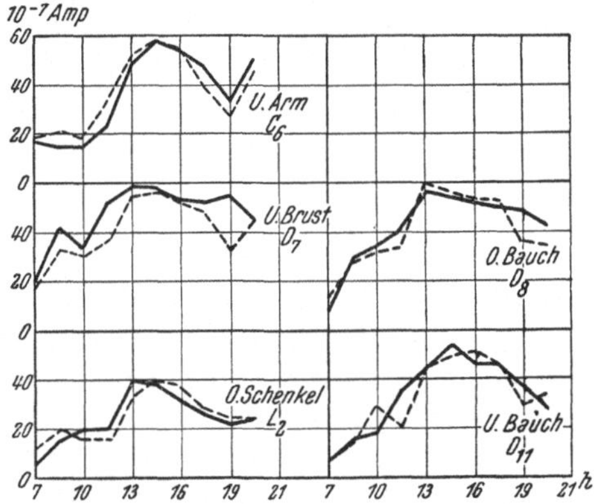

Abb. 29. Auslöschung und Überwölbung (Leberkurve) der Rhythmik mit Vertikalverschiebung in den kritischen Leberdermatomen D_7 bis D_{11} = Cholangitische Hepatose. Der Patient kam zwei Jahre später wegen einer „Steinblase“ zur Operation.

Wir kommen nochmals auf den Fall der Gallensteinkolik (Abb. 28) und das Bild der *Schablonenverschiebung* zurück, das uns hier zum sechsten Male im Verlaufe unserer Darlegungen begegnet. Es zeigt sich hier im *Brennpunkt* der krankhaften Ereignisse, nämlich der auch klinisch durch eine Hyperästhesie gekennzeichneten Zone des rechten Oberbauches etwa in D_7 bis D_9. Dies elektrische Verschiebungsbild ist also offenbar ein Ausdruck der schweren Krankheitszeichen, soweit diese ins vegetative Hautbereich reflektieren. Natürlich steht dieses Beispiel für viele andere ähnlicher Art und kann somit als typisch gelten. In der Rangordnung der elektrographischen Zeichen steht die *Rhythmenverschiebung an erster Stelle* und ist *ernster* zu bewerten *als die vertikale* Niveauverschiebung in beiderlei Richtung. Auch das Hochsteigen des Niveaus ist hier, offenbar als Fern- oder Nachbarsymptom, festzustellen, nämlich wie schon erwähnt, im Bereich der Unterbauchdermatome, etwa um D_{10} herum. Es bestand nämlich zu dieser Zeit gleichfalls eine hartnäckige *Obstipation* vom *spastischen* Typus im gesamten Dickdarmgebiet. Wir wissen, daß dies eine ärztliche schwer zu beeinflussende Begleiterscheinung auch sogenannter „ruhender“ Gallenblasenerkrankungen ist.

Auch die linke Seite ist wenigstens im Sinne einer teilweise verwischten Rhythmik betroffen, aber sie hat im ganzen doch ihr „Gesicht“ gewahrt; jedenfalls ist in allen Kurven ein gleichzeitiger und gut ausgeprägter Ausschlag um 16 Uhr und — wenn im Bauchgebiet auch schwächer — gegen 11.30 Uhr ausgeprägt. Diese Gipfel dienen uns zur Orientierung, da sie offenbar relativ „gesunde“ Vorgänge festhalten. Legen wir einmal dieses sogenannte „Normalbild“ zugrunde, dann erkennen wir außer der eben vermerkten Totalverschiebung in Oberbrust gegen Oberbauch auch noch Zeitverschiebungen *innerhalb* dieser *Dermatome* selbst. Auch diese gewissermaßen interne Unregelmäßigkeit ist in der Oberbauchzone stärker ausgesprochen. Man hätte sogar den Maximalpunkt der Erkrankung danach leichter finden können als nach dem vorigen Vergleich verschiedener Dermatome gegeneinander. Auch schon dieses *Teilbild verschobener* Gipfelzeiten verrät im Bauchgebiet die *schwere Organstörung*. Interessant ist im vorliegenden Beispiel die Ausdehnung der elektrisch faßbaren Veränderungen bis in den Arm hinauf, also C_6 und D_1 betreffend. Die Patientin klagte zu Zeiten und auch nach dem Anfall immer noch über die bei Gallenblasenerkrankungen hinlänglich bekannten *Schulterschmerzen*. Eine ähnliche, immer noch deutliche Gipfelverschiebung im Brustgebiet lag etwa bei D_5 und fällt etwa mit der oberen Grenze der bisher bei üblicher klinischer (Sensibilitäts-) Untersuchung zu findenden Zonenausdehnung zusammen. Zum Vergleich empfehlen wir die von HANSEN und STAA in ihrem oben zitierten Werk gezeichneten Abb. 56 und 57 auf S. 118ff. Das elektrische Bild überbrückt somit vielfach die bei üblicher klinischer Untersuchung noch vorhandenen Lücken und verrät eine Erkrankung *sympathischer* Ganglien, kenntlich an der eigentlichen Rhythmenstörung, und *parasympathischer Intervertebralganglien*, die hier in Gestalt der Niveauverschiebung mehr akzidentell auf der linken Seite mitbetroffen sind. Vermutlich hätte man die vegetative Halbseitenstörung bis ins Trigeminusgebiet hinauf verfolgen können in der Art, wie wir dies weiter unten unter Berücksichtigung der Pupillenphänomene noch ausführen werden.

Für die praktische Auswertung auch scheinbar komplizierter Kurvenbilder genügt mithin vollkommen die Kenntnis und Unterscheidung *zweier* die HEADschen Zonen charakterisierender Gestalten: 1. der horizontalen *Gipfelverschiebung im Dermatom* als prognostisch schwerer zu beurteilende sogenannte „*Schablonenverschiebung*", rechts gegen links oder Vergleich mit den Nachbardermatomen, 2. der *vertikalen Niveauverschiebung* innerhalb der Einzeldermatome nach oben oder unten.

Was in anatomischer bzw. pathologisch-anatomischer Beziehung durch diese Bilder ausgesagt wird, kann zunächst nur vermutet werden. Zu denken ist an die verschiedenen Formen der „*Ganglionitis*", wie sie etwa in den Untersuchungen von STÖHR jr. und SUNDER-PLASMANN zutage tritt.

Das Magengeschwür.

Die erwähnte *Rangordnung* der elektrischen Bilder läßt sich nach unseren klinischen Erfahrungen noch weiter unterscheiden und verfeinern. Wenn schon die Verschiebung einer Gipfelbildung verdächtig ist, so ist die *Total*verschiebung des Gesamtreliefs, also die *Schablonen*verschiebung im *gleichen Dermatom* erst recht als Ausdruck einer *schweren* Erkrankung des Organs zu werten. Auch solche Befunde konnten wir erheben, und zwar besonders beim akuten *blutenden Magengeschwür*, wie das folgende Beispiel beweist:

Abb. 30. Frau E. B., 47 Jahre. Aufgenommen 12. Juni 1948, noch in gutem EZ. Pyknischer Habitus, äußerst blaß, anämisch und hinfällig. Bereits vor einem Jahr wegen Magenblutung im Krankenhaus. Auch in der Zwischenzeit wiederholt ulkusverdächtige Schmerzen. Am 11. Juni 1948 plötzlich größere Mengen schwarzen Blutes erbrochen. Auch in den folgenden zwei Wochen noch wiederholtes Blutbrechen. Es gelingt nur unter Aufbietung des gesamten Rüstzeugs styptischer Mittel und reichlicher wiederholter Bluttransfusionen, die Patientin am Leben zu erhalten. Am Tage der Messung, 8. Juli 1948, war sie bereits außer Gefahr. Hb. zirka 40, 2,3 Mill. Ery. Am 17. Juni 1948 noch 21 Hb. und 1.24 Mill. Ery.

Die Deutung des EDG bereitet nun keine Schwierigkeiten mehr. An der gesamten Hautoberfläche findet sich etwa der gleiche Kurventyp. In einzelnen kleineren Zäckchen etwas ungleichmäßig und „*flatternd*", wie dies bei der *Teilnahmslosigkeit* und Mattigkeit der Patientin nicht anders zu erwarten ist. Jedoch bleiben überall zwei führende bzw. durchgehende Gipfel um 11 Uhr und 18 Uhr 30 Minuten gut erkennbar. Hält man dieses Grundmuster fest, so fallen dagegen die Gipfelbildungen in Höhe der Magengrube etwa bei D_8 sowohl höhenmäßig wie zeitlich ganz massiv in die Augen. Dabei sind beide Seiten des Dermatoms stark betroffen, die linke Seite indessen insofern mehr, als hier nicht nur die beiden Gipfel nebst ihren Fußpunkten vorverschoben, sondern auch die Kurvenform zu einer Art BUCKEL- oder WELLENFORM verunstaltet ist. Rechts ist die scharfe Zackenlinie noch einigermaßen erhalten und im zweiten Gipfel der Abendmahlzeit sogar noch in voller zeitlicher Übereinstimmung mit den Normalausschlägen z. B. des Armes. Das Punctum maximum liegt daher über D_8 auf der *linken* Seite und entspricht somit, wenn auch deutlich nach rechts übergreifend, den von HANSEN und STAA gefundenen HEADschen *Hyperalgesien* und den bekannten Tiefendruckpunkten im gleichen Abschnitt. Der Befund war von um so größerem klinischem Interesse, als frühere *Röntgendurchleuchtungen* ein *negatives* Resultat ergeben hatten.

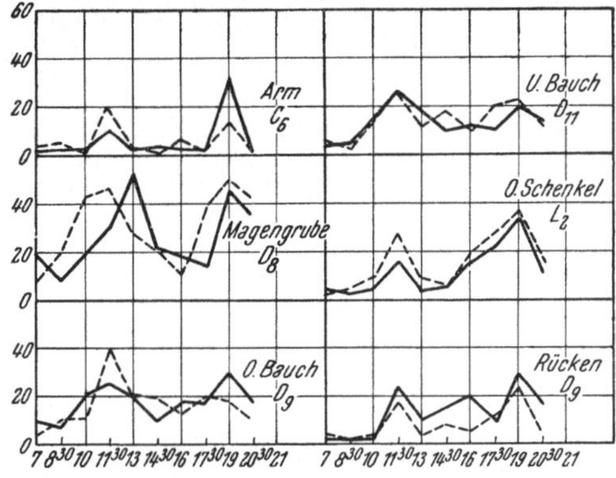

Abb. 30. Horizontalverschiebung (Schablonenverschiebung) im Oberbauchgebiet bei blutendem Ulkus.

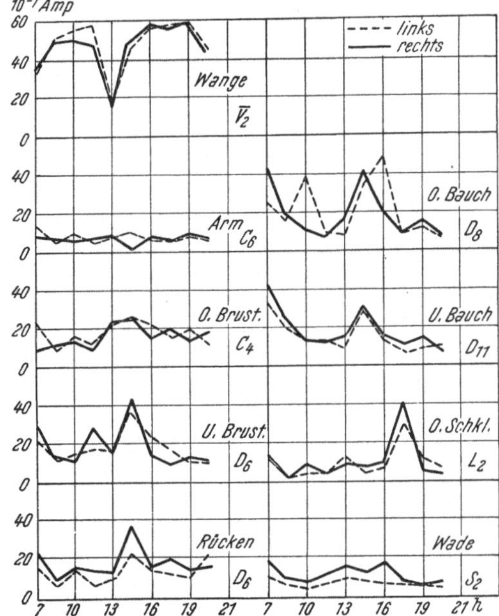

Abb. 31. Die führende Rhythmik ist in D_6 und D_8 (rechts) an der 14-Uhr-Zacke erkennbar, die linke Seite in D_8 zeigt die im Gipfel um 15 Uhr.

In der vorstehend beschriebenen ausgeprägten Form wird man die Horizontalverschiebung allerdings selten und nur bei schweren Blutungen zu Gesicht bekommen. Sehr viel häufiger sind die *rudimentären* Verschiebungsbilder, die sich etwa nur auf eine, im allgemeinen die „M"-Zacke beschränken. Dabei lassen sich aus diesen minderen Reaktionen keineswegs Schlußfolgerungen auf einen etwa leichteren anatomischen Befund ziehen, wie die folgenden Beispiele sofort erkennen lassen.

Abb. 31. Christoph K. 65 Jahre. Hyperacide Gastritis. Röntgen: Bohnengroße Nische im oberen Drittel der kleinen Kurvatur. Keine okkulte Blutung. Am Messungstage, bereits 14 Tage nach Behandlung, gute Gewichtszunahme und Besserung des Blutbildes, Schmerzfreiheit.

EDG: Klare Verschiebung in der „M"-Zacke. Dem auf der linken Seite um 10 Uhr vorhandenen Gipfel entspricht rechts kein Ausschlag, also wohl als „Reizsymptom" (vgl. S. 104) zu deuten. Die durchgehende Rhythmik (führend) wird durch die Zacke um 2.30 Uhr gebildet. Also betrifft die Verschiebung das *linke* Bild, entsprechend einer in solchen Fällen meist (hier fehlend) vorhandenen HEADschen hyperästhetischen Zone in diesem Bereich. Die Diagnose wäre hier ohne das Röntgenbild allein aus der Kurve zu stellen gewesen.

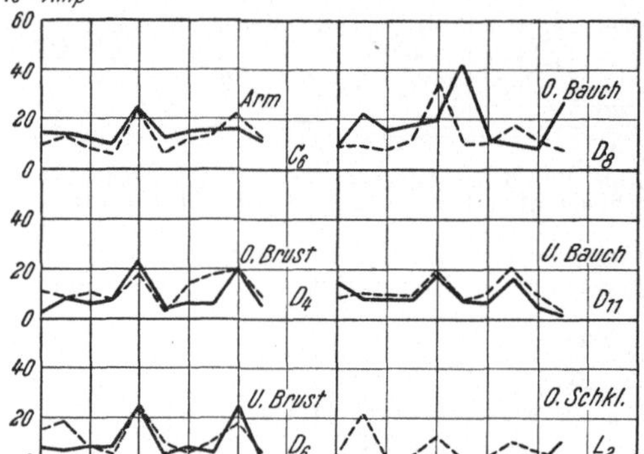

Abb. 32.

Abb. 32. Heinrich Br. 61 Jahre. Seit Jahren zum Teil heftige Magenbeschwerden ohne charakteristische Beziehung zur Nahrungsaufnahme. Klinisch: Hyperacide Gastritis. Röntgenologisch: Tiefe Nische im oberen Teil der kleinen Kurvatur. Okkultes Blut negativ.

EDG-Messung erst drei Wochen nach Krankenhausaufnahme, Pat. beschwerdefrei mit zirka 3 kg Gewichtszunahme. Kurve im Oberbauch (etwa D_8 entsprechend) zeigt Verschiebung des rechtsseitigen „M"-Gipfels, wie man leicht bei Aufsuchung der führenden „Rhythmik", das ist die Zacke um 13 Uhr, erkennen kann. In der übrigen Kurve nur vagotonischer Tiefstand des Reliefs mit geringen Ausschlägen. Auch hier wäre die Diagnose trotz der Verschiebung im rechten Dermatom mit Wahrscheinlichkeit auf ein Ulcus ventriculi zu stellen gewesen.

Das Ulkus duodeni

pflegt nämlich ein ähnliches Verschiebungsbild auf der rechten Seite zum Ausdruck zu bringen, allerdings, und das darf differential-diagnostisch mit herangezogen werden, nicht im oberen, sondern im *unteren* Bauchfeld, gelegentlich sogar erst im Lumbalfeld der Oberschenkel. Die Verschiebungsbilder sind auch nur selten so prägnant wie beim Magenulkus, und man muß sich oft mit nur schwachen Andeutungen dieses Merkmals begnügen. Eine leichte Horizontalverschiebung nach Art der in Abb. 28 (O-Schenkel) gezeichneten, entspricht dann dem gesamten hier auffindbaren Effekt. Ob Totalverschiebungen mehrerer Gipfel dabei überhaupt vorkommen, scheint uns fraglich. Doch sind schwerere Blutungsfälle bisher noch nicht zur Messung gekommen.

Damit rückt das Ulkus duodeni in den Bereich der *Differentialdiagnose* gegenüber den entzündlichen Affektionen der *Gallenblase*, besonders dann, wenn die erwähnten rudimentären Verschiebungen mit einer

Leberkurve oder wenigstens einer trägen Buckelbildung als Übergang zu einer solchen kombiniert sind. Bekanntlich sind ja cholangitische Komplikationen, insbesondere Restzustände derselben nach Art periduodenaler und cholezystischer Verwachsungen sehr häufig. Gelegentlich konnten solche Zusammenhänge auf Grund der Kurve (Leberkurve mit Verschiebungen im Duodenalgebiet) vorausgesagt werden. Sie wurden später chirurgisch bestätigt.

Die Rückenfelder hinter den erkrankten Bauchorganen sollten bei der Messung nicht vergessen werden. Ausschläge nach einer der beiden Hauptkriterien der HEADschen Zonen (Horizontal- und Vertikalverschiebung) finden sich in erster Linie bei den Gallenblasenerkrankungen. Beim Ulcus duodeni sind sie sicherlich nicht häufiger, als der früher mehr beachtete sogenannte BOASsche Druckpunkt. In 21% unserer Fälle finden wir die Verschiebungsbilder beim Ulcus duodeni mit einer sogenannten „Leberkurve" verquickt. Bemerkenswerterweise war von JAHN (Nürnberg) etwa gleichzeitig mit uns auf diese Zusammenhänge auf Grund klinischer Befunde hingewiesen worden. (Internistenkongreß, Wiesbaden 1950.)

Was endlich die bei den

Gynäkologischen und Nierenerkrankungen

sicherlich vorhandenen elektrischen Hautreaktionen angeht, so fehlen uns hier noch so gut wie alle Erfahrungen, um ein einigermaßen gekennzeichnetes Bild zu entwerfen. Die Weiterentwicklung der Methode nach dieser Seite hin muß den Fachärzten vorbehalten bleiben.

Die Befunde in den Rückenfeldern werden sicherlich mit den *Pankreaserkrankungen* in Konkurrenz zu treten haben, seitdem durch von BERGMANN auf die charakteristische *Rückenzone links* der Wirbelsäule in Höhe des *ersten und zweiten Lendenwirbels* hingewiesen worden ist.

Die besonderen Innervationsverhältnisse, die eine im elektrischen Ausschlag ungewohnt tiefe (D_{11} bis L_2) Reflexion fordern, möchten wir hier noch nicht diskutieren. Durch die von *Spiegel* an Hand der LANGLEYschen Darstellung gezeichneten Abbildungen werden diese unseres Erachtens besser wiedergegeben als durch die mehr für die oberen Baucheingeweide zutreffenden Innervationsschemata des L. R. MÜLLERschen Buches.

Zur Kritik des EDG bei Erkrankungen der Bauchorgane

ist folgendes zu sagen:

Der positive Ausfall des EDG-Testes ist, da mittlerweile unsere Erfahrungen die Zuverlässigkeit hinreichend bewiesen haben, als ein *Aktivposten* in der *Diagnostik* der *Ulkuskrankheiten* zu werten. Unter zirka 50 Fällen nachgewiesener Ulcera waren nur zwei elektrographische Versager und bei diesen lag die Blutung einige Wochen zurück. Von zwei weiteren scheinbaren Nieten entpuppte sich die angebliche Magenblutung das eine Mal als oesophageale *Varizenblutung*, im anderen Fall als eine Blutung infolge eines *Magenpolypen* bzw. einer *Gastritis polyposa*. Unter Vorwegnahme gleichartiger Bestätigungen am größeren Material wird man bei der neuen Methode mit zirka *80% Treffern* rechnen können. Die Verwendbarkeit für die Differentialdiagnostik in allen zweifelhaften Blutungsfällen wird man begrüßen dürfen. Sicher verwertbar ist jedenfalls das *positive* Resultat, d. h. das Ergebnis der Verschiebungsbilder in D_7 und D_8 in allen ulkusverdächtigen Fällen.

Eine Enttäuschung war das EDG bisher bei allen *Karzinomen*, gleichgültig ob im Magen-Darm-Gebiet oder an anderen Körperstellen. Aber hier besteht eben auch keine Veranlassung zu einer „Ganglionitis" wie bei den ulcerösen oder entzündlichen Erkrankungen. Es wird sich zeigen, ob gegebenenfalls dieses Versagen zu einer *Differentialdiagnose gegen* Karzinom verwendet werden kann. Im Kampf gegen diesen *Hauptfeind* der Kulturmenschheit muß jede, und sei es die geringste Erweiterung unseres ärztlichen Instrumentariums willkommen sein. Jedenfalls wird das EDG mit der gehörigen Kritik diagnostisch mit herangezogen werden können.

Die Leberkurve.

Es wurde im vorstehenden wiederholt eine *Kurvenform* erwähnt, die als *träge Wellenbildung* anstatt der sonst so charakteristischen scharfen Auszackungen eine prognostisch bedeutsame Erschwerung jeder Organerkrankung darstellte. Wir sind dieser Atypie auch im Arm-, Hals- und Trigeminusgebiet begegnet und werden darauf an betreffenden Stellen nochmals zurückkommen.

Man findet jedoch auch eine die *gesamte* Tagesrhythmik *überwölbende* und diese förmlich in sich aufsaugende *Buckelbildung*, und zwar vorwiegend bei *Parenchymerkrankungen* der *Leber*. Aber auch bei *Leberzirrhosen* wird sie mit großer Regelmäßigkeit angetroffen.

Sie erscheint desto ausgeprägter und ausgedehnter, d. h. auch auf Nachbardermatome übergreifend, je schwerer die Erkrankung im klinischen Sinne zu gelten hat. Eine Parallelität mit der *Takata-Reaktion* ist häufig vorhanden, besonders dort, wo eine solche Generalisation dieser Kurvenform über das gesamte Hautgebiet vorhanden ist. Auch bei „kompensierten Zirrhosen" im EPPINGERschen Sinne ist sie zu finden, wobei der gutartigere Zustand durch den Übergang des trägen An- und Abstieges der „klassischen" Leberkurve in eine scharfkantigere Form ausgedrückt wird. Diese Besonderheit ist zunächst rein empirisch gefunden worden und macht noch keinen Anspruch auf Gemeingültigkeit. Immerhin ist die Diagnose oft schon allein an Hand der Kurvenform möglich, besonders dort, wo ihr „Punctum maximum" im Oberbauchgebiet sich befindet. Der Befund der „Leberkurve" kann dann für die weitere klinische Exploration führend werden.

Wir hatten ein ähnliches morphologisches Bild bezeichnenderweise schon früher und ganz unabhängig von begleitenden EDG-Beobachtungen an der Urobilinogen- (Harn-) Kurve von Leberzirrhosen und gelegentlich auch an der p_H-Kurve des Harnes festgestellt (vgl. Teil V) und dahin gedeutet, daß die *Leber als hauptsächlich tragendes Organ der Kurzrhythmik* schon ihre Früherkrankung in einer solchen Einebnung der Rhythmik zum Ausdruck bringe. Es leiden offenbar zunächst schon die rhythmischen zerebral-vegetativen Organverbindungen, bevor die irreversible Parenchymstörung sich etabliert.

Auch bei entzündlichen Erkrankungen der Gallenwege, soweit dabei die Leber bereits in Mitleidenschaft gezogen ist, zeigt das EDG die erwähnte *Buckelbildung* in klassischer Ausprägung, stärker rechts als links, sogar bis in die entlegeneren Zonen des Armes hinein. Im kritischen Gebiet des Oberbauches findet sich dann häufig rechts die Rundung in Kombination mit einer Hochlagerung des Niveaus, wie sie oben als Charakteristikum der HEADschen „Elektrozonen" für die Gallenblase beschrieben wurde (vgl. Abb. 28 u. 29).

Ein sehr charakteristisches und streng dermatomgebundenes Bild fand sich in Abb. 33 bei einer ohne Ascites und faßbarer Milzvergrößerung, sogar ohne Ikterus- und Takatareaktion verlaufenden Zirrhose. Man erkennt hier in besonders instruktiver Weise die verschiedenen *Übergänge aus* der *normalen vollrhythmischen* Kurvenform in die krankhafte *Buckelgestaltung*.

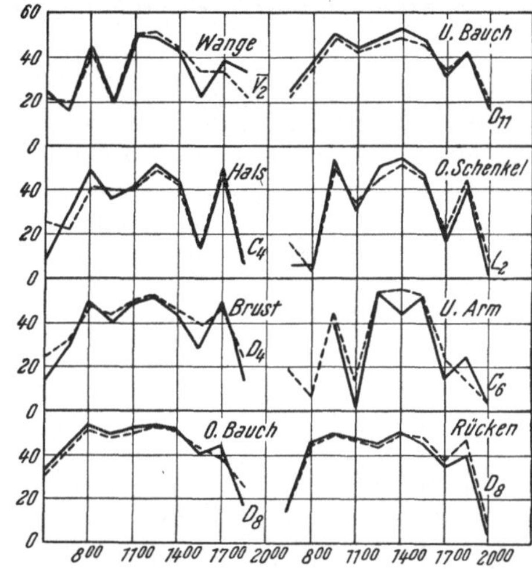

Abb. 33. Übergänge aus der Normalrhythmik — z. B. in C_6 — in die Buckelform = Leberkurve bei D_8.

Ganz allgemein hat sich die Darstellung der „*Leberkurve*" als eine zuverlässige Methode *zur Funktionsprüfung* des Organs erwiesen (96% Treffer in unseren Fällen), die den humoralen und parenchymatösen Proben als erwünschte Erweiterung des diagnostischen Rüstzeugs an die Seite tritt.

Auch bei den klinisch und laparaskopisch schwer greifbaren Fällen reversibler Fettlebern, wie etwa bei den Eiweißnährschäden der Rußlandheimkehrer, findet sich noch lange Zeit der meist umschrieben in den Bauchdermatomen auftretende typische elektrische Ausschlag!

Die auch klinisch leicht verlaufenden Fälle von *epidemischem Ikterus* gingen niemals mit dieser „klassischen Leberkurve" einher. Die Rhythmik war hier meist *auffallend prägnant*, bisweilen *als sympathischer Reizeffekt* erhöht und verstärkt und erinnerte insofern geradezu an die früher erwähnten leichteren *Thyreotoxikosen*. Bei genauerem Zusehen findet man jedoch meist, wie in dem auf Abb. 34 dargestellten Fall, eine oft über Monate nachweisbare Alteration des rechtsseitigen Kurvenniveaus im Oberbauchgebiet zur Form der HEADschen Zone zweiten Grades (Vertikalverschiebung).

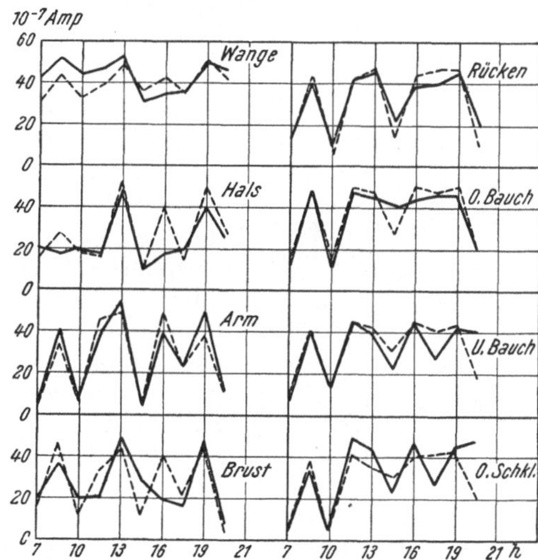

Abb. 34. Gleichlaufende, harmonische Rhythmik in allen Dermatomen, jedoch wie bei leichter Thyreotoxikose überhöht, d. h. Hauptgipfel stellenweise $50 \cdot 10^{-7}$ Amp. überschreitend = Reizkurve. In den Leberdermatomen Rhythmik noch zum Teil eingeebnet.

Die erwähnte „Reizkurve“ nach epidemischem Ikterus findet sich oft noch Monate nach der klinischen Heilung. Es handelt sich hier offenbar um engere Beziehungen zwischen Leber und Schilddrüse, wie diese von EPPINGER und RÖSSLE besonders hervorgehoben wurden.

Das Hornersyndrom.

Wir hatten in früheren Untersuchungen die *Schablonenverschiebung* als einen *dienzephalen,* wahrscheinlich dem Thalamus in Verbindung mit dem striären System zukommenden zeitlich ordnenden Mechanismus angesehen. Dasselbe muß für die Verselbständigung einzelner Gipfelverschiebungen gelten, die z. B. beim Ulkus als gleichwertige und nur graduell mindere Äußerungen des gleichen Geschehens auftreten. Diese kleineren Defektzustände der Kurve sind offenbar als ganglionäres Versagen innerhalb der *spinalen* Abschnitte zu erklären, wobei die vom kranken Organ kommenden Impulse mit den vom vegetativen Zentrum aus gegebenen Erregungswellen interferieren.

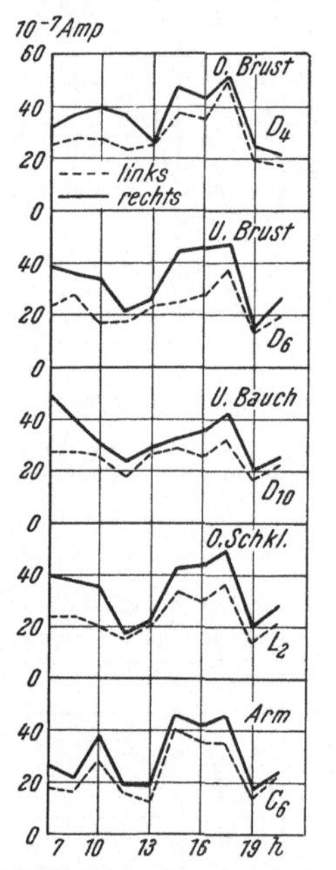

Abb. 35. Durchgehende Tiefstellung der linksseitigen Kurven in allen Dermatomen, sogenanntes Strangsymptom. Sympathicus in langer Grenzstrangleitung offenbar von zentral her betroffen. Apoplexie links mit Pleuritis und „Horner“ links.

Auch bei der *multiplen Sklerose* waren ja diese *zeitlichen Dissoziationen,* dort sogar in besonders unregelmäßiger Weise zu konstatieren. Die Beteiligung zerebraler vegetativer Herde war hier erst recht nicht auszuschließen, besonders wenn Augenmuskel- und Pupillensymptome bereits das Ergriffensein des Mittelhirns bewiesen.

Bevor eine bündige Schlußfolgerung, ob spinal oder dienzephal möglich ist, müssen noch weitere Beobachtungen herangezogen werden, die vielleicht tiefere Einblicke in die zerebral-peripheren Wechselbeziehungen erlauben. Allerdings handelt es sich um Fragen, die sich nicht unmittelbar um das hier aufgeworfene Problem der *Horizontal-* oder *Schablonenverschiebung* gruppieren, sondern um die HEADschen Zonen zweiter Art, also die Vertikal- oder die Niveauverschiebungen. Doch führt der Umweg bequemer wieder auf die Ausgangsfrage zurück.

Wir knüpfen an ein früher nur kurz besprochenes elektrisches Kurvenbild bei einer linksseitigen kapsulären Apoplexie an. Der betreffende Patient hatte im Anschluß an einen malignen Hochdruck eine Lähmung der *rechten* Seite erlitten. Einige Tage danach stellte sich ein *linksseitiger „Horner“* ein. Wiederum acht Tage später entwickelte sich eine exsudative *Pleuritis* auf der *linken* Seite. Der Zusammenhang der Dinge schien zunächst rätselhaft, bis das EDG eine plausible Erklärung nahelegte. Dieses zeigt eine streng *halbseitig* und gleichfalls *links* lokalisierte *Tiefstellung* des *Niveaus* bei gut erhaltener Rhythmik. Da sämtliche Dermatome vom Halsgebiet und den Unterarmen an (in C_7 und D_1) über Brust und Bauch bis in die Oberschenkel hinein (also L_2 bis L_4) in gleicher Weise betroffen waren, muß hier eine lange *durchgehende* Bahn des *Sympathicus*, sei es im Grenzstrang, sei es im Rückenmark, geschädigt worden sein. Eine Bahn, die außerdem *ungekreuzt* verlaufen muß, nämlich auf der Seite des apoplektischen Insults (Abb. 35).

Das Bild wurde vollständig durch die korrespondierende Beobachtung ganz derselben, diesmal aber *dermatomgebundenen* elektrischen Hautreaktion in C_6 und D_1, also lokaler *Tiefstellung* des Gesamtreliefs auf der *kranken Seite* mit *Hornersyndrom* bei einer gewöhnlichen *Lappenpneumonie* der *linken* Seite. Auf weitere Beobachtungen gleicher Art werden wir noch zurückkommen. Offenbar handelt es sich um eine elektrische Begleitreaktion der Haut, die bei Erkrankung des *Ganglion pupillo-spinale* mit dem Horner zwar nicht obligat, aber doch häufig verbunden ist. Bekanntlich beruht das Hornerphänomen auf einem Tonusverlust des M. dilatator pup., ferner einem Nachlassen des M. tharsalis mit folgender Verengung der Lidspalte und einem Zurückweichen des Bulbus infolge Retraktion des MÜLLERschen Muskels. In einem gesehen mit dem vorgenannten Fall kommen wir also zu dem Schluß, daß jene ungekreuzte sympathikotonische Bahn offenbar im Grenzstrang Fasern führt, welche bei ihrem Tonusverlust die *gesamte* Rhythmik zunächst unter Erhaltung ihrer Einzelheiten *niveaumäßig tiefertreten* läßt und, wie die gleiche Abbildung besonders im Unterbauch-D_{11}-Gebiet erkennen ließ, schließlich auch diese selbst zum Erlöschen bringt. Es handelt sich hier also gewissermaßen um das *Gegenstück der unter Typus III* bei *Hirnverletzten* beobachteten Niveauverschiebung, die gleichfalls mit erhaltener Rhythmik einherging, nur daß die Verschiebung dort in entgegengesetzter Richtung nach *oben* und außerdem nicht einseitig, sondern *paraplegisch* erfolgt war. Das kann nicht überraschen, da ja die betreffende sympathische Bahn natürlich doppelseitig angelegt sein muß.

Morphologisch zur gleichen Erscheinungsgruppe dürfte das bereits oben erwähnte *sympathische Reizsymptom* gehören, das einfach in einer Überhöhung der rhythmischen Gipfel bei erhaltener Grundlinie bestand und häufig isoliert und einseitig im *Dermatom* gefunden wird, besonders dann, wenn die *Gegenseite* unter *vagotonischem* Druck (Tieflagerung bei gleichzeitigem Rhythmenschwund) gelegen war. In diesen Fällen, man beachte dazu Abb. 34, muß man annehmen, daß der parasympathische Hinterwurzeltonus mit seiner Beeinflussung des Niveaus auf dieser Seite ganz in Wegfall gekommen ist, so daß die reine über den Grenzstrang des Sympathicus geleitete Rhythmensteuerung in voller Höhe „durchschlägt“.

Etwas schwieriger lagen die Dinge in einem zweiten Fall: Prononcierte Gipfel im Oberbrustgebiet waren nur relativ im Vergleich zur erkrankten rechten Seite als Reizsymptom zu werten. Sie betonten, wie wir gleich sehen werden, die sogenannte „führende“, d. h. durchgehende und als Norm festzulegende Rhythmik. In den Bauchsegmenten verschwand die Kurzrhythmik beinahe gänzlich zugunsten einer rechts und links in gleicher Weise Platz greifenden Niveausenkung. Der Patient litt gleichzeitig an einer hartnäckigen *spastischen Obstipation*, deren elektrisches Äquivalent offenbar diese Niveausenkung (parasympathisch!) bildete.

Was das Zusammenspiel von Rhythmik und Niveauverschiebung im einzelnen angeht, lassen sich endgültige Richtlinien noch nicht aufstellen.

Trotz weitgehender Unabhängigkeit sind beide Komponenten, wie auch sonst im Aufbau der vegetativen Funktionen, so innig verflochten, daß eine Isolierung stets etwas Künstliches an sich hat. Es muß versucht werden, aus der Fülle der Einzelfälle gewisse gleichartige Züge herauszuschälen, um so allmählich zur Fundierung von *Gesetzmäßigkeiten* zu kommen.

Die allgemeinen Erörterungen, die sich hier an die elektrischen Begleiterscheinungen des „Horner"-Syndroms anschlossen, fordern bereits an dieser Stelle die Fortsetzung der Besprechung an Hand jener Reaktionen, welche das Gegenstück, nämlich die *Mydriasis*, begleiten. Da aber auch diese Pupillenanomalien, wie schon der symptomatische Horner vorzugsweise bei den

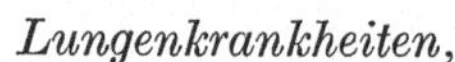

Lungenkrankheiten,

insbesondere bei den

Lobärpneumonien,

zu beobachten ist, sei es gestattet, die begonnene Besprechung der in Abb. 36 gezeigten *Pneumonie* zunächst zu Ende zu führen, zumal sie als ein für diese Krankheitsgruppe typisches Graphikon gelten darf.

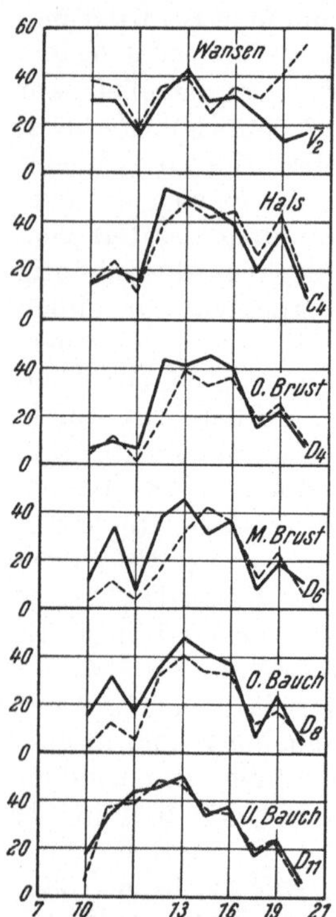

Abb. 36. Pneumonisches Infiltrat links obere Lunge. In D_6 Hauptausschlag im EDG links (Horizontalverschiebung!). Beachte den Übergang zur „Leberkurve" (=toxische Reizung) in D_8 und D_{11}!

Das Punctum maximum der graphischen Abweichungen läßt sich nach den vorausgegangenen Darlegungen nun ohne Schwierigkeit angeben. Das gewichtige Merkmal einer HEADschen Zone erster Art, die horizontale *Gipfelverschiebung* in der Mittellinie gelegen, findet sich eindeutig im *Brustgebiet*, und zwar in starker Ausprägung („HEAD I") im oberen etwa D_4 und D_6 in schwacher („HEAD II") dem unteren D_7 und D_8 angehörenden Abschnitt. Eine Seitenbestimmung aus dem Gesamtkurventest ist leicht möglich, da die „führende" Rhythmik wenigstens im Brust- und Oberbauchgebiet als 10-Uhr-Zacke sogar durchgehend auf der rechten Seite gut ablesbar ist. Die Verschiebung liegt also eindeutig in den Brustgebieten auf der *linken*, d. h. *kranken* Seite, dem klinischen Befund entsprechend.

Die träge *Wellenform*, der wir auch hier im EDG begegnen, ist offenbar jener „*tonischen*" Verzerrung analog, welcher wir in Teil II bei der Diskussion der Alveolarkurve begegnet waren und der wir in Teil IV bei der Ubg.-Kurve des Harns und gelegentlich überhaupt bei allen vegetativen Rhythmen begegnen können. Es handelt sich wahrscheinlich um eine von der Grundrhythmik ausgehende Veränderung der Reizbeantwortung (S. 148), die trotz des Auftretens im Dermatom eine zentrale Auslösung hat. Jedenfalls ist diese Kurvenverunstaltung immer als pathologisch zu werten und der Leberkurve (vgl. Abb. 36 D_{11}) verwandt.

Wir hatten diesen etwas komplizierten Fall einer Pneumonie vorausgeschickt, um die verschiedenen Möglichkeiten pathologischer Abweichungen im gleichen Bilde zeigen zu können. Glücklicherweise liegen die Verhältnisse, zumal bei den schulmäßigen Verlaufsformen der Pneumonie, im allgemeinen sehr viel übersichtlicher, wie das folgende Beispiel einer Lobärpneumonie (ohne Abbildung) des linken Oberlappens beweist.

EDG zirka *14 Tage nach Entfieberung.* Es besteht röntgenologisch noch ein Infiltratsrest im oberen linken Lungenfeld und ein kleines Exsudat im rechten Zwerchfellwinkel. Die HEADsche Maximalzone, kenntlich an deutlicher *Horizontalverschiebung,* tritt im mittleren Brustfeld von D_6 sofort hervor. Abebbende Reaktion darüber in D_3 und darunter in D_8 (Oberbauch) im Sinne von HEAD II (Vertikalverschiebung) leichter Art. Über sämtlichen Rückenfeldern, abgesehen von etwas verstärkter Gipfelbildung bei 12.30 Uhr, gut ausgeprägte Rhythmik, ebenso in L_2 (Oberschenkel). Bemerkenswert ist angedeutete Entartung im Sinne einer „Leberkurve" über D_{10} (Unterbauch), was wohl als noch vorhandene bzw. nachwirkende toxische Leberreizung aufzufassen ist. Vielleicht hängt damit auch die pleuritische Reaktion im rechten Zwerchfellwinkel zusammen, die vermutlich in dem hier übergangenen D_6-Segment zutage getreten wäre.

Epikritisch ist zu diesem Test zu sagen, daß das Verschiebungsbild im Brustgebiet (Abb. 36, D_6) *unabhängig* vom klinischen Gesamtbefund schon für die Pneumonie kennzeichnend ist. Nur eine Tuberkulose (s. dieses Kapitel) wäre natürlich noch in Betracht zu ziehen. Eine *Herzerkrankung* scheidet mangels zugehöriger *Mitreaktion im Halsdermatom* (s. dort) aus. Über das klinische Bild hinaus ist die „Leberkurve" als Ausdruck einer Mitreizung dieses Organs von Wichtigkeit.

Die vorstehend ausgewählten Beispiele von Lappenpneumonien können insofern als typisch gelten, als sich bei diesen akuten Erkrankungen der Lunge die HEADschen Zonen in Form eines schwereren Verschiebungsbildes einigermaßen an die klassischen, von den erwähnten Autoren bezeichneten Dermatome halten, höchstens daß der elektrographische Maximalausschlag einige Segmente höher erscheint als dem Bereich der sensiblen Zonen entspricht.

Demgegenüber verhalten sich die postpneumonischen

Pleuraerkrankungen

erheblich *symptomärmer,* derart daß in den meisten Fällen eine grundsätzliche Auslöschung oder gar Verschiebung der Rhythmik überhaupt *nicht* zu finden ist. Auf eine bildliche Wiedergabe kann verzichtet werden, da daraus keine grundsätzlich neuen Schlußfolgerungen gezogen werden können. Zu bemerken ist lediglich, daß sich oft gerade auf der *„gesunden"* Seite, also etwa bei linksseitiger Pleuritis auf der rechten und wiederum höher gelegen als dem unmittelbar benachbarten Hautbereich über dem Erkrankungsherd selbst entspricht, der oben erwähnte *sympathikotonische* Reizeffekt in Gestalt überhöhter Gipfelbildungen findet. Auf der *kranken* Seite pflegt, wenn überhaupt vorhanden, die „gedrückte" *vagotonische Kurvenlage* vorzuherrschen. Nach unseren Untersuchungen trifft diese Symptomarmut im elektrischen Bilde übrigens durchaus zusammen mit einer *stummen Zone* auch in sensibler Beziehung.

Auch bei den Pleuritiden findet man übrigens die früher erwähnten sympathischen Reizsymptome, unabhängig von den eben besprochenen Hemmungs- und Lähmungsbildern, in höheren Dermatomen stärker ausgeprägt als über dem klinischen Sitz der Erkrankung.

Zusammenfassend läßt sich über die Brauchbarkeit der elektrischen Reaktion bei den nichttuberkulösen Lungenkrankheiten soviel sagen: Eine Diagnose aus der Kurve allein, wie oft beim Magenulkus oder bei den Leber- und den Gallenerkrankungen, läßt sich *nicht* stellen. In der Lokalisationsfrage, ja häufig schon in der *Seitendiagnose*, läßt sie uns vielfach im Stich. *Prognostisch* kann sie, was das Ergriffensein des Vegetativums nach Grad und Ausdehnung betrifft, wertvolle Aufschlüsse vermitteln. Die elektrographisch wesentlich verfeinerte Erfassung neuraler Faktoren kann dazu verhelfen, die noch immer zu unrecht stark vernachlässigte Methodik der HEADschen Zonenbestimmung in der Klinik wieder zu Erfolg und Ehren zu bringen.

Im ganzen besteht der Eindruck, daß die elektrischen Symptome des vegetativen Nervensystems bei den Erkrankungen der Brustorgane sich weniger in den herdnahen Dermatomen der Haut etablieren als in den ferner gelegenen Bereichen der zervikalen und bulbären Abschnitte, wie die fast immer sehr starke Beteiligung der Trigeminusgebiete anzeigt. Bevor wir hierauf näher eingehen, wollen wir unsere Kenntnisse wenigstens durch orientierende Untersuchungen auf dem Gebiete der Tuberkulose erweitern.

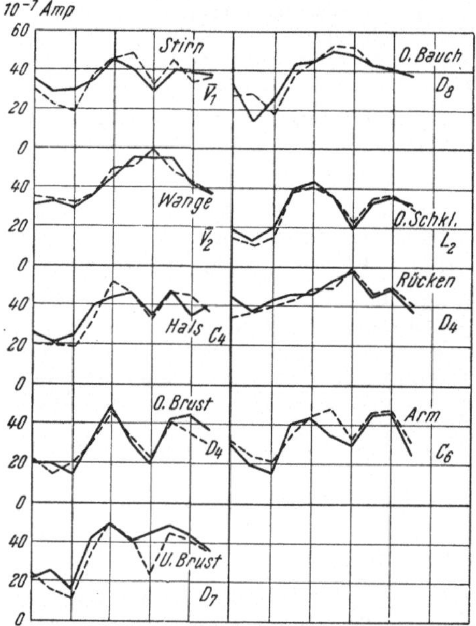

Abb. 37. Akutes Infiltrat linker Oberlappen. Gipfelverschiebung im kritischen Dermatom D_4 hinten. Beachte auch „Leberkurve", die sich in D_8 ausgebildet findet, in D_7 und L_2 noch anklingt.

Die Tuberkulose.

Unsere Erfahrungen auf dem Gebiete der Tuberkulose sind einstweilen noch nicht groß. Die Auswahl beschränkte sich, um übersichtlichere Verhältnisse zu haben, lediglich auf *einseitige* und fortgeschrittene Fälle des zweiten und dritten Stadiums. Wenn schon bei den Pneumonien das Bild der schweren *Allgemeinerkrankung* an einem mehr oder weniger starken Ergriffensein *aller* Dermatome in die Augen fiel, so gilt dies in noch höherem Maße von der Tuberkulose.

In Nr. 37 handelt es sich um eine junge Frau von 27 Jahren, die etwa vor sechs bis acht Wochen unter zunehmender Schwäche, Gewichtsverlust, Nachtschweißen, Anämie erkrankte. Auskultatorisch umschriebenes Bronchialatmen, verstärkte Flüstersprache und vereinzelte klingende RG in Höhe des linken Hilus. Röntgenologisch typische Hantelform mit markstückgroßem Herdschatten in Höhe der zweiten Rippe in der Mamillarlinie. Starke Hilusreaktion am oberen Pol. Kein Auswurf. Subfebrile Temperaturen, die nach kurzer Exazerbation auf Eleudroinstoß prompt verschwinden. Leichte Temperaturen gehen dann in den folgenden Wochen unter Conteben gleichfalls zurück. Deutlicher Rückgang aller akuten Erscheinungen, auch des Auskultationsbefundes.

Das EDG wurde bereits in diesem Stadium der Besserung gewonnen. Bei oberflächlicher Betrachtung ziemlich gut erhaltene Rhythmik, relativ am stärksten abweichend (ausgelöschte oder versetzte Gipfel) im Rückengebiet über der erkrankten Partie. Bei näherem Zusehen erkennt man außerdem eine deutliche Horizontalverschiebung des ersten Gipfels im Hals- und Armgebiet (C_6), in geringerem Grade, aber mit angedeuteter „Leberkurve“ im Oberbauch (D_8 bis D_9). Die rudimentäre Form dieser Abweichungen erlaubt wohl, zumal unter Berücksichtigung des sich befriedigend entwickelnden klinischen Bildes, ein auch prognostisch günstiges Urteil. Auf Einzelheiten gingen wir an Hand eines früher geschilderten ähnlich gelagerten, aber schwereren Falles ein.

In einem Falle (ohne Abbildung), den wir hier kurz beschreiben wollen, handelte es sich um eine *käsige Pneumonie* der ganzen mittleren Partien der rechten Lungenseite. Eine ausgesprochene *Mydriasis* bestand hier merkwürdigerweise *nicht* auf der Seite der *Erkrankung*, sondern auf dem linken Auge.

Wenn man nach Vorschrift unserer auf S. 127 gegebenen Anleitung die *führende* Rhythmik aufsuchte, so war leicht zu sehen, daß besonders ein im Brustgebiet deutlicher Gipfel um 11 Uhr von der rechten Dermatomhälfte in V_2 wiederholt wurde, wogegen der gleiche Gipfel auf der *linken* Seite *stark* abwich. Die elektrische Reaktion bestätigte also in der Tat das Resultat der Pupillenprüfung.

Im Gebiet des Stammes fand man dagegen die gröbsten rhythmischen Divergenzen auf der *rechten* Seite, und zwar in den Dermatomen, die der *unteren Brust* entsprachen. Nach ähnlichen Befunden bei der Pneumonie ist das etwas tief angegeben und dürfte eher durch eine Beteiligung der tieferen Pleura cost. hervorgerufen sein, als durch den eigentlichen Lungenprozeß. Auch die übrigen (Bauch- und Rücken-) Dermatome waren bis ins Bauch- und Lumbalgebiet hinein grob gestört, zumindest durch den vagotonischen Druck auf Niveau und Rhythmik stark beeinträchtigt. Ein für die *Tuberkulose* irgendwie spezifisches Verhalten läßt sich weder in dieser, noch in der vorhergehenden Kurve aufdecken, es sei denn die in *beiden* Komponenten vollständige und von Dermatom zu Dermatom stark schwankende *Dissoziation*, und zwar ungleich in beiden Körperhälften. Wenn man überhaupt ein für die Tuberkulose irgendwie kennzeichnendes Rhythmenbild gelten lassen will, dann ist es höchstens — paradox gesprochen — in dieser *Atypie* zu finden, welche die Kurven untereinander zeigen, derart daß die Dermatome unter sich jede Zuordnung zu verlieren scheinen. Wenigstens gilt dies für die chronischen tertiären Stadien.

Auf Mitteilung weiterer Beispiele kann verzichtet werden, zumal in neuerer Zeit größere Erfahrungen aus den Tbc-Fachkliniken und Heilstätten vorliegen. Wir empfehlen u. a. die Arbeiten von C. D. BLÖDNER, der besonders auch den Wert der *vertikalen* Durchmessung des Körpers bei der Tuberkulose hervorgehoben und diesen Weg methodisch ausgebaut hat (l. c. 40, 41).

Alle Befunde, die wir bei einseitigen Tuberkulosen erheben konnten, ergeben elektrisch betrachtet *kein* Symptom, das sich als *allein* charakteristisch für diese Erkrankung anführen ließe. Die dermatomeren Reaktionen blieben sogar hinter den pneumonischen Gipfelverschiebungen, sympathikotonischen Reizungen (auf der „gesunden“ Seite), Atypien der Form (Buckelbildung), zurück. Lediglich die „HEADschen“ Niveaudepressionen scheinen in der Zone des Erkrankungsherdes häufiger vorzukommen als sie bei den akuten Pneumokokkeninfekten zu finden waren. Dafür traten aber die *Pupillenphänomene* und dementsprechend auch die horizontalen *totalen Verschiebungsbilder* im *Trigeminusgebiet* entschieden noch stärker in den Vordergrund als bei den Pneumokokkenpneumonien. Beide Symptomgruppen, meist in Form einseitiger *Mydriasis* und einer vollständigen „*Schablonenverschiebung*", sind gleichwertig und einander mit solcher Regelmäßigkeit zugeordnet, daß sie als ein *Syndrom* gelten müssen, das auf einen gleichartigen *dienzephalen* Ursprung hinweist.

Über die anatomische Zuordnung HEADscher Zonen zu bestimmten Pupillenphänomenen haben sich schon HANSEN und STAA Gedanken gemacht. Sie denken an eine etwaige *reflektorische* Übermittlung der vom erkrankten Organ ausgehenden Reize über bestimmte Leitungsbahnen im Rückenmark. Sie nehmen u. a. eine solche von den hinteren Wurzelnerven aus (vegetativ-afferent) und nach Kreuzung im *Vorderseitenstrang* verlaufende Bahn an. Diese vegetativ-sensiblen Bahnen würden natürlich zuerst zum *Thalamus* gelangen, um von dort aus die Verbindung mit den hypothalamischen (dienzephalen) Erweiterungszentren der Pupille (O. FOERSTER, WILBRAND, BEHR) aufzunehmen. Der weitere Weg geht, wie bereits beschrieben, vom Rückenmark zum Zentrum ciliospinale im ersten Thorakalsegment und nach erneuter Umschaltung im *Halssymphaticus* zum Auge.

Es besteht kaum eine andere Möglichkeit, als diesen gleichen afferenten Weg auch für das *elektrische* Geschehen im Trigeminusgebiet, insbesondere also auch für die Auslösung der *Schablonenverschiebung*, anzunehmen. Dies ist die entscheidende Folgerung, die wir aus den anatomischen Gegebenheiten zu ziehen haben. Unser wiederholter Nachweis, daß diese nunmehr zum siebenten Male vorkommende Begegnung mit der *Schablonenverschiebung* ein Ausdruck *dienzephaler* Störung sein muß, gewinnt damit an realem Inhalt.

Bei dieser Sachlage ist es nicht mehr möglich, die Pupillenstörungen einerseits und die HEADschen Zonen andererseits als *zufällige* Begleiterscheinungen der Organerkrankung aufzufassen und der „Ganglionitis" einen rein lokalen Charakter zuzuschreiben. Das EDG deckt die Verbindungsbrücken auf und zeigt die *Gesamterkrankung* einer *neuralen Einheit*, die das *Organ und sämtliche Abschnitte* des *Nervensystems* einschließlich sogar der Hirnrinde umfaßt.

Natürlich wird man sich sofort ähnlicher Thesen erinnern, die VEIL und STURM bereits vor Jahren auf Grund ihrer umfangreichen klinischen Beobachtungen aufgestellt haben. Die Autoren betrachten das *Krankheitsgeschehen* im wesentlichen als eine *Fehlsteuerung des vegetativen Nervensystems*, sehen also das Übel letzthin in einer „*Dienzephalose*", d. h. in einem veränderten Zustand der hypothalamischen Zentren. Sehr wahrscheinlich wird ihnen die Weiterentwicklung auf Grund der Rhythmenforschung recht geben, wenigstens in der wesentlichen Linie dieser Gedankenrichtung. Einstweilen scheint es jedoch aus methodischen Gründen geboten verfrühte Schlußfolgerungen zu vermeiden. Als erste Arbeitshypothese scheint uns der Standpunkt SPERANSKYS, der übrigens mit der Relationspathologie RICKERTS viel gemein hat, den Vorzug zu haben. SPERANSKY sieht das Wesen der Krankheit in einer „Desintegration" neuraler Funktionen. Das *ganze Nervensystem ist krank* und wird es um so mehr, je länger die Noxe einwirkt. Die Zelle vermittelt uns nur die Symptome, die das Nervensystem in ihr „organisiert". Sie verfügt freilich über die „*Potenzen*" (STÖHR), die durch das Nervensystem angestoßen werden. Wer die schönen Bilder STÖHRS und des von ihm dargestellten „*terminalen Retikulums*“ gesehen hat, wird sich solcher Auffassung kaum verschließen können. Es ist gar nicht anders möglich, als daß diese feinsten Verästelungen, welche die Zelle mit einer Netzhaube umspinnen, auch in die letzten Winkel des „Zellchemismus“ dringen. Und „Chemismen“ sind es schließlich, welche naturwissenschaftlich gesehen zur Debatte stehen.

Metamere und Elektrozonen.

Wir kehren zurück zur Elektrographie der Lungenkrankheiten im allgemeinen und erinnern uns, daß die Elektrozonen meist höher oder tiefer lagen als dem anatomischen Befund zu entsprechen schien.

Die Deutung der elektrographischen Zonenbildung, wie sie hier vorgetragen wurde, gewinnt neuerdings auch von pathologisch-anatomischer Seite eine starke Stütze. Anschließend an französische Autoren (CARNOT) sprechen REINHARDT und KALBFLEISCH geradezu von nervös gesteuerten, funktionell festgelegten Lungenbezirken und nehmen, zunächst für die kruppöse Pneumonie, den Einfluß höher gelegener nervöser Zentren im Rückenmark und Gehirn an. Neben HUIZINGA, JACOBÄUS u. a. hat vor allem A. STURM und CL. ESSER diese *bronchopulmonalen Segmente* auch klinisch und röntgenologisch verifizieren können. Diese Lungensegmente sind durchaus nicht horizontal gelagert, sondern sind *keil-* und *kegelförmige* Gebilde, die sich ziemlich genau dem bronchialen und arteriellen Versorgungsgebiet erster Ordnung anschließen. Die Spitze des „Innervationskegels“ liegt demnach einigermaßen hiluswärts, die Basis der Peripherie zu. Das kann nicht überraschen, da ja entwicklungsgeschichtlich die Lunge als eine Ausstülpung des Urdarms ihre Metamere gewissermaßen vor sich herschiebt einschließlich ihrer Nerven- und Gefäßversorgung. Nur im Mittellappen, wo schon embryonal eine Drehung aus der Vertikalen in die Horizontale stattfindet, können wir eine gewisse horizontale Lagerung auch der Segmente erwarten.

Nach diesen anatomischen Gegebenheiten ist es eigentlich selbstverständlich, daß z. B. die zu einer tiefen Lappenpneumonie gehörenden HEADschen Zonen der Haut erheblich *höher* liegen müssen *als die sichtbare Lokalisation des Prozesses.* Die oben beschriebenen elektrischen Reaktionen entsprechen somit durchaus diesen neueren Forschungsergebnissen, ja bestätigen diese in höchst befriedigender Weise.

Man wird damit rechnen müssen, daß ähnliche entwicklungsgeschichtliche Verlagerungen auch bei den Elektro-„HEADschen-Zonen“ der Bauchorgane eine Rolle spielen. Jedenfalls fiel uns auf, daß das punctum maximum der elektrischen Reaktion auch bei Leber- und Magenerkrankungen gelegentlich 1 bis 2 Dermatome tiefer liegt als die klassische sensible Zone, die nach HEAD dazugehört. Maßgebend für die HEADschen Zonen der Bauchorgane sind sicherlich die *vegetativen* Schmerzfasern, über deren Einstrahlungsgebiete ins Rückenmark noch nicht die gleiche anatomische Sicherheit herrscht wie über ihre animalischen Konkurrenten. Diese Fasern durchziehen die großen Nervengeflechte des Bauchraums (Plexus coeliacus, Plexus hypogastricus usw.), schließen sich den Gefäßscheiden an und halten wohl im allgemeinen trotz entwicklungsgeschichtlicher Verschiebungen ihrer Metamere den Kontakt mit ihren alten zugehörigen Dermatomen aufrecht. Aber bereits Dermatome und Myotome haben, worauf auch HANSEN und STAA ausdrücklich aufmerksam machen, keine vollständige Überdeckung. Von den vegetativen Funktionen können wir das noch weniger erwarten. Die untersten Darmabschnitte werden z. B. ihre Organerregungen in sakrale Dermatome schicken, wie dies für Erkrankungen der Blase und ihrer Nachbarorgane schon häufiger von uns gefunden wurde. Im Falle einer enuresis nocturna anschließend an *traumatische Verletzung des Conus* fanden wir eine eindeutige Niveauverschiebung in der *Haut* der *äußeren Wade* (S_2), womit auch gutachterisch der Zusammenhang als positiv gewertet werden konnte.

Herzkrankheiten.

Eine bereits ziemlich klare Übersicht ergibt die Anwendung der Methode bei den Erkrankungen des *Herzens*. I. ECKLER hat die Ergebnisse in einer Dissertation an einem Material von zirka 60 Fällen verschiedenartiger klinischer Diagnosen zusammengestellt. Diese Zahlen reichen natürlich noch nicht aus, um auf einem so ungeheuren Gebiet eine Einteilung nach pathologisch-anatomischen Gesichtspunkten oder auch nur nach klinischen Gruppen durchzuführen. Der Vielheit pathologischer Möglichkeiten stehen auf elektrographischer Seite eigentlich nur die *drei* Varianten, die Horizontal- und Vertikalverschiebung des Rhythmenbildes und drittens der sogenannte „Versager“, d. h. die *fehlende* EDG-Reaktion, besser gesagt, das sogenannte elektrographische Normalbild bei krankhaften klinischen und elektrokardiographischen Befunden gegenüber. Von der psychischen Überlagerung in einer der früher besprochenen Formen wollen wir dabei absehen. Es gilt mithin, diese drei Gruppen des EDG einer ersten Orientierung zugrundezulegen.

Methodisch wurde verfahren wie in den vorigen Fällen, höchstens mit dem Unterschied, daß zusätzlich im Gebiet der Brust und des Rückens, jeweils etwa der Höhenlage von D_5 und D_7 entsprechend, ein weiteres Dermatom ausgemessen wurde. Auf die früheren Felder bei D_8 oder D_9 durfte der eventuellen Leberreaktionen (*Stauungsleber*) wegen keinesfalls verzichtet werden.

Da das Elektrodermatogramm dem Elektrokardiogramm künftig als eine klinische Ergänzung an die Seite treten soll, war es von Interesse, die beiden in gewissem Sinne ähnlichen Vorgänge in Parallele zu setzen.

Die Ergebnisse dieser drei Versuchsreihen an Herzkranken lassen sich kurz dahin zusammenfassen, daß in Gruppe I, d. h. den *Horizontalverschiebungen*, das Herz auch klinisch schwerere *Kreislaufinsuffizienzen* und zwar vornehmlich infolge *Myokardschädigungen* auf infektiöser, toxischer oder arteriosklerotischer Basis bot.

Gruppe II, die der *Vertikalverschiebungen*, umfaßte zunächst die Mehrzahl der durch bloßen *Klappendefekt* insuffizient gewordenen Herzen, vor allem auch das Hauptkontingent der mit *Herzunregelmäßigkeiten*, besonders Flimmerarrhythmien einhergehenden Koronarerkrankungen.

Das Auftreten der beiden Verschiebungsbilder im Brust- oder Halsfeld (C_4) wurde gleich bewertet, zumal häufig auch in beiden Dermatomen ein analoger Ausschlag zu konstatieren war. Indessen ist auch eine *Mischung* der beiden Verschiebungsreaktionen etwa so, daß im *Hals*gebiet die *horizontale*, im *Thorax*bereich die *vertikale* Verschiebung vorhanden war, nicht eben selten. Es bestand der Eindruck, daß die starken *zervikalen* Ausschläge dabei in Fällen von *Schenkelblock* besonders häufig vorkamen. Die statistische Einstufung erfolgte in solchen Fällen entsprechend der schwereren Form, d. h. der Horizontalverschiebung und damit zugunsten der Gruppe I.

Elektrographisch finden sich bei dieser Gruppeneinteilung in Nr. I neben den eben erwähnten Schenkelblockbildern verschiedener Genese, Senkungen der T-Zacke, deutliche Verschiebungen des S-T-Stückes. In Gruppe II wiegen, wie bereits erwähnt, die Flimmerarrhythmien vor. In Gruppe III endlich, den sogenannten „Versagern“ im EDG, waren im EKG meist noch gewisse auf eine leichtere Muskelschädigung hinweisende Senkungen oder Hebungen des S-T-Stückes vorhanden. Klinisch waren objektive Zeichen einer Kreislaufinsuffizienz nicht mehr nachweisbar, abgesehen von Spuren von Ubg. im Harn und gelegentlicher Nykturie. Subjektive Beschwerden wogen vor. Man kann dieser III. Gruppe jene Fälle anreihen, die bei kurzer klinischer Untersuchung mit den Mitteln der Sprechstunde zunächst keinen Herzbefund zu bieten schienen und doch bereits im EDG deutliche Vertikalverschiebung im Thoraxfeld (allerdings *niemals Horizontalverschiebungen*!) aufwiesen. Bei näherem Zusehen pflegten dann mindestens die Funktionsprüfungen nach KAUFMANN und SCHELLONG nebst leichteren kardiographischen Symptomen positiv zu sein.

Die übersichtliche kritische Zusammenfassung der von ECKLER und RATH in unserer Klinik untersuchten Herzpatienten ergab ein einstweilen abschließendes Ergebnis, das tabellarisch zusammensgestellt wurde. (Dissertation J. Eckler, Bonn 1950.)

Daraus ist zu entnehmen, daß aus der Gesamtzahl von 60 fast gleichviel positive und negative Fälle zugunsten oder ungunsten jeder der beiden Methoden zu buchen sind, nämlich 44 „Treffern“ auf der EDG-Seite stehen 46 „Treffer“ auf der EKG-Seite gegenüber, oder anders ausgedrückt, 16 „Versagern“ dort entsprechen 14 auf Seiten des EKG. Mittlerweile hat das Beobachtungsmaterial die Hundertgrenze überschritten, ohne daß die hier durchgeführte Berechnung eine Änderung zu erfahren brauchte.

Die Aufschlüsselung zeigt bei den dekompensierten Myokardschäden ein etwas ungünstigeres Verhältnis zu Lasten des EDG. Im Rahmen des Ganzen gesehen war dies eher ein Vorteil im Interesse der Prognosestellung, denn es waren offenbar gerade die gut auf Digitalis bzw. überhaupt auf eine Herztherapie ansprechenden Fälle, welche unter diese negative Rubrik fielen. Auch in den verbleibenden positiven Fällen kann die weitere Aufteilung in die sicherlich ernster zu beurteilenden *„horizontalen“* bzw. *„vertikalen“ Verschiebungsbilder* als ein Faktor zur Beurteilung der muskulären Schwäche gelten, der auf der Seite des EKG kein Gegenstück entspricht.

Das Zusammentreffen schwererer Herzunregelmäßigkeiten, z. B. von Flimmerarrhythmien und Schenkelblockierungen, mit HEADschen Zonen im Halsgebiet, seltener auch dem der Arme (C_7 bzw. D_1), weist auf ein Ergriffensein der vegetativen Halsganglien hin. In Betracht kommen in erster Linie das *Ganglion stellatum* und *superius*, die auch bereits von anderen Autoren immer wieder als mitverantwortlich bei sogenannten *zerebral* ausgelösten Herzunregelmäßigkeiten angeschuldigt werden. Im

Tierversuch gelang BEATTLE, BROWN und LONG durch Reizung der *Regio hypothalamica* die *Erzeugung ventrikulärer Extrasystolen*, die auch nach Durchschneidung des *Vagus* bestehen blieben, nach Exstirpation des *Ganglion stellatum* indessen sofort *verschwanden*. Angeregt durch derartige Befunde haben wir in Fällen von Elektro-HEADschen Zonen im Halsgebiet die *Novocain-Einspritzung* neben das *Ganglion stellatum* für indiziert gehalten und in mehreren Fällen, die noch nicht zu einer allgemeinen therapeutischen Beurteilung ausreichen, auch mit Nutzen durchgeführt. Das Gesagte möge an dem folgenden Beispiel näher erläutert werden (Abb. 38).

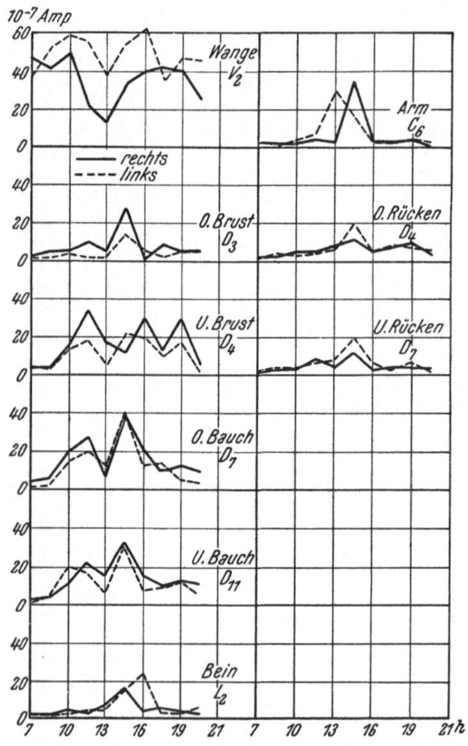

Abb. 38. Schwere akute Myokarditis. Man beachte die schwere Horizontal- und Vertikalverschiebung in C_6 und D_4.

Frau E. Schwerer Myokardschaden, anamnestisch langwierige, häufig rezidivierende Polyarthritis. Vor Jahren überstandene Diphtherie. Klinisch: Stark links dilatiertes Cor, röntgenologisch Stauungshilus. RR 140/70. Puls: 82, kaum tastbar. EKG: ventrikuläre Extrasystolen. Typ A und B interferierend.

EDG: Stärkste horizontale Verschiebung im Trigeminus II mit „Wellenform" der Gipfel. Ähnliche Gestaltung, besonders des Mittelgipfels, auch in den unteren Brustsegmenten. Im oberen Brust- und auch in den Rückensegmenten vorwiegend Depressionskurve (vagotonisch) ohne eigentliche HEADsche Zone. Das Verschiebungsbild tritt besonders in C_6 (Armgebiet), und zwar im Mittelgipfel deutlich hervor.

Epikritisch ist zu dieser Kurve zu bemerken: Eine HEADsche Zone im *Trigeminusgebiet* braucht für sich allein noch nicht viel zu bedeuten. Sie kann der Ausdruck von *Zahngranulomen* oder *Nebenhöhlenentzündungen* sein, eventuell auch nur eine neurale „Erinnerung" an überstandene Zahn- oder Mundkrankheiten darstellen. Wenn sie jedoch wie hier als Horizontalverschiebung und in Gemeinschaft mit *peripheren* HEADschen Zonen bei klinischem Verdacht oder gar nachgewiesener Organerkrankung auftritt, ist sie ein *alarmierendes Symptom*. Man muß sich dann gegenwärtig halten, was z. B. SPERANSKY über die neuralen Auswirkungen dentaler Herde oder umgekehrt über die Rückwirkung peripherer neuraler Schädigungen bis in das Trigeminusgebiet hinein experimentell gefunden hat.

Das Punktum maximum liegt hier in den unteren Dermatomen des Brustkorbs recht tief und hängt wohl mit der in den unteren Partien zunächst stärker hervortretenden Lungen- und Leberstauung zusammen. Für gewöhnlich sind die oberen Dermatome der Brust und des Halses (vgl. die Horizontalverschiebung in C_6) bei Herzkrankheiten bevorzugt. Eine HEADsche Zone im eigentlichen Lebergebiet von D_8 und D_9 fehlt. Nur in L_2 (Bein) ist eine schwache Gipfelverschiebung noch angedeutet. Der Zustand bleibt aber trotz Regularisierung der Flimmerarhythmie unter Digitalis weiterhin ernst und läßt Rezidivierung erwarten.

Die Headschen Zonen im praktischen Gebrauch.

Zunächst beachte man die in Teil I, Seite 6 u. 7, gegebenen technischen Anweisungen. Die wesentlichen *Merkmale* für die Deutung der Kurven seien in der folgenden *Übersicht* nochmals kurz zusammengestellt:

Zunächst suche man wieder die *führende* Rhythmik auf, die in Gestalt einiger durchgehender Zacken oder Zackengruppen fast immer zu finden ist. An dieser relativen Norm orientiert man die krankhaften Abweichungen in den Einzeldermatomen[1]).

Man achte auf folgende Zeichen:

A) Meist auf der kranken Seite verwaschene oder ausgelöschte Rhythmik und Niveauverschiebung der dann mehr oder weniger zackenlosen „leeren" Horizontalen nach oben a) (sympathikotonisch) oder unten b) (vagotonisch). Dieses gilt als Überwiegen parasympathischer Hinterwurzelfasern, jenes als entsprechendes Überwiegen sympathischer Vorder(?)-wurzelfasern (noch nicht gesichert!). Beide Verschiebungsarten können in den symmetrischen Dermatomhälften gegenläufig oder auch *gleichlaufend* auftreten. (Abb. 5, links oben, Abb. 34 O. Bch., Abb. 27. O. Br.)

B) Besonders verstärkte Rhythmik im Einzeldermatom mit hohen Ausschlägen ist als *Reizeffekt* des *sympathischen Grenzstranges* bzw. seiner Ganglien aufzufassen. Meist auf der „gesunden" Seite, wenn die kranke Nachbarseite des Dermatoms im Sinne von A, b) vagotonisch gestört ist (etwa Abb. 38, D_3 und D_4).

C) Zeitverschiebung des gesamten Kurvenreliefs bei erhaltener Pausenlänge, sogenannte *Schablonenverschiebung*. Klassisches Bild der *dienzephalen Störung*. Sehr regelmäßig im *Trigeminusfeld* bei pulmonalen Erkrankungen (Pneumonie, Pleuritis, Tuberkulose), wenn *gleichzeitig* eine *Pupillenanomalie* vorhanden ist. Außerdem im oberen Bauchgebiet bei schwerem (blutendem) Magenulkus und Gallensteinkoliken (Abb. 30; 26 d, Abb. 38).

D) Zackenrelief bleibt erhalten. Die kranke Seite begleitet die „gesunde" auf tieferem (Schädigung sympathischer Grenzstrangbahnen bzw. ihrer zentralen „Befehlsstelle") oder höherem Niveau. Das Relief bleibt in beiden Fällen *parallel*. Es handelt sich hierbei wahrscheinlich um einen zentralen Tonuseffekt bei erhaltener Funktion der entsprechenden unter A) angeführten spinalen Ganglien (Abb. 35). Hierher gehören wahrscheinlich auch die bei Hirnverletzten gefundenen, unter III gezeichneten Niveauverschiebungen, die dort allerdings *paraplegisch*, hier *halbseitig* in einem oder mehreren Dermatomen auftreten.

E) Die unter A) geschilderten segmentären Niveauverschiebungen haben ein zerebrales Gegenstück.

Im Falle A a) ist es die „leere" oder mit verwischten disharmonischen Zacken einhergehende „Basedowkurve".

---

[1]) Vgl. hierzu auch Lit.: Med. kli. **49**, Nr. 26 S. 817 bis 825.

Im Falle Ab) die tiefliegende gleichfalls meist zackenlose Kurve der Depressiven. Beide jedoch betreffen als zentrale Vorgänge die *gesamte* Körperhaut und nicht nur ein isoliertes Dermatom.

F) Besondere Formen der Kurve: Statt spitzer prägnanter Zacken: gedehnte und träge *Wellenform*. Diese Anomalie meist kombiniert mit der eben genannten Schablonenverschiebung (Abb. 37 L_2, Abb. 30 D_8, Abb. 33 L_2 und Abb. 38 V_2). Wohl eine Abart dieser Form ist die bei Leberkrankheiten häufig gefundene träge Buckelbildung, die gewissermaßen die gesamte Tagesrhythmik in sich aufsaugt (sogenannte ,,*Leberkurve*"). Sie erscheint dann maximal ausgeprägt im Dermatom des rechten Oberbauches. (Neuraler Lebertest zur Ergänzung der humoralen und parenchymatösen Teste, Abb. 29, Abb. 33 D_8.)

Selbstverständlich wird man im praktischen Fall die hier analysierten Momente nicht immer in reiner Ausprägung erhalten. Sehr häufig sind Kombinationen von A und D, also der zerebralen und segmentären ,,Tonuszügler". In B findet sich neben dem sympathischen Reizeffekt häufig eine Verschiebung einzelner Zacken, die wohl als rudimentäre Abwandlung der dienzephalen ,,Schablone" zu deuten ist (Abb. 28 D_{11} und L_2). In Abb. 31 D_8 wird dies für die ,,F"-Zacke angenommen. Auch unabhängig von der Amplitudengröße ist diese rudimentäre Zeitverschiebung einzelner Zacken in symmetrischen Dermatomhälften als ein Krankheitszeichen und als gemilderte Form des Typus ,,C" anzusehen (z. B. in Heilung begriffene Ulcera und Gallenblasenentzündungen usw.). Fast immer in ausgeprägterer Form erscheint die Schablonenverschiebung im Trigeminusgebiet, häufig gesteigert durch die in Abb. 38 V_2 gezeichnete ,,Wellenform".

C. Der periphere Abschnitt des vegetativen Reflexbogens.

Lokale Hautreize im EDG.

Die durch die Peripherie selbst bedingten Abweichungen des EDG sind zunächst wenigstens immer streng *lokal* begrenzt. Man erkennt dies leicht, wenn man die Änderungen des elektrischen *Gleichstromwiderstandes* verfolgt, welche sich durch eine einfache Reizung des Epithels, etwa durch einen Bürstenstrich, ergeben. Die gereizte Hautstelle liegt dann auch in ihrem elektrischen Wert sowohl im Einzelversuch wie im gesamten Kurvenzug über den benachbarten Meßpunkten (= lokale galvanische Reaktion).

Methodisch geht man in einem solchen Falle so vor, daß man die gereizte Hautstelle mit zwei völlig gleichartigen, die Reizungsstelle flankierenden Elektroden bzw. deren Ableitungsergebnis vergleicht. Die gereizte Hautstelle liegt dann in ihrem Kurvenwert *über* dem der Nachbarelektroden. Natürlich liegt bei dieser technischen Anordnung die Stelle der sogenannten O-Elektrode mit den drei anderen in gleicher Reihe, alle durch gleiche Abstände von zirka Daumenbreite getrennt. Dabei sind die drei Meßpunkte hintereinander und am besten von Hand aus mit der festliegenden Elektrode O (vgl. Abb. 25 Schemaskizze am linken Arm der Figur) in Kontakt zu bringen.

Bei dieser technischen Anordnung, wir nennen sie die Methode der *biologischen Koordinaten*, gelingt es, die intradermale pharmakologische

Beeinflussung des Elektrodermatogramms in minimalen Dosen irgendeiner vegetativ wirksamen Droge nachzuweisen. Das Adrenalin und besonders das *Kokain* ergeben ein deutliches Aufsteigen der elektrischen Werte über einer an der Meßstelle 2 gesetzten intradermalen Hautquaddel. Beim Atropin ist häufig ein gegensätzlicher Ausschlag, also eine *Steigerung* der Meßkurve über die Nachbarkoordinaten nachzuweisen. Bemerkenswerterweise versagen auch die *gefäßaktiven* Pharmaka, wie das *Koffein*, bei dieser Applikationsweise, was wiederum die Erfahrung bestätigt, da abgesehen von dem vorwiegend zentralen Angriffspunkt, die oberen Hautgefäße mit der Reaktion *nichts zu tun haben.* Das sonst so außerordentlich diffusionsfördernde *Histamin* gibt im Bereich der Quaddel selbst nur einen verhältnismäßig geringen vagusartigen, also negativ nach unten gerichteten Effekt, während im Hautgebiet des sich meist proximal von der Injektionsstelle ausdehnenden Reflexerythems eine *überraschend starke Depression* der *Kurve Platz greift.* Hier stimmt also der vagotrope Effekt des Histamins mit der gleichlaufenden Hinterwurzelreizung überein.

Eine ausführliche Diskussion der sich teilweise noch widersprechenden pharmakologischen Wirkungen am Endorgan der hypothetischen „EDG-Nerven" kann hier nicht gegeben werden. Wir verweisen auf die Originalarbeit von W. Stelzner (l. c.). Der obenerwähnte Histamineffekt dürfte auf dem *Lymphwege* jene rein proximal gerichtete und dem Gefäßverlauf folgende Rötung hervorgebracht haben. Das als Vagotonie anzusprechende EDG stimmt dabei mit der dilatorischen Gefäßwirkung überein. Das *Kokain* erzeugt nämlich ebenso wie das *Morphium* eine *Hochstellung* des Kurvenniveaus bei gleichzeitiger *Erhöhung* der *Amplituden,* also ein Phänomen, das wir in Typus III unserer Hirnverletzten als ein *zerebrales* Symptom beschrieben hatten. Außerdem hatte sich beim *Kokain* — beim *Morphium* ergibt sich aus klinischen Versuchen ähnliches — eine Fernreaktion in Gestalt von *Pupillenerweiterung* und ausgeprägter Reaktionsschwäche auf Licht einwandfrei nachweisen lassen. Wir haben es also offenbar mit einer *Rückwirkung zentraler Steuerungsmechanismen* auf die Affektion der *Peripherie* zu tun, die mit den Beobachtungen im Bereich der Headschen Zonen auf gleicher Linie liegt.

Strahlungsreize.

Während bei den oben erwähnten Kontaktreizen (mechanischen, chemischen, thermischen Reizen) stets *nur* eine *positive* nach oben gerichtete Reaktion, also im Sinne der Widerstandsverminderung, gefunden wird, tritt unter Strahlenbehandlung, und *nur in diesem Falle,* auch eine *negative* Reaktion also eine *Widerstandserhöhung* auf. Dieser negative Effekt kann bis zur totalen Tiefstellung einer Kurve gehen. Es ist dies ein sicheres experimentelles Mittel, um eine vagotonische Senkung des Kurvenniveaus bis zum *Erlöschen* der Reflexrhythmik zu erzielen.

Der gleiche Befund ist später auch von anderen Autoren (Ph. Keller) bestätigt worden. Der negative Ausschlag ist bei Röntgenlicht vorherrschend. Die Widerstandsvermehrung scheint auch bei Ultraviolett- und Bucky-Strahlung zu überwiegen. Im langwelligen Teil des Spektrums dagegen, also bei der Wärmestrahlung, erfolgt der Umschlag im Sinne der üblichen (verminderten) Reaktion.

Eine abschließende Erklärung für das besondere Verhalten der *Strahlungsreize* in elektrobiologischer Beziehung ist bislang noch nicht möglich. Ein Zusammenhang der elektrischen Reaktion mit dem biologischen Zustand der Zelle ist sicher, aber es läßt sich keine allgemeingültige Zuordnung der Ausschlagrichtung zu irgendeinem abgrenzbaren biologischen Verhalten, etwa dem *Rötungsgrad* des Erythems oder den subjektiven Empfindungen, wie Juckreiz und Brennen, feststellen. Die elektrische Reaktion kann z. B. bei geringer Dosis an einem Arm negativ sein, während sie an der symmetrischen und stärker bestrahlten Stelle des anderen Armes positiv ausfällt. Sogar an der gleichen Hautstelle kann die Ausschlagrichtung im Zuge der fortschreitenden Heilung plötzlich in die andere Richtung umschlagen. Eine Abhängigkeit von der Strahlendosis ist vorhanden, jedoch besteht keine Proportionalität zur *Größe* des *Ausschlags*, gleichgültig ob dieser positiv oder negativ gerichtet ist.

Mit Hilfe des EDG gelingt es, sogar noch an einer um viele *Monate zurückliegenden* kaum mehr sichtbaren *pigmentierten* Hautstelle etwa nach Quarzlichtbestrahlung einen deutlichen Effekt abzulesen, zumal bei Anwendung der in Teil I beschriebenen „Stromspannungskurve". Die elektrische Reaktion konkurriert also mit den biologischen Testverfahren und übertrifft diese durch die Darbietung eines *quantitativ meßbaren* Kriteriums. Damit scheint das Problem einer *elektrobiologischen Strahlendosierung* gelöst. Leider liegen die Dinge bei näherer Betrachtung sehr viel komplizierter, denn auch dieser Test ist in sich *nicht konstant*, sondern *schwankt* gleichfalls im Rhythmus des EDG, wie dies in früheren Arbeiten gezeigt wurde. Bedenkt man weiterhin, daß dieser an sich schon über den gleichen Tag *periodisch* ablaufende Vorgang, am nächsten und anderen Tage sich wiederum unter besonderen vegetativhormonalen Bedingungen verändert, so besteht einstweilen keine Aussicht, solche Summationsgebilde konstitutioneller Momente messend zu verwerten.

Die Hautklinik

hat das EDG für die Klärung innersekretorischer Einflüsse (Hypophyse, Schilddrüse) bei bestimmten Hautkrankheiten mit Vorteil herangezogen (E. H. Brill).

Während die ersten Anwendungen des Elektrodermatogramms an der Erlanger Hautklinik durch Burckmann noch nicht zu eindeutigen Ergebnissen geführt hatten, bedeuten die mit moderner Technik durchgeführten Messungen E. H. Brills einen erheblichen Fortschritt für die vegetativ neurale Beurteilung einzelner Dermatosen, insbesondere des *chronisch-konstitutionellen Ekzems* und der *Psoriasis*. Sehr bemerkenswert ist die Feststellung, daß beim *Ekzem* der genannten Art die *Beugeseite*, bei der *Psoriasis* die *Streckseite* gegensätzlich zur gesamten übrigen Körperhaut, und zwar im Sinne der *Widerstandsverminderung*, reagiert. Das erkrankte Hautareal tritt also entsprechend den Prädilektionsstellen der beiden Dermatosen als hohes Niveau, übrigens mit deutlichem Rhythmenverlust, über die Vergleichskurven im gesunden Bezirk empor. Die Abnormität läßt sich beim *Ekzem* durch intramuskuläre Gaben von *Praephyson* wieder zur Norm der Vergleichskurven zurückdrängen.

Das ist, abgesehen von der schon länger bekannten thyreogenen Beeinflußbarkeit des EDG, ein weiterer Beweis für die *hormonale Abhängigkeit* des elektrobiologischen Geschehens, und zwar nun auch von den Hormonen der *Hypophyse*. E. H. Brill, der übrigens unsere Anschauungen bestätigt, sieht in diesem abweichenden Verhalten der elektrischen

Stromkurve den Ausdruck einer geänderten *vegetativen Tonuslage*, Hand in Hand gehend mit einer *konstitutionell* verankerten Erregbarkeitssteigerung des gesamten vegetativen Systems. Insofern gibt die elektrische Reaktion auch nützliche Winke für den richtigen Zeitpunkt des therapeutischen Eingreifens, noch bevor sich grob klinische Hautveränderungen zeigen.

Auch in den Versuchen E. H. BRILLS konnte die zerebrale Abhängigkeit der vegetativen Hautinnervation vom Dienzephalon bewiesen werden, und zwar sowohl pharmakologisch (Atropinversuche) wie durch die Tatsache, daß sich die *Rhythmik* über der ekzematösen Hautstelle *zeitlich verschoben* hatte und sich oft geradezu gegensätzlich zum Normalrelief verhielt. Das ist aber nichts anderes als die oben erwähnte Schablonenverschiebung als Ausdruck einer wahrscheinlich durch Störung der Zeitregulationen des Thalamus bedingten Unsicherheit der vegetativen Steuerungsorgane.

D. Zusammenfassung und Ausblick.

Aus der relativ einfachen Morphologie unserer Kurven ergeben sich somit, stets unter klinisch-physiologischen Gesichtspunkten gesehen, schon recht konkrete Vorstellungen über die anatomischen Grundlagen des Elektrodermatogramms.

Neben der aus Teil I bekannten *Hinterwurzel-Tonusbahn*, welche normalerweise die *vagotonische Niveausenkung* verursacht, tritt, durch Bilder der Abb. 35 wahrscheinlich gemacht, eine *antagonistisch tätige Bahn über die Vorderwurzeln*. Daneben bestehen offenbar *lange vegetative Bahnen*, welche, in oberen Metameren austretend, den Grenzstrang benutzen und, ähnlich den Innervationsstudien KEN-KURES, sowohl sympathischer als auch vagischer Natur sind. Sie bilden in zentral gesteuerter Gemeinsamkeit die eigentliche Nahrungsrhythmik. Ein beständiger Einfluß der spinalen Niveaubahnen auf diese Rhythmik ist für die normale Kurvengestaltung anzunehmen. Fällt diese dämpfende Tonuswirkung fort, kommt es zu überhohen Ausschlägen der Amplituden im Einzeldermatom, oder, wenn diese Enthemmung wie in Abb. 34 zentral erfolgt, im Gesamtgebiet der Körperhaut als Ausdruck einer sympathischen (thyreotoxischen) Reizung. Auch das Zustandekommen der „*Vertikalverschiebung*" (sogenannte HEADsche Zone zweiter Art) sehen wir in einer mangelhaften Koordination peripherer „Tonusbahnen" und hypothalamisch bedingter paraspinal geleiteter rhythmischer Impulse.

Schwerer zu deuten sind tonische Verzerrungen nach Art der mehrfach geschilderten „Wellenform" der Kurvengipfel. Sie tritt im EDG nur unter pathologischen Bedingungen, und zwar im *erkrankten Dermatom* auf. Eine fast immer vorhandene zeitliche Verschiebung der Gipfel deutet auf eine dienzephale Genese dieser Störung hin. Ob eine Verwandtschaft dieser Wellenform mit der sogenannten „Leberkurve" besteht, ist wahrscheinlich. Es handelt sich in beiden Fällen wohl um verwandte Dinge, die aber noch weiterer Untersuchung bedürfen.

Die *dienzephale Entstehung* der *Horizontal-* oder *Schablonenverschiebung* darf als gesichert gelten, nachdem uns diese Eigentümlichkeit nun auf sieben verschiedene Weisen und doch stets unter gleichen Indizien erschien. Auch ihr dermatomäres Auftreten verlangt keine Änderung unserer Meinung, da die Beobachtungen an Hirnverletzten (vgl. Typ VI, S. 90) sogar ganz eklatante Beispiele *lokalisierter* Kurven solcher Art bei gleichfalls lokalisierten motorischen Erkrankungen im Linsenkerngebiet aufgedeckt hatten. Aber es entsteht doch sofort die Gegenfrage, wie es zu der gleichen Störung dort bei einer Erkrankung des motorischen Zusammenspiels, etwa einer pallidären Starre oder einer Athetose, hier bei einem Ulcus ventriculi kommen kann. Schließlich ist im letzten Fall die *Peripherie*, im ersten primär das Zwischenhirn beteiligt. Von einer sogenannten Ganglionitis kann doch höchstens beim Ulkus und keineswegs bei jenen motorischen Dyskinesen gesprochen werden. Oder sollte eine gleichzeitige vegetative Störung, etwa im Sarkoplasma des Muskels, auch bei den striären Dyskinesen peripher-vegetativ in analoger Weise enthalten sein? Gibt es etwas Ähnliches wie eine *vegetative* Athetose oder vegetative Tonusstarre (vgl. Wellenform), welche mutatis mutandis im vegetativen Bezirk eines Organs dessen Erkrankung in Form der gefundenen Kurvenanomalien beschreibt? Wenn dem so wäre, dann müßten wir allerdings unsere Vorstellungen über die Pathogenese einer Organerkrankung im Sinne der *neuralen* Theorien und damit auch im Sinne der *Dienzephalose* grundsätzlich revidieren. Wir fühlen uns noch nicht berechtigt zu so weitgehenden Schlußfolgerungen. Indessen muß darauf hingewiesen werden, daß diese Fragen im Umkreis der Rhythmenlehre mit allem Nachdruck auftauchen und daß hier auch die *Mittel* zu ihrer *Lösung* dargeboten werden.

Fünfter Teil.

Die Rhythmik der inneren Organe.

A. Die zentrale Steuerung der Leberfunktionen.

Fragestellung und Methodik.

Es wurde wiederholt darauf hingewiesen, daß wir den im Elektrodermatogramm gefundenen Gesetzmäßigkeiten keineswegs eine Sonderstellung gegenüber anderen vegetativen Rhythmen des Körpers einräumen. Wenn wir uns eingehender gerade mit ihnen beschäftigt haben, so nur deshalb, weil sich die *Untersuchung des Gleichstromwiderstandes der Haut* besonders bequem und einfach gestaltete und sich darum auch bald zu *praktischen* und *klinisch* verwertbaren Ergebnissen verarbeiten ließ. Aber schon im ersten Teil konnte gezeigt werden, daß sich die *Nahrungsrhythmik* in ganz der gleichen Weise an *allen* an der *Nahrungsaufnahme* und *-verarbeitung* beteiligten Funktionen, je nach dem Grade ihrer Koppelung mit dem Grundreflex, nachweisen läßt.

Es ist von vornherein anzunehmen, daß dieselben Gesetzmäßigkeiten auch für den *Stoffwechsel* überhaupt gelten, sei es daß der Gesamtstoffwechsel periodisch schwankt oder daß er von rhythmischen Impulsen unterbrochen wird, die ihrerseits vom zentralen Nervensystem gesteuert werden.

Um diese Aufgabe zu lösen, könnte man etwa von der Energiegleichung (S. 21) ausgehen und die zweifellos vorhandenen oxydativen Schwankungen des Gesamtstoffwechsels etwa mit der REINschen Apparatur aufzeichnen und messen und auf der anderen Seite die abgegebene Leitungs- und Strahlungswärme einschließlich der an Kondenswasser gebundenen nach dem Verfahren von BOHNENKAMP bestimmen.

Vermutlich aber werden wir auf dieselben Schwierigkeiten stoßen, wie bei der Rhythmik der Körpertemperaturen, d. h. ein *integraler* Vorgang kann sich nie oder doch nur unter bestimmten Voraussetzungen mit der lokalen Rhythmik decken, auf die wir doch an Hand des Elektrodermatogramms hinauswollen. Fast immer gibt der lokale Vorgang über das „Ob" und das „Wie" einer nervösen Zellsteuerung zuverlässigere Auskunft.

Besser also wir verzichten zunächst auf eine hier ungeeignete quantitative Betrachtung und begnügen uns mit dem im *Mittelpunkt* des *Stoffwechsels* stehenden Organ, nämlich der *Leber*, und suchen durch eine *qualitative* Analyse ihrer an sich ja bekannten Einzelfunktionen *Rhythmenbilder* zu gewinnen. Diese müßten dann mit bereits bekannten Funktionen, d. h. deren nachweislich gesteuerter Rhythmik, übereinstimmen. Der Vergleich mit dem Verlauf des EDG ist hier das Gegebene.

Es gibt indessen noch einen zuverlässigeren Weg von stärkerer Beweiskraft, nämlich das in Teil II aufgestellte *„heuristische Prinzip"*, wonach *jede vegetative Funktion* mit klar erkennbaren *bedingten* Ausschlägen ihres Verlaufs auch mit Sicherheit eine *zentrale vegetative Steuerung haben muß*!

Die Beziehungen zu den Mahlzeiten sind also entscheidend. Unterstützen werden uns dabei solche Funktionen, welche eine unmittelbare Beziehung zur Nahrung, etwa dem Fluß des Magensaftes (z. B. der p_H-Zahl des Harnes), aufweisen.

Anatomisch-klinische Vorbemerkungen.

Die Abhängigkeit der Leber vom Zentralnervensystem ist in allgemeiner Form durch die histologische Untersuchung bestimmter Krankheitsbilder gesichert, so bei der WILSONschen Krankheit und der WESTPHAL-STRÜMPELLschen Pseudosklerose. Neben der Leberzirrhose findet sich hier eine Degeneration des Putamens und des Pallidums.

Daß solche Wechselbeziehungen zwischen diesen scheinbar so weit getrennten Organbereichen sehr viel häufiger sind, als gemeinhin angenommen wird, lehren aber auch die Beobachtungen der *inneren* Klinik, etwa am Beispiel der *Hämochromatose* oder anderen Leberkrankheiten, die in das weitere Gebiet der *Pigmentstörungen* fallen, so bei der *Porphyrinurie*, der *Alkaptonurie*, aber auch bei jenen Störungen, die den eigentlichen Melaninumsatz betreffen. Häufig wurden auch *Psychosen* depressiver oder paranoider Art, und zwar schon bei beginnenden Erkrankungen dieser Gruppe beschrieben, so daß auch von hier aus Übergänge zu echten Geisteskrankheiten zu bestehen scheinen, die von psychiatrischer Seite mit allgemeinen Stoffwechselstörungen, insbesondere der Leber, in mehr oder weniger enge Beziehung gebracht werden.

Über die *Leberinnervation* sind wir besonders durch die Arbeiten GREVINGS gut orientiert. Die *sympathischen* Nervenzüge verlassen das Rückenmark bereits in ziemlich hohen Wurzelbereichen und gehen von D_5 bis D_7 im *Splanchnicus* major, von D_7 bis D_9 im *Splanchnicus minor* und als *einzige Fasern, die nicht im Grenzstrang umgeschaltet werden,* zum Ganglion coeliacum. Erst hier erfolgt die Umschaltung zu den postganglionären Fasern, die im Plexus hepaticus zur Vena portae ziehen. Zum Teil mischt sich auch der *Parasympathicus,* der in den beiden Vagusstämmen das Zwerchfell durchtritt, ins Ganglion coeliacum, so daß wir in diesem einen *bivalenten* Nervenknoten zu sehen haben.

Auch über die *innere* Leberinnervation sind wir durch eingehende Arbeiten sowohl seitens des erwähnten Autors, der Nervenfasern ohne Gefäßbegleitung im Lebergewebe gefunden hat, wie vor allem durch RIEGELE, der ein dem *Terminalreticulum* sehr ähnliches, geschlossenes Fasernetz beschreibt, gut orientiert. Die Hüllplasmodien STÖHRS jr. sieht man nicht. Doch könnte dies an der angewandten Darstellungsmethode liegen, da sich ja dieses feinste Endgewebe färberisch anders verhält als die gewöhnliche Nervenfaser.

Soweit unsere Übersicht über das anatomische Substrat einer etwaigen rhythmischen *Leberinnervation.* Die Beziehungen zum *Zwischenhirn,* welche bereits klinisch gesichert sind, könnten wir noch durch den Hinweis auf die Stellung der Leber im dienzephal gesteuerten *Wärmehaushalt* ergänzen. Auch auf Arbeiten von GRAFE und GRÜNTHAL wäre hinzuweisen, wonach eine zentrale lenkende Stelle für den Zerfall der Eiweißkörper (im Mittelhirn ?) angenommen werden muß. Ähnliches hatte GRAFE auch für die spezifisch-dynamische Wirkung (s. d.) der Eiweißstoffe behauptet.

Die Zentren des Zuckerstoffwechsels sind bereits weitgehend bearbeitet, wenigstens in ihrem hypothalamischen Teil (vgl. R. GREVING l. c.), für den Fettstoffwechsel dürften zumindest zahlreiche indirekte Beweise (vgl. DÖRING im Handbuch L. R. MÜLLES) vorliegen.

Somit haben wir nach unserer oben umrissenen *Methodik* für diese drei Hauptkomponenten des Leberstoffwechsels die Rhythmik, und zwar möglichst in ihrer bedingten Form, nachzuweisen.

Die Rhythmik des Galleflusses.

Wir können indessen zunächst auch einen *indirekten,* vielleicht sogar bequemeren Weg gehen, der wenigstens für eine allgemeine Orientierung ausreicht. Wir wählen als *Testfunktion* der Lebertätigkeit ihre *charakteristische Funktion,* nämlich die Ausscheidung der Galle. Sie ist die Achse der Lebertätigkeit und vermag in ähnlicher Weise als Repräsentant und Summe aller Einzelreize gelten, wie die elektrisch bestimmte Membrandurchlässigkeit für die Epithelzelle der Haut.

Allerdings werden wir einen Umweg machen müssen, denn der Fluß der Gallensekretion läßt sich leider am intakten Organismus nicht studieren, da eine quantitative Gewinnung der Galle etwa aus dem Duodenum nicht möglich ist. Unsere Kenntnis der Vorgänge ist auf Beobachtung an *Gallenfisteln* angewiesen, die aus operativen Gründen angelegt werden mußten.

In dieser Weise haben bereits früher PFAFF und BALCH eine 24-Stunden-Rhythmik der Gallensekretion beschrieben und auch schon kürzere Schwankungen recht prägnanter Form in ihren Kurven verzeichnet. Einen Zusammenhang dieser „Kurzrhythmik“ mit der Nahrungsaufnahme lehnten sie ab, da die Übereinstimmung mit den Nahrungszeiten unvollkommen war und manche Gipfel dem reellen Nahrungsreiz vorangingen oder stark verspätet folgten. Mit diesem Vorurteil waren die Autoren gerade an dem Grundphänomen der *bedingten* Reflektorik vorbeigegangen, das zu entscheidenden Erkenntnissen über die Leberinnervation hätte führen können. Um in diesen Dingen klar zu sehen, ist stets die Mitschreibung einer zweiten Tageskurve erforderlich, die als unmittelbarer Ausdruck neuraler, sagen wir besser gleich zerebraler Beziehungen gelten darf.

Insofern ist es von Wichtigkeit, daß neuerdings die Versuche von PFAFF und BALCH durch H. S. REGELSBERGER jr. wieder aufgenommen und in Vergleich zum Elektrodermatogramm gestellt worden sind. Dabei fand sich nun in der Tat eine gute zeitliche Übereinstimmung auch der *kleinen Gipfelbildungen* in beiden Kurven. Bemerkenswert erschien, daß die von der Leber selbst gebildeten Rhythmen der Gallensekretion durchwegs merklich früher zu einzelnen Nahrungsgipfeln aufstiegen als die Ausschläge des EDG. Dieses Verhalten ist theoretisch leicht einzusehen, da ja die Impulse, die zur *Wärmebildung in der Leber* führen, natürlich *früher* einsetzen müssen, als die auf die Haut gerichteten Innervationsstöße, welche die im Leberstoffwechsel gebildete Wärme wieder abgeben sollen. Es wird weiterhin darauf zu achten sein, ob das eben bemerkte zeitliche Verhältnis in solchen Fällen eine strenge Regel bildet.

Die langwellige Leberrhythmik.

Unabhängig von den hier zur Debatte stehenden kurzfristigen Nahrungsrhythmen hatte zuerst FORSGREN über *24-Stunden-Rhythmen* der *Lebertätigkeit* berichtet. Danach werden Wasser, Glykogen und Eiweißstoffe von einem Minimum, etwa um die Zeit der mittäglichen Hauptmahlzeit (um 14 Uhr) ausgehend, bis zu einem Maximum um 2 Uhr nachts allmählich zunehmend gespeichert, während umgekehrt von hier bis wieder zum folgenden Nachmittag der Abbau und die Abgabe dieser Stoffe vor sich geht. Umgekehrt hat die Gallenbildung ihren Tiefpunkt etwa nach Mitternacht und erreicht, im selben Verhältnis zunehmend wie das Glykogen schwindet, am nächsten Mittag ihren höchsten Wert. Nach den Tierversuchen FORSGRENS rückt die Gallenbildung von der Peripherie der Leberläppchen zentralwärts vor und drängt dabei die Speicherung der Nahrungsstoffe einschließlich des Wassers allmählich zurück. Diese nehmen ihrerseits in der Assimilationsphase vom Zellinnern zum Zellrande fortschreitend zu. Wir haben Abb. 39 A das Schema dieser Zellvorgänge nebst ihrem von FORSGREN angenommenen sinusförmigen Verlauf zum Vergleich mit unseren eigenen Kurven eingezeichnet. Verbindet man die Fußpunkte der unter „B“ gezeichneten Urobilinogen (Ubg.) Ausschläge, so findet man die *Kurzrhythmen* auf einer in der Tat annähernd sinusförmigen *Grundschwingung* aufgesetzt und erkennt, daß die somit *indirekt* erfaßte *Gallensekretion* zu einem Höhepunkt um Mittag ansteigt und nach Mitternacht einen *Tiefpunkt* erreicht.

Das ist eine schöne Bestätigung der von FORSGREN aufgestellten These und um so wertvoller, als sie am *Menschen* und nicht aus Tierversuchen gewonnen wurde. Diese Darstellung bleibt auch dann noch gültig, wenn man aus Gründen strenger mathematischer Korrektheit lieber die Mittelwerte der Gipfel und Täler des Kurvenprofils errechnet und aufzeichnet. In dieser Form zeigt die Urobilinogenbewegung auch eine gute Übereinstimmung mit der von PFAFF und BALCH beobachteten 24-Stunden-Rhythmik der Gallensekretion, die wir bereits erwähnt haben.

Kritisch ist zu bemerken, daß die in Abb. 39 B enthaltene Bestätigung

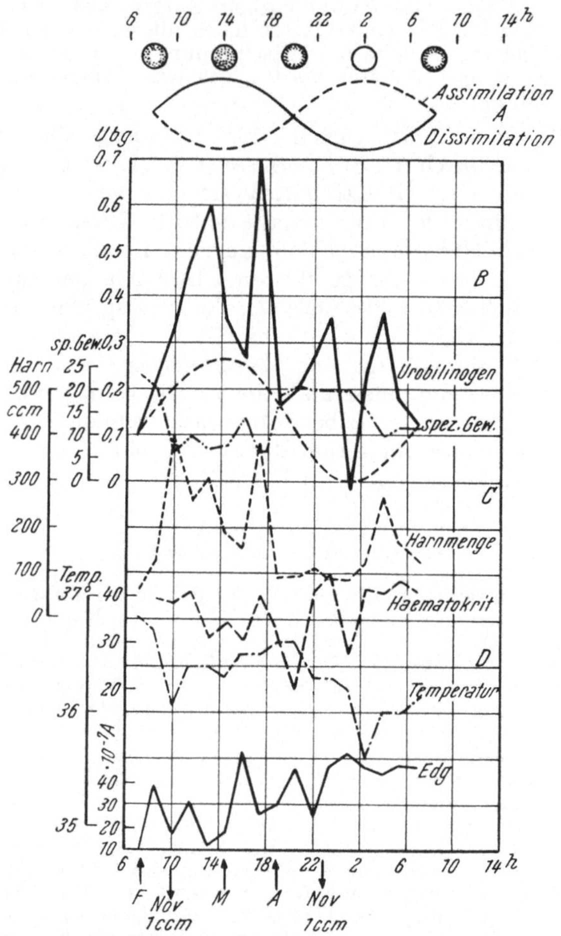

Abb. 39. Kurve „B". Die Nahrungsausschläge auf Frühstück, Mittag- und Abendessen erfolgen nach einer Latenzzeit von mindestens $1^1/_2$ Stunden (Bildung und Resorption des Urobilinogens im Dickdarm). Die Fußpunkte der Nahrungsrhythmen bilden annähernd eine Sinuslinie, wie sie von FORSGREN (Schema nach Gallenabsonderung in Kurve A) angenommen wird. Beachte die Nahrungsreflexe im EDG, wo sie ohne die oben erwähnte Latenzzeit aufschießen. Die Wasserausscheidung erfolgt gleichzeitig mit dem Urobilinogen.

des FORSGRENschen Schemas in dieser idealen Annäherung nur für einen kleineren Teil der Fälle gilt, von noch zu besprechenden Ausnahmen ganz abgesehen. Die Abweichungen sind jedoch in der Norm nicht so erheblich, daß dadurch die grundsätzliche Bedeutung der FORSGRENschen These aufgehoben würde.

Der Urobilinogentest und die Kurzrhythmik.

Die Wahl des Urobilinogens als *Test*substanz zur Beurteilung einer allgemeinen Leistungsfähigkeit der Leberzelle bedarf, zumal im Verhältnis zur Gallensekretion, noch einer kurzen Erläuterung. Theoretisch wäre vielleicht das Urobilin vorzuziehen, wie dies MORAWITZ in seinen bekannten Arbeiten über die Blutmauserung getan hat, doch hat bei den modernen kolorimetrischen Methoden die erstgenannte Substanz den Vorzug.

Die Berechtigung eines Rückschlusses vom Urobilin oder Urobilinogen auf die *Größe* der *Gallenabsonderung* stützt sich dabei auf die klassischen Versuche FRIEDRICH v. MÜLLERS. Er fand bei einem Patienten mit totalem Gallengangsverschluß erst dann Urobilin bzw. Urobilinogen im Harn, wenn er Galle, die an sich gleichfalls urobilinfrei war, per os zugeführt hatte. Dieser Grundversuch wurde wiederholt von verschiedenen Autoren nachgeprüft und bestätigt.

Das Bilirubin wird dabei durch Einwirkung der Darmbakterien unter Aufnahme von vier H-Atomen zu Urobilinogen oder das nahverwandte *Sterkobilinogen* reduziert, verliert aber unter Einwirkung des Luftsauerstoffes wiederum zwei H-Atome, wobei das im Harn faßbare Urobilin entsteht. Nur das aus dem Darm resorbierte Urobilinogen wird von der Leber aufgenommen und zum Teil im Urin ausgeschieden.

Die hier vorgetragene ältere Anschauung über die Genese der Urobilinkörper muß nach neueren Untersuchungen von BAUMGÄRTEL in wesentlichen Punkten revidiert werden. Nach ihm wird überhaupt *kein* Urobilinogen vom Darm aus resorbiert, da die gesamte *bakterielle Reduktion* nicht beim Urobilinogen halt macht, sondern zum *Sterkobilinogen* führt, das nach H. FISCHER vier H-Atome mehr besitzt als das Urobilinogen. Das *Urobilinogen* selbst entsteht ausschließlich *extraintestinal* und durch fermentative Bildung. Maßgebend ist für diesen Chemismus eine Stauung in den Gallenwegen, wie sie normalerweise im Cysticus nicht vorkommt, wohl aber bei längerem Verweilen in der Gallenblase, so daß in deren Inhalt denn auch immer etwas Urobilinogen nebst seiner Vorstufe dem Mesobilirubin gefunden werden kann. Der fermentative Prozeß wird durch die Gegenwart von Glukose beschleunigt, wodurch wiederum Urobilinogen, besonders bei überstürztem pathogenem Glykogenabbau gebildet wird. Dadurch erklärt sich andererseits das Vorkommen des Urobilinogens unter den allerverschiedensten ätiologischen Bedingungen, ausgelöst beim Stauungsikterus oder beim hepatozellulären Ikterus durch toxische Substanzen der verschiedensten Art, oder auch nur im Hungerzustand. Bei starker Bilirubinausschüttung ins Blut und damit bei starkem Ikterus verschwindet das Urobilinogen wie bekannt, und zwar nach BAUMGÄRTELS Erklärung einfach infolge fermentativer *Hemmung* der Urobilinogenbildung.

An unseren Betrachtungen wird durch diese neuere Konzeption der Dinge kaum etwas geändert, denn alles, was in unseren Kurven als Urobilinogen erscheint, wäre in Sterkobilinogen umzubenennen. Die Schlußfolgerungen werden dadurch nicht berührt. Eine Erschwerung für unser Deutungsbild tritt nur insofern ein, als BAUMGÄRTEL eine *Rückresorption* des *Sterkobilinogens* aus dem *Darm* zwar gleichfalls gelten läßt, diese jedoch auf den *Plexus haemorrhoidalis* einschränkt. Bei Anlegung eines *Anus praeter naturalis* soll sie aufhören. Eigenartigerweise werden demgegenüber die *Gallensäuren* im *gesamten Dünndarmverlauf* resorbiert.

Analysiert man nun unter dem Gesichtspunkt der Nahrungsreize beliebige durch die EDG-Rhythmik gekennzeichnete Kurven normaler Individuen, so ist man überrascht von der Einfachheit und Präzision, womit sich auch die komplizierteren Kurvenprofile im Sinne der Nahrungsrhythmik deuten lassen. Wir benützen dabei in allen diesen Fällen das EDG als *Leitkurve*, die uns über zerebrale Innervationsverhältnisse der Peripherie, hier also der Perspiratio insensibilis ein hinreichendes Urteil gestattet.

In Abb. 39 zeigt ein Vergleich zwischen der elektrischen Hautkurve und der Kurve des Urobilinogens sofort, daß das Frühstück um 7.30 Uhr prompt durch einen unbedingt reflektorischen Ausschlag beantwortet wird. Dasselbe gilt für den Reiz der Mittagsmahlzeit, die hier etwas verspätet um 14.45 Uhr und für das Abendessen, das zur gewohnten Zeit um 19 Uhr genommen wurde. Nicht ohne weiteres deutbar ist ein Ausschlag in der Urobilinogenkurve, der in der zweiten Nachthälfte zwischen 2 und 5 Uhr morgens erfolgte. Auf gleichartige Wasserbewegungen, die im Profil der Harnkurve klar erkennbar sind, sei nur beiläufig hingewiesen (vgl. S. 72).

Da die gesunde Niere das ihr angebotene Wasser prompt ausscheidet und sich auch gegenüber gelösten Bestandteilen innerhalb gewisser Grenzen wie ein passives Filter verhält, haben wir in den „*Wassergipfeln*" in erster Linie das von der *Leber* zusammen mit dem Urobilinogen ausgeschiedene Wasser zu erkennen.

Wir konstatieren demnach die auffällige Tatsache, daß drei durchaus verschiedenartige vegetative Regulationen, wovon die eine, nämlich die rhythmische Hautwasserabgabe im EDG, eine bereits erwiesene zerebrale Steuerung besitzt, sich zumindest in ihrem Tagesablauf weitgehend parallel verhalten. Wenn wir somit aus gleichartigen Wirkungen auf gleiche Ursachen schließen dürfen, so scheint für alle drei betrachteten vegetativen Regulationen ein *zerebral übergeordneter Taktgeber* zu bestehen. Daß diese vegetativen Abläufe im übrigen auch noch anderen Einflüssen unterliegen, ergibt sich aus dem Verhalten der *Niveaubildung* zur Zeit des Schlafes. Während nämlich die Sinuslinie des Urobilinogens und damit die *Gallenaussonderung* in ihrer Grundrhythmik die Nachtzeit mit einer negativen Halbwelle durchläuft, schließt die Niveaulinie des EDG ein ziemlich gleichmäßiges hohes *Plateau* ein, das zu den Zeiten des Einschlafens und Erwachens von einem schroffen An- und Abstieg der elektrischen Linie begrenzt wird.

Die einfachen Analogien zwischen Elektrodermatogramm und Urobilinogenkurve reichen an sich noch nicht aus, um daraus eine Deutung im Sinne von Nahrungsreflexen abzuleiten. Es könnte sich ja um eine rein chemische Auslösung wenigstens der unbedingten Reflexe handeln, gilt doch auch heute noch in der Physiologie die Ansicht, daß der Gallefluß durch die bei der Fettverdauung freiwerdenden Fettsubstanzen und Peptone angeregt wird. Man denke an die Anregung des Galleflusses und die Entleerung der Gallenblase unter Eidotternahrung oder ersatzweise unter Verabreichung von Lebertran. Aber man kann sich leicht davon überzeugen, daß der Gallenfluß hier zu prompt einsetzt, als daß der Umweg über Resorption und Pfortaderkreislauf abgewartet würde. Die Leber reagiert sofort und nicht nur die Gallenblase allein mit einem Gallestoß. Offenbar spielen diese Stoffe die gleiche Rolle, wie beim Hund das Stück Fleisch für den Speichelfluß, d. h. der Speisebrei im Duodenum bzw. die ersten Abbaustufen der genannten

Materialien im Duodenum bilden den *adäquaten* Reiz für den *unbedingten Reflex* auf die *Leberzelle*. Als weitere Sicherung dieser wichtigen Leberfunktion dürften reflektorische Querverbindungen bestehen, die nach älteren Arbeiten von HEYDENHAIN und MUNK von der Magenschleimhaut auf den Gallefluß ausgeübt werden.

Die p_H-Kurve des Harnes.

Schließlich gibt es noch eine weitere einfach zu handhabende Leitfunktion, die uns etwas über die zeitlichen Beziehungen zur reellen Nahrungsaufnahme aussagen kann, das ist die schon erwähnte p_H-Kurve des Harns. Sie kann uns über die relative Verteilung der alkalischen bzw. azidotischen Valenzen im Harn und damit rückschauend auch im Blut Auskunft geben. Ein *postdigestiver* alkalischer Gipfel der Harn-p_H wurde erstmalig von VEIL und ENDRES beschrieben und auf die nach Abstrom saurer Valenzen im Magensaft restierende Alkalose des Blutes bezogen. Diese werde ihrerseits wieder durch eine entsprechende Ausscheidung durch die Nieren kompensiert. Wir haben schon an früherer Stelle auf eine parallelgehende Änderung in der Erregbarkeit des Atemzentrums hingewiesen, wonach die von den Autoren vertretene Auffassung nur als eine *Teillösung* des Problems bestehen blieb. Demnach haben wir die Möglichkeit, aus den Gipfeln der p_H-Kurve etwas über die veränderte Erregungslage zentraler Zellen, hier also des Atemzentrums, zu erfahren und gleichzeitig über einen tatsächlich erfolgten *postdigestiven* Salzsäurefluß mit dem *Magensaft* Auskunft zu erhalten. Oder im Hinblick auf unser Problem anders ausgedrückt: Wo prägnante p_H-Gipfel in Übereinstimmung mit den Ausschlägen der anderen vegetativen Regulationen auftreten, sind sie uns ein sicheres Zeichen, daß wir es mit *Nahrungsreflexen* und zwar vorwiegend der *unbedingten* Form zu tun haben.

Sicherlich gibt es auch *bedingt* ausgelöste p_H-Reaktionen im Urin, da es ja auch einen bedingt erregten Salzsäurefluß des Magensaftes gibt. Solche Reaktionen sind natürlich nicht unmittelbar nervös ausgelöst, sondern bedingte Reflexe *zweiten* bzw. *dritten Grades*, da sie eine rein *chemisch verursachte Folge* des geänderten Säure-Basen-Haushalts im Blute sind, der seinerseits wieder chemische Folge des eigentlichen nervösen Vorganges, nämlich der Salzsäureausscheidung im Magensaft bzw. der anders erregten Atmungszellen in der Medulla ablongata ist. Allerdings ist bei dieser Darstellung der Dinge ein *passives* Verhalten des Nierenfilters angenommen, was nicht ganz zutreffend sein dürfte. Schon ältere Untersuchungen (BECKMANN u. a.) machen es wahrscheinlich, daß die *Nieren auch aktiv* in den Prozeß des Säuren-Basen-Haushaltes durch eine konform gesteuerte *Sekretion* eingreifen. Die Frage steht mit einer anderen nicht minder wichtigen in engem Zusammenhang: Läßt sich auch eine *Rhythmik* und damit eine

Gesteuerte Resorption

insbesondere im *Darmkanal* nachweisen oder bestehen zumindest zwingende Gründe für eine solche Annahme?

Betrachten wir zunächst unsere Urobilinogen- (eigentlich Sterkobilinogen-) Kurven näher, so bemerken wir deren Fußpunkte mit einer *erheblichen Verspätung* von zwei bis drei Stunden einsetzen. Das ist etwa die Zeit, welche der Speisebrei für die Dünndarmpassage benötigt, um dann im Colon eingedickt zu werden. Es ist naheliegend, daß mit dem Wasser auch das Urobilinogen aufgenommen wird, denn beide erscheinen in einer gewissen Relation in der Ausscheidungskurve des Harnes. Ist der Speisebrei einmal im *Rectum* angekommen, ist er nur mehr eine amorphe Masse, die sich rein passiv verhält und nicht die geringste Ursache hat, *rhythmisch* schwankende Wasser- oder Urobilinogenportionen durch die Darmwand abzupressen, noch dazu mit einer Exaktheit, die das gesamte nahrungsrhythmische Geschehen der übrigen Regulationen mit einer *Phasenverschiebung* von zirka zwei Stunden genau *wiederholt*. Es gibt nur die beiden Möglichkeiten, entweder daß Wasser und Urobilinogen in *wahllosen* Mengen resorbiert und erst nachfolgend durch Passage in Leber und Niere rhythmisch abgegeben werden, oder daß sie bereits im *Dickdarm rhythmisch resorbiert* und gewissermaßen schon in vorgebildeten Portionen von hier aus zur Ausscheidung geliefert werden. Es spricht manches für die letztgenannte Annahme, wenn auch der Beweis etwa durch Aufzeigen analoger rhythmischer Vorgänge *jenseits* der Darmwand erst geführt werden müßte.

Die von BAUMGÄRTEL vertretene Ansicht einer erst im Bereich des *Plexus haemorrhoidalis* einsetzenden Resorption enthebt uns einer sonst notwendigen etwas prekären *Hypothese*. Wenn nämlich die resorbierten Substanzen über die Pfortader geleitet und somit erst die Leber passieren müßten, wäre es notwendig, die beiden rhythmisch gleichartigen, aber *phasisch* stark verschobenen Vorgänge der Excretion (Bilirubin) und der Resorption (Ubg) im *gleichen Organ*, ja sogar der *gleichen* Zelle *nebeneinander herlaufen* zu lassen, was schwer vorstellbar ist. Vom *Plexus haemorrhoidalis* aus würde das Ubg sofort über den großen Kreislauf der Niere angeboten, ohne daß eine zusätzliche aktive Leistung, wenigstens was die Formierung der Rhythmik angeht, notwendig wäre.

Trotzdem bleiben auch in dieser Sicht der Dinge noch einige Unklarheiten bestehen. Es gibt z. B. Fälle mit *sofortiger* unverzögerter Urobilinogenausscheidung, und zwar innerhalb der *gleichen* Kurve. Da diese Variante besonders beim *bedingten* Reflex aufzutreten scheint, war früher eine *direkte* Ausschüttung aus *Leberdepots* angenommen worden. Für eine solche Hypothese besteht jetzt kein Raum mehr. Man müßte dann zusätzlich annehmen, daß auch ein *direkter Resorptionsimpuls* außerhalb der erwähnten Koppelung mit Wirkung auf den Gallefluß vorhanden ist.

Der Zerfall der Rhythmik bei Leberkrankheiten.

Die *Dissoziation* sonst gleichlaufender Rhythmen hatten wir schon früher als ein *pathologisches* Symptom kennengelernt. Besonders deutlich waren diese Verhältnisse an der *Schlafkurve* in Fällen krankhafter Schlafstörungen hervorgetreten. Was insbesondere das EDG betrifft, so hatte sich im Bereich der HEADschen Zonen der Leber ein zwar nicht obligates, aber wenn vorhanden, stets sehr charakteristisches Kurvenbild, die sogenannte „amorphe" Buckelbildung, finden lassen. Es ist zu erwarten, daß auch die unmittelbar greifbaren Leberfunktionen, wie die Gallensekretion und ihre Abbilder in der Harnkurve, eine ähnliche Verzerrung aufweisen werden.

In der Tat zeigt uns Abb. 40 im Falle einer juvenilen *Zirrhose* eine völlige Auslöschung der Ugb.-Rhythmik im Tagesbereich zwischen 10 und 22 Uhr. Nur eine unbedeutende amorphe, flache Welle ist stehengeblieben, deren Anstieg für eine Mittagsreaktion viel zu früh erfolgt und höchstens als eine

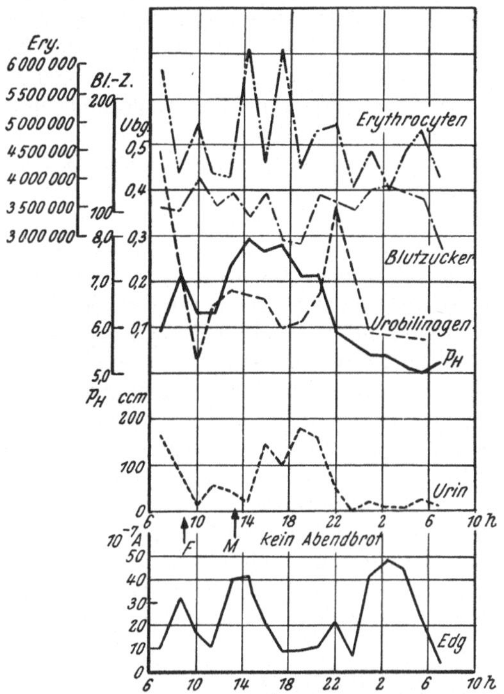

Abb. 40. Bedingter Nahrungsreflex im Urobilinogen (und damit dem Gallefluß), nachdem ab 1.30 Uhr gehungert worden war. Der Reflex erfolgt genau zur gewohnten Zeit des Abendessens um 19 Uhr. Im übrigen läßt die Kurve die Harmonie zwischen den vegetativen Einzelregulationen (Urobilinogen, p_H und Wasser) völlig vermissen. Es fehlt die charakteristische Ausprägung der Nahrungsgipfel wie in den übrigen Bildern = pathologischer Fall (juvenile Cirrhose).

Antwort auf den verspäteten (10 Uhr vormittags) F_2-Reiz erfolgt. Gegenüber der p_H-Kurve im Harn und der Wasserausscheidung im Urin sowie der anderen erst später zu betrachtenden Begleitkurven besteht eine vollständige *Dissoziation*. Die hier in drei Kurven vorhandene *Buckelbildung* ist offenbar das vollständige Gegenstück zu der im vorigen Teil IV unter den HEADschen Zonen beschriebenen sogenannten „*Leberkurve*". Diese Ausschläge in der Ubg.- und p_H-Kurve sind aber noch seltener als im Elektrodermatogramm. Das ist begreiflich, da es sich bei ihnen um die unmittelbare Äußerung einer Organtätigkeit handelt, während es im Elektrodermatogramm schon dann zu Reaktionen kommen kann, wenn bereits die *zerebrale* Innervation der Haut gestört ist, also schon in den ersten Stadien einer Lebererkrankung.

Was das EDG im vorliegenden Falle der Abb. 40 anbelangt, so erscheint um 22 Uhr ein kleines Zäckchen noch vor Eintritt der Schlafumstellung *ohne* begleitende oder vorangegangene Mahlzeit. Derselbe

Ausschlag, nur als eben merkliche Knickbildung oder Verbreiterung eines Gipfelfußes, wiederholt sich zugleich oder kürzere Zeit vorher in sämtlichen übrigen Kurven einschließlich des Blutzuckers und der p_H-Reaktion im Urin. In der Urobilinogenausscheidung dagegen erscheint die gleiche Erhebung als ein typischer *bedingter* Reflex, und zwar, wie sich aus der Vorreaktion der p_H zur gehörigen Nahrungszeit vermuten läßt, auf der Spur des etwa gegen 19 Uhr fällig gewesenen unbedingten Reflexes der Abendmahlzeit. Wir registrieren hier als wesentliche Befunde das Vorkommen echter *bedingter Reflexe* in der *Harnkurve* des Urobilinogens, das nach unseren früheren Ausführungen die *zerebrale Steuerung* eines auf die *Leber* gerichteten *Zellreizes* beweist.

Zusammenfassend läßt sich also sagen, an der *kranken Leber* sind die normalerweise sehr konstant mit den Nahrungsreizen *verknüpften Reflexe* und ihre *zeitlichen* Beziehungen unsicher geworden. Unsere Erfahrungen reichen noch nicht aus, um auf Grund der rhythmischen Unebenheiten eine *Gradeinteilung* oder gar eine nach pathologischen Gesichtspunkten geordnete Klassifizierung der Leberkrankheiten durchzuführen. Die Mehrausscheidung von Urobilinkörpern bei noch *erhaltener Rhythmik* scheint zunächst noch den harmloseren, weitgehend reversiblen und funktionellen Störungen zuzugehören. Wir fanden sie gelegentlich bereits bei sonst gesunden, aber zu stärkerem Alkoholgenuß neigenden Studenten in einer solchen Exzessen noch günstigen Zeit der letzten dreißiger Jahre. Die *Dissoziation* der Rhythmik nebst starker Ungleichheit, besonders einer Erniedrigung der Ausscheidungsquote, wie dies auch Abb. 40 wiedergibt, verrät bereits das stärkere Mitergriffensein dienzephaler Hirnzentren. Dem geht meist auch eine ähnliche und ebenso begründete Verunstaltung des EDG in den Oberbauchdermatomen parallel, wie sie in Teil IV als „*Leberkurve*" beschrieben wurde.

Die Wasserreflexe.

Bekanntlich lassen sich bedingte Reflexe auf jeden *lebenswichtigen* Grundreflex ausarbeiten. Die *Nahrungsreflexe* waren nur *ein* Beispiel unter vielen Möglichkeiten der Ausbildung bedingter Reflexe. Zunächst sind *Hunger* und *Durst* neben dem Schlaf und den Ausscheidungsfunktionen zugleich auch die wichtigsten Lebenstriebe, ohne deren regelmäßige Erfüllung der Fortbestand des Individuums nicht möglich ist. Noch bevor es zum paroxystischen Ausbruch der Triebforderung kommt, sorgt eine mildernde *Regulation* für den erträglichen Ausgleich der Bedürfnisse, und zwar, wie wir bei Ernährung und Exkretion sahen, nach den Ordnungen des bedingten Reflexes. Sollte nicht auch die Wasseraufnahme des Körpers ähnlichen Zeitgesetzen folgen, wie die Aufnahme fester Stoffe? In einer ersten, freilich etwas schematischen Annäherung sieht man die soliden Mahlzeiten einigermaßen dem Steigen und Fallen der „sinusähnlichen" Grundkurve folgen und nicht nur ihre zeitlichen Bedingungen, sondern auch ihre Amplitudengröße scheinen der aufsteigenden und sinkenden Sonne, also den Schwankungen des Lichtes und der Wärme angepaßt. Ja sogar noch bei Nacht und während des Schlafes üben diese, wir wollen nicht sagen „kosmischen“, aber doch wohl „terrestrischen“ Rhythmen der Erddrehung ihren Zwang aus. Für die „Wasserrhythmen“ werden andere Zeiten gelten, da sich Verbrauch und Bedarf zwar auch in allgemeiner Anpassung an die Grundrhythmik und im Gefolge der festen Nährstoffe, aber vermutlich wiederum nach eigenen Gesetzen, regeln. Wir haben versucht, diese Frage experimentell zu klären, müssen uns aber hier mit wenigen Andeutungen begnügen, welche eine entscheidende Abhängigkeit der Latenzzeit der Ausscheidung von der Tages- (Nacht-) Zeit lehren.

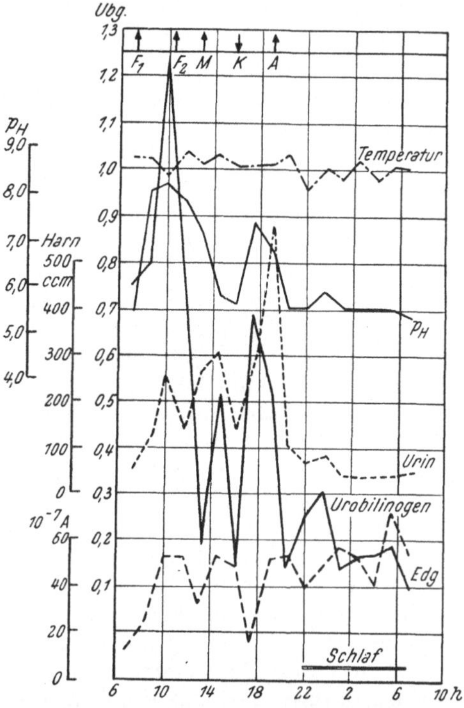

Abb. 41. Frühstück und Abendbrot werden innerhalb der üblichen Latenzzeit beantwortet, während die Reaktion auf das Mittagessen scheinbar *unmittelbar* erfolgt. Es handelt sich wohl nicht um „Bahnung“ des Reflexes, sondern um Überlagerung durch die kurz vorangehende F_2-Reaktion. Interessant ist, daß die hohe „W.“- (Kaffee-) Reaktion um 16 bzw. 17 Uhr von einem starken p_H-Ausschlag im Urin, also von Magensaftfluß, begleitet wird.

In einem früheren Versuch fand sich ein hoher Ubg.-Gipfel um 1 Uhr nachts, für dessen Auslösung nur die Zufuhr einer geringen Wassermenge von etwa 150 ccm verantwortlich gemacht werden konnte, die etwa um 23 Uhr eingenommen worden war. Das Wasser kam etwa in der gleichen Menge wieder zutage. Das Ubg. wurde gleichzeitig ausgeschieden. Eine analoge, nur unmittelbar einsetzende Reaktion bemerken wir in Abb. 41 anschließend an den üblichen Kaffeegenuß um 16 Uhr. Das damals übrigens fragwürdige „Diureticum“ würde höchstens die hier gleichfalls hohe Wasserausscheidung erklären, nicht aber den hohen Ubg.-Gipfel. In ähnlicher Weise wurde dann ein unbedeutender Wasserreiz von etwa 150 ccm um 23 Uhr in einer nicht gezeichneten Abbildung erst gegen 2 Uhr nach Mitternacht wirksam. Wasserreize nach Mitternacht wurden mit noch größerer Verspätung bis zu 5 und 6 Stunden gegen Morgen beantwortet.

Das Überraschende ist nun in allen diesen Fällen, daß ganz wie bei den Nahrungsreizen eine gleichzeitige Zacke im p_H des Harns (s. Abb. 41), in einigen Fällen sogar im Blutzucker vorhanden war. Die Wasserreize verhalten sich also hier ganz wie Nahrungsreize und können die Wirkung fester Reize völlig imitieren.

„W“- und „N“-Reize.

Diese auffallende Mitreaktion der eigentlichen Nahrungswellen zwingt zur Überlegung der Vorgänge: Ist es so, daß die Wasseraufnahme ebenso wie die von fester Nahrung als auslösender adäquater Reiz dienen kann? Was die Speicheldrüsen betrifft, sicherlich nicht. Wohl aber für die Wasserdepots in der Leber und den Geweben. Wir nehmen gewöhnlich mit jeder festen Nahrung auch etwas Wasser auf, ganz abgesehen von der Gewohnheit begleitender Getränke und Flüssigkeiten, wie Suppen und Soßen usw. Es ist klar, daß damit nach bekannten Gesetzen das Wasser zum *bedingten* Erreger der Nahrungsreflexe werden muß.

Dagegen wächst nach Mitternacht, und zwar mit einem Optimum zwischen 3 und 5 Uhr morgens wiederum die Bereitschaft zur Aussonderung größerer Wassermengen und die Ansprechbarkeit auf Wasserreize. Es ist zugleich die Zeit des ersten morgendlichen Erwachens, auf das nochmals ein flacherer Morgenschlaf zu folgen pflegt. Um die gleiche Zeit erfolgt ein nochmaliger oft beträchtlicher Anstieg der Urobilinogenausschwemmung, eine besonders bei Zuckerkranken sehr deutliche Blutzuckerwelle und übrigens auch eine verstärkte Darmtätigkeit, die vermutlich durch diese erneute Wasserausscheidung angeregt wird. Kurzum, die mit dem morgendlichen Erwachen zusammenhängenden Umstellungen im vegetativen Nervensystem auf aktive und exkretorische Tätigkeit gibt das Signal zu einer ganzen Reihe auch therapeutisch nutzbarer Impulse im Ablauf lebenswichtiger Regulationen. Dieser Frühreflex, den wir im Zusammenhang mit dem Nahrungsreiz nicht deuten konnten, findet somit von seiten der *Schlaf- und Wachregulation* seine Erklärung (Abb. 39 B, 2. Nachtgipfel in Ubg. und H_2O). Der morgendliche Wasser-Urobilinogen-Reflex kann in der Tat als eine *endogene* Rhythmik aufgefaßt werden, wenn man die aus der Schlaf-Wach-Funktion und insofern auch aus der *Grundrhythmik* hervorgehende *Spontanerregung* als solche bezeichnen will. Wasserreize, die in der vormitternächtlichen Hälfte latent geblieben sind, werden durch diesen autonomen Impuls nach Mitternacht manifest. Das läßt sich sehr schön unter Einwirkung parenteraler *Diuretica* zeigen, wie Abb. 39 C lehrt. Hier wurde zunächst um 10 Uhr vormittags Novasurol intramuskulär gegeben, und zwar, wie man am Ausschlag der Urinkurve und auch des EDG sowie der Verbreiterung der Urobilinogenzacke deutlich erkennt, mit *unmittelbarer* Wirkung. Dieselbe Dosis etwa um 23 Uhr verabreicht, führt erst nach *fünf Stunden,* und zwar zusammen mit dem jetzt fälligen Morgengipfel zu einer Wasserausscheidung!

Wir notieren bei dieser Gelegenheit die in manchen Untersuchungen (Abb. 18) gut sichtbare Unterbrechung im Schlafplateau des EDG, die von der Körpertemperatur wiederholt wird und der Einsenkung zwischen den beiden Nachtgipfeln des Ubg. durchaus entspricht. Wir erinnern uns, daß die *Doppelgipfligkeit* der *Schlafkurve* fast in allen vegetativen Funktionen gut zur Darstellung kommt. Hier erklärt sie sich offenbar als ein im *Leberstoffwechsel* begründeter Vorgang, an dem die Schlaf-Wach-Regulation beteiligt ist.

Im Gegensatz zu den Wasserreizen haben die (Nahrungs-) Reize in der vormorgendlichen Periode ihre ungünstigste Zeit. Es ist uns noch *nie gelungen, zwischen 1 und 6 Uhr früh einen Nahrungsreflex zustandezubringen.* Es wird sich zeigen, daß diese *Reziprozität* zwischen „N"- und „W"-Reizen auch noch in anderen Abschnitten der Grundrhythmik zu beobachten ist.

Es existiert noch eine zweite günstige Zeit für verstärkte Wasserausscheidungen, und zwar fast genau 12 Stunden später, also etwa gegen nachmittag 16 Uhr. Es ist also offenbar kein Zufall, daß hier die Zeit der Entwässerung mit dem bekannten Flüssigkeitsbedürfnis der „Kaffee- und Teestunde“ zusammenfällt. Das *Durstgefühl* wird ja bekanntlich durch die Entquellung der Bluteiweißkörper, also durch *Eindickung des Blutes*, hervorgerufen, wobei dieses Defizit selbst den adäquaten Reiz für die hypothalamischen Zentren des Wasserstoffwechsels bildet. Ein wichtiger Mechanismus in dieser Regulation ist die durch den Wasserreiz im Dickdarm oder bereits im Duodenum zunächst resorptiv, dann exkretorisch weitergegebene Erregung der Leberdepots und des Nierenfilters.

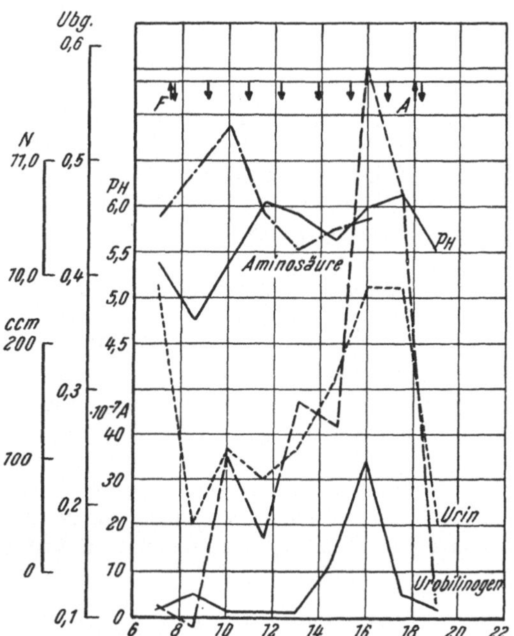

Abb. 42. *Bedingter* Wasserreflex zur gewohnten Zeit der Flüssigkeitsaufnahme (Kaffee) um 16 Uhr. Obwohl zu den Zeiten der vorausgehenden Mahlzeiten Gelegenheit zur stärkeren Wasserausscheidung gewesen wäre, tritt hier die Reaktion zurück und wird erst zur genannten Zeit überwertig. Die Pfeile bedeuten Verabreichung je einer Tasse Tee in gleichen Zeitintervallen. Da das Mittagessen übergangen wurde, tritt eine bedingte N-Zacke auf.

Über die Präzision dieses *unbedingten Wasserreflexes* belehrt uns die triviale Erfahrung einer besonders in den Nachmittagsstunden gesteigerten Diurese. Daß hier ein zerebral *gesteuerter Reflex*, nicht anders wie bei den N-Reflexen, vorliegt, darüber entscheidet wiederum nur der *bedingte* Reflex, der experimentell zu prüfen wäre.

Der bedingte Wasserreiz.

Und dieser bedingte Wassereffekt läßt sich nun unter geeigneten Versuchsbedingungen mit der Zuverlässigkeit eines physikalischen Experimentes auslösen. In Beispiel 42, das hier für ein gutes Dutzend ähnlicher Beobachtungen stehen mag, wurde, abgesehen von einem etwas reichlicherem Frühstück um 7.30 Uhr, der Patient bis 6 Uhr abends nüchtern gelassen. Es tritt somit nur der *unbedingte* F-Reflex im Ubg. (Stkbg.) und in der Wasserkurve neben einem bedingt reflektorischen Ausschlag in F_2 (10 Uhr) und entsprechend der um 1 Uhr fälligen Mittagsmahlzeit auf. Der leicht alkalische p_H-Gipfel überbrückt beide Reaktionen im Sinne einer digestiven Mitreaktion. Um dem Einwand zu begegnen, als sei etwa durch eine übermäßige Flüssigkeitszufuhr ein VOLHARDscher Wasserstoß zu ungewohnter Zeit erfolgt, wurden genau abgemessene Teeportionen in gleichen Abständen von 1½ Stunden verabreicht und zwar so, daß diese *zwischen* die Zeiten der Harngewinnung fielen. Dadurch wurde eine *Mittelwertbildung* der Flüssigkeitsmengen auf praktischem Wege erreicht. Wir sehen, daß auch unter diesen Kautelen zwischen 2.30 Uhr und 16 Uhr eine plötzlich hohe *Ubg.- und Wasserzacke* aufschießt, die ganz wie ein N-Reflex von einem „digestiven" p_H-Ausschlag begleitet wird. Der Höhepunkt der Ausscheidung liegt, wie übrigens auch aus dem EDG zu erkennen ist, gegen 16 Uhr nachmittags. Das ist also ein *bedingter* Zeitreiz, der für unsere Lebensgewohnheiten in dieser Nachmittagsstunde gilt und in anderen Ländern eine entsprechende Abwandlung erfahren wird.

Die Zufuhr von Wasser ist bei solchen Versuchen erforderlich, da natürlich ein gewisser Flüssigkeitsfond vorhanden sein muß, wenn eine Reaktion stattfinden soll. Das Entscheidende ist, daß der *Höhepunkt* der *spontanen* Ausscheidung zur *gewohnten Zeit* um 16 Uhr stattfindet. Hier hat also ein innerer Zwang auf Grund eines *zerebralen Zellgedächtnisses* gewirkt und der *bedingte* Reflex beweist, daß dieser von höheren vegetativen Zentren ausgegangen sein muß. Kleinere Wassergipfel erheben sich über den Urobilinogenzacken des Frühstücks und der gleichfalls bedingt erfolgenden Reaktion des Mittagessens um 1 Uhr.

Es ist durchaus nicht nötig, wie hier aus didaktischen Gründen geschehen ist, *gleichmäßige Wasserportionen zu gleichen Zeiten* trinken zu lassen. Auch bei *frei* gewählter Flüssigkeitszufuhr pflegt eine spontane, d. h. *bedingte Wasserausscheidung um 16 Uhr* zu erfolgen. Beispiele für dieses grundsätzliche Verhalten finden sich fast in allen hier mitgeteilten Kurven. Die beigegebenen Erläuterungen dürften ausreichen das Gesagte verständlich zu machen. Der nachmittägliche Spontanreflex tritt, wie jedem Kliniker bekannt ist, im VOLHARDschen Belastungsversuch als sogenannter zweiter Nachmittagsgipfel zutage. Wie die *überschießende* Ausscheidung beweist er das Eingreifen einer *zerebralen Regulation.*

Die Reflexlehre gibt also bestimmte Anhaltspunkte darüber, wie man sich eine geordnete Zusammenarbeit von Darm, Leber und Niere vorzustellen hat. Es erscheint so ein „Leberbild" in der Nierenfunktion, wodurch die besonders von NONNENBRUCH hervorgehobenen *hepatorenalen Verknüpfungen* eindrucksvoll unterstrichen werden.

Abhängigkeit der Kurzrhythmik von der Grundrhythmik.

Fassen wir unsere Resultate über die Eigenheiten der „N"- und „W"-Reflexe zusammen, so möchten wir, um Worte zu sparen, auf die schematische Skizze in Abb. 43 hinweisen. Kurz gesagt: sowohl diese wie jene haben ihre Häufungspunkte, die in *Abhängigkeit* von der *Grundrhythmik* zugleich auch den Umkreis und die Intensität auslösbarer Nahrungs- oder Wasserreaktionen beschreiben. Während die „W"-Gipfel eine sehr regelmäßige 12stündige Periodik haben, weisen die „N"-Gipfel eine 24-Stunden-Periodik mit ungleicher Tagesrhythmik von 4, 8 und 12 Stunden, d. h. mit einer erheblichen Nachtlücke, auf. Die Erregungsgipfel der „W"-Reaktionen liegen dabei annähernd in diesen Hauptlücken der „N"-Gipfel bzw. der maximalen Häufungspunkte der Nahrungsreaktionen. Die stärkere Wirksamkeit des einen oder anderen Reizes mag etwa durch das Verhältnis der jeweiligen Amplitudenhöhen beider

Kurven ausgedrückt werden. So sieht man, daß etwa am Vormittag beide Arten gleich gut und am besten in *Kombination* wirksam sein werden, am Nachmittag dagegen der „W"-Reiz bis in die Gegend der Abendmahlzeit überwiegt. Das Verhältnis zur Forsgrenschen Grundrhythmik wird ziemlich genau durch die Zu- und Abnahme der Amplituden der Kurzrhythmik dargestellt. Insofern können die der Forsgrenschen Darstellung entnommenen, zur Markierung der Gallenbildung graugetüpfelten Kreise (Abb. 39 A), gewissermaßen als Repräsentanten der *Erregbarkeit* für die „N"-Reflexe, ja sogar für die zu erwartende Ausschlaghöhe gelten.

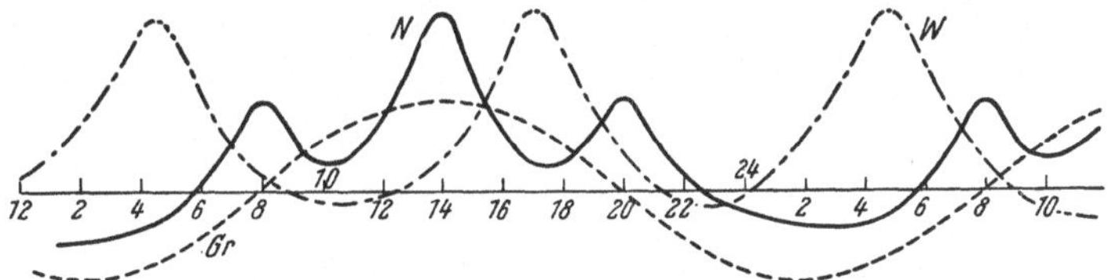

Abb. 43. „N"- und „W"-Rhythmen im Verhältnis zur „Grundrhythmik".

Schon im Umkreis von ein bis zwei Stunden vor und nach den Häufungspunkten sind die „N"-Reflexe, zumal in ihrer bedingten Form, kaum mehr auslösbar. Besonders der bedingte Reflex verfällt *nach* den Häufungspunkten zunehmend leicht der „Verzögerungshemmung". In ihren Optimalpunkten schließen sich „N"- und „W"-Reize gegenseitig aus.

*Dienzephale Verschiebungsbilder**).

Gewisse Zweifel werden in die Theorie der Nahrungsrhythmik dadurch hineingetragen, daß gelegentlich sogar Reize starker Mahlzeiten *nicht beantwortet* werden. Soweit hier die Ursachen in den schon erwähnten *Refraktärzeiten* liegen, ist die Situation klar. Schwieriger zu erklären sind diese Versager, wenn sie in die optimale Zeit hineintreffen (l. c. 34). Bei genauerem Zusehen erkennt man in solchen Fällen — und Abb. 4, l. c.*) gibt dafür ein klassisches Beispiel —, daß eine *Neigung zur Verschiebung der Gesamtrhythmik* vorliegt. In der genannten Abbildung sind sowohl die Fußpunkte wie die drei markanten Hauptgipfel fast genau im Abstand des normalen Acht-Stunden-Intervalls, also nach den Forderungen des Schemas der Abb. 43 voneinander entfernt. Sogar die Forsgrensche Sinuslinie ist zugleich mit der Höhenabhängigkeit der Amplituden auf einen Blick zu übersehen. Das gesamte Relief ist indessen mit einer mindestens drei- bis vierstündigen *Verspätung* nach rechts *verschoben*. Selbst wenn man die früher besprochene intestinale Verzögerung in Abzug bringt, bleibt noch eine stattliche Rechtsverschiebung übrig, wie man am besten aus dem Vergleich mit dem EDG trotz der auch hier verspäteten „K"- und „A"-Zacken ersieht.

Bei solchen Bildern, die ohne weiteres an die *dienzephale Schablonenverschiebung* erinnern, haben wir offenbar eine veränderte Einstellung der *Grundrhythmik* vor uns, deren gleichfalls verschobene Periodik und veränderte Bereitschaft zur Reizaufnahme nunmehr mit den Reflexen der Tagesrhythmik interferiert*).

*) Auch hier muß leider des Raummangels wegen auf die ausführliche Literatur: Z. f. exp. Med. 113, 1944, S. 357, Abb. 4, verwiesen werden.

Tonische Verzerrung.

Die Zusammensinterung und *Verklumpung* der sonst scharf markierten „N“- und „W“-Rhythmen ist offenbar die unmittelbare Folge dieser Interferenz; denn es ist leicht einzusehen, daß die Kurzrhythmen auf die frühere *normale* und latent weiterwirkende Grundrhythmik bezogen, nunmehr in den Bereich einer Senke, d. h. *Hemmung* (vgl. Abb. 43) fallen, die sich wie eine plötzliche und zusätzliche *Dämpfung* von Schwingungsvorgängen auswirkt. Das Resultat ist dann, morphologisch betrachtet, identisch mit jenen Gipfelvergröberungen, die schon früher an Hand der *Alveolarkurve*, in Teil IV auch am EDG, aufgefallen waren (Abb. 37, L_2; 31, V_2). Wir hatten ganz allgemein von der Überlagerung der Nahrungsrhythmik durch eine *tonische* Verzerrung der betreffenden vegetativen Funktion gesprochen. Ein kurzes Wort wäre noch über

die Rhythmik der Stickstoffausscheidung

zu sagen. Wir haben sie nach der FOLINschen Methode in Form des ausgeschiedenen Aminostickstoffes, aber auch im Harn als Ammoniak-N geprüft. Es fanden sich in den bisher untersuchten normalen Fällen *keine* grundsätzlichen Abweichungen von den für H_2O und die Urobilinkörper geltenden Gesetzmäßigkeiten. Wohl aber *sinkt* das *N-Niveau* bei Störungen des Leberstoffwechsels, zumal nach vorheriger Belastung mit Eiweißkörpern, erheblich *ab*, und zwar einigermaßen proportional der Schwere der *Parenchymerkrankung*. Darauf hatte zuerst MORAWITZ und seine Schule eine *Leberfunktionsprüfung* mit praktisch-klinischem Erfolg aufgebaut. Da man mit zirka viermaliger Gesamt-N-Messung im Abstand von zwei Stunden auskommt, besteht keine Veranlassung, diese verhältnismäßig einfache Funktionsprüfung durch eine kompliziertere Rhythmenbeobachtung zu ersetzen.

Therapeutische Gesichtspunkte. Trinkkuren.

Eine gute Übersicht aller für eine rationelle Lebertherapie beachtlichen Momente ergab eine früher mitgeteilte Abb. 7, l. c. 28*). Zunächst ist bemerkenswert, mit welcher Präzision die einzelnen Nahrungsreize von den verschiedensten Ausscheidungsprodukten, es wurden neben Wasser und Urobilinogen auch der Abbau der Eiweißstoffe als Amino-N untersucht, beantwortet werden. Der an sich schon bedeutende alimentäre (unbedingte) Ausschlag des Urobilinogens wird aber noch bei weitem übertroffen durch die abundante Ausschwemmung, die im unmittelbaren Anschluß an einen hier zur günstigen Zeit der Exkretion vorgenommenen VOLHARDschen Wasserstoß einsetzt. Zu beachten ist, daß ein weiterer etwas geringerer Ausschwemmungsimpuls auch noch anschließend an die Abendmahlzeit und diesmal ohne besondere Flüssigkeitsaufnahme nachwirkt.

---

*) Kli. Wo. 1940, Nr. 1, S. 14, Abb. 7.

Urobilinogen- (Sterkobilinogen + Urobilinogen) Reaktionen von solch extremer Höhe kommen beim Gesunden nicht vor. Sie finden sich, wie auch im vorliegenden Falle, besonders bei *beginnenden* Zirrhosen, während die desolaten kachektischen Fälle eher *unternormale Urobilinogenwerte* liefern. Aber auch der Wasserstoß allein würde nach unseren Erfahrungen zur Auslösung einer derartig gewaltigen Urobilinogenproduktion nicht befähigt sein, wenn nicht das hier um 8 Uhr früh genossene *Gelatinefrühstück* offenbar eine *Sensibilisierung* des gesamten Vorgangs erzeugt hätte. Eben darauf beruht ja die von Morawitz angestellte Leberfunktionsprüfung.

Diese Ergebnisse bilden in zweifacher Beziehung eine Bestätigung und Erweiterung der üblichen therapeutischen Maßnahmen bei Leberkrankheiten. Erstens: Trinkkuren sind nicht nur zweckmäßig, sondern können sogar im Frühstadium der Zirrhosen auch ungescheut in größeren Dosen angewandt werden. Man wird am besten so verfahren, daß man den größten Teil der täglichen Flüssigkeitsaufnahme in die Zeit der maximalen Ausscheidungsrhythmik, also auf den Nachmittag verlegt. Die Eiweißzufuhr ist auf ein Minimum zu beschränken, um eine zusätzliche Reizung der bereits geschädigten Leberfunktionen zu vermeiden. Die guten Erfahrungen, die man auch in scheinbar aussichtslosen Fällen mit einer rigoros fortgesetzten Rohkost gemacht hat, fänden hierin eine Erklärung. Daß in leichten Fällen — und nicht nur bei Leber- und Nierenkrankheiten — schon der geregelte Kurbetrieb durch *Wiederanbahnung* der beim Großstädter gestörten *Tagesrhythmik* heilend wirken kann, bedarf keiner besonderen Erörterung mehr.

B. Die Nahrungsrhythmik des Blutbildes.

Die Erythrozyten.

Die sehr umfangreiche Literatur über allgemeine und nahrungsbedingte Schwankungen, vor allem des weißen Blutbildes, kann hier nur angedeutet werden. Wir verweisen betreffs eingehender Orientierung auf unsere ausführlicheren Arbeiten in Gemeinschaft mit R. Greving und W. Kinkelin (l. c. 23 u. 24).

Als erste haben wohl Nase und Virchow das Phänomen der *postdigestiven Leukozytensteigerung* beobachtet. Aber noch Nägeli setzt einige Zweifel in die Beweiskraft bisheriger Beobachtungen. Schiff und Stransky scheinen als erste eine Verteilungsleukozytose zur Erklärung der postdigestiven Reaktion in Betracht gezogen zu haben.

Ähnlich wie bei den Leukozyten liegen die Dinge für das *rote Blutbild.* Die Mehrzahl der sachverständigen Ärzte ist von vornherein geneigt, die Zahl der roten Blutkörperchen im Laufe des Tages für konstant zu halten und mittägliche Schwankungen praktisch abzulehnen. Doch wurden andererseits Schwankungen bis zu 30%, namentlich von Schwenkenbecher, als postdigestive Erhöhungen nachgewiesen. Es schien also auch hier eine Nachprüfung der tatsächlichen Zusammenhänge mit den erprobten Methoden der Rhythmenbeobachtung angebracht, um eindeutige Richtlinien und eine Aufklärung der tatsächlichen Verhältnisse zu bekommen.

Die *Methodik* unterscheidet sich dabei grundsätzlich *nicht* von unserem früheren mehrfach beschriebenen Vorgehen, d. h. wir verwenden das EDG als Leitkurve, um etwa eingetretene Schwankungen der Nahrungsreflexe kenntlich zu machen und prüfen im übrigen auf bedingte und unbedingte Reaktionen wie bisher. Inzwischen haben wir gelernt, daß die elektrische Leitfähigkeit der Haut nur dann zuverlässig verwertet werden kann, wenn eine an *allen Körperstellen* gute Übereinstimmung der Kurven besteht. Zu den Messungen an den Gliedmaßen muß, zumal bei Beurteilung des Blutbildes, mindestens eine Messung der Brust- und Bauchgebiete treten. Nur in solchen Fällen haben wir die *Gewähr* einer *vegetativen Homogenität,* die als ausreichender Normaltypus gelten kann.

Die Regel bildet im *roten Blutbild* eine gewisse *Starre* des Niveaus, das meist nur von kleinen inneren Ausschlägen durchbrochen wird. Und auch dabei ist, wie häufige Vergleichsbeobachtungen mit dem Hämatokriten ergaben, ein erheblicher Anteil lediglich durch *Schwankungen* im *Flüssigkeitsgehalt* des *Blutes* bedingt. Bekannt ist ja die relativ hohe Erythrozytenzahl in frühen Stadien von Lebererkrankungen z. B. bei den *Zirrhosen,* in Gestalt einer auf Eindickung beruhenden *Pseudohyperglobulie.* Sie ist offenbar Ausdruck eines gestörten Wasserstoffwechsels der Leber und zugleich einer gestörten Relation zu den Wasserreservoirs der Gewebe.

Um so mehr muß man jedoch Bilder der schon früher von uns dargestellten echten Erythrozytenrhythmik beachten (lit. l. c. 24). Schon die möglichen Ausschlagdifferenzen in einzelnen Zacken, welche die Zahl von 1,5 Mill. (!) überschreiten, muß angesichts der dadurch betroffenen klinischen Auswertung stutzig machen. Im allgemeinen dürfte, wie z. B. in oben zitierter Arbeit auch die betreffende Abbildung ergibt, der klinische Instinkt das richtige getroffen haben, wenn für gewöhnlich die wesentlichen Blutentnahmen in die Zeit zwischen 9 und 11 Uhr vormittags verlegt werden. Die Unterschiede sind dann verhältnismäßig gering. Aber man bedenke, welche Fehlermöglichkeiten hier etwa eine Zählung zwischen 12 und 14 Uhr oder gar zwischen 16 und 18 Uhr bedeutet hätte. Eine oft schwerwiegende Entscheidung könnte davon abhängen!

Wir sind geneigt, in den stark rhythmisierten Erythrozytenbildern, die als Ausnahme von der sonst wenig beweglichen Form zu gelten haben, eine besondere Empfindlichkeit der zentralen Regulationsstellen zu sehen, ohne entscheiden zu können, ob es sich um eine noch harmlose konstitutionelle Besonderheit oder bereits um eine effektive Störung sui generis handelt.

Die Gesetze der Leukozytenbewegung

sind noch keineswegs in allen oder auch nur in den wesentlichen Stücken geklärt. Was zunächst den Haupteinwand einer noch nicht einmal gesicherten Nahrungsabhängigkeit betrifft, so kann natürlich aus dem gelegentlichen Versagen einer erwarteten postdigestiven Reaktion kein Schluß gezogen werden. Das spräche für eine starke Hemmbarkeit der Leukozytenreflexe, die jedem subtil arbeitenden Untersucher auch früher schon aufgefallen ist.

Entscheidend für die Beurteilung einer zentral gelenkten Nahrungsrhythmik der Leukozyten ist wiederum der Nachweis bedingt reflektorischer Ausschläge nach Verschiebung der reellen Nahrungszeit oder bei Nahrungsenthaltung, also das in Teil II besprochene „heuristische Prinzip".

Solche bedingte Ausschläge sind in den Leukozytenkurven tatsächlich vorhanden, wie in einer Studie gemeinsam mit R. Greving einwandfrei gezeigt wurde (l. c.). Aber diese Ausschläge sind doch im Vergleich zu den unbedingten auffallend gering, so daß der Schluß gezogen werden muß, daß sie nicht durch einen unmittelbar nervösen Impuls, etwa durch veränderte Ladungsverhältnisse der Gefäßwände erzeugt werden, sondern durch humoral-chemische Zwischenglieder. Das gilt wohlgemerkt nur für die Kurzrhythmik und das Verhalten der Leukozyten in der *Peripherie*. Im *abdominellen* Gebiet werden wir möglicherweise durch die von H. S. REGELSBERGER jr. gefundene spezielle Untersuchungstechnik zu anderen Ergebnissen kommen (l. c. 38 u. 39).

Zur Methodik muß gesagt werden, daß man, um in derartigen Versuchen störenden Überlagerungserscheinungen zu entgehen, nicht mit der Summe aller Leukozyten, sondern mit den *absoluten* Zahlen, mindestens aufgeteilt nach Polymorphkernigen und Lymphozyten, arbeiten muß.

Bei solchem Vorgehen lassen sich an den Leukozyten unschwer alle jene Gesetzmäßigkeiten darstellen, die in Teil II als typische Äußerungen der PAWLOWschen Reflexrhythmik geschildert wurden (vgl. S. 50ff.). Besonders der Zustand der *Dissoziation* findet sich an den Leukozytenkurven auffallend häufig, woraus zu schließen ist, daß die Rhythmik dieser Blutzellen einem Zusammenspiel verschiedener und leicht störbarer Ursachen folgt, unter denen die psychische Beeinflußbarkeit nicht an letzter Stelle steht.

Es erschwert die Beurteilung der Leukozytenkurven, daß sie sich in einem großen Teil der Fälle *gegensätzlich* zur EDG-Rhythmik und, wie wir zusammen mit KINKELIN zeigen konnten, auch reziprok zu den Nahrungsrhythmen des Magensaftes verhalten. Das geschieht offenbar in gesetzmäßiger Auswirkung des von F. MÜLLER so genannten *splanchnico-peripheren Gleichgewichts*, wonach eine Erweiterung der Darmgefäße, also in der Verdauungsperiode mit einer Verengerung der Hautkapillaren einhergeht und umgekehrt. Da nach dem genannten Autor das rein physikalische Moment der Gefäßweite für die Leukozytenzahlen ausschlaggebend sein soll, so muß im ersten Fall eine *Abnahme* der peripheren Leukozyten die Folge sein.

Neuere Untersuchungen von H. S. REGELSBERGER jr. haben ergeben, daß die neutrophilen Leukozyten ein sehr empfindlicher Indikator schon geringster Änderungen der Hautinnervation sind und sich somit schon in einzelnen Hautdermatomen stark unterscheiden können. Dabei sind die Ausschläge sowohl der absoluten Zahl nach, wie auch nach der Kurvenform an den verschiedenen Entnahmegebieten, Fingerbeere, Großzehe oder Ohrläppchen oft erheblich verschieden. Was die zeitliche Zuordnung der Leukozytenrhythmik betrifft, so ist nur unter Beachtung des EDG als Leitkurve eine befriedigende Ordnung in die verwirrende Vielfalt der Bilder zu bringen. Sehr auffallend ist dabei, wie gleichfalls H. S. REGELSBERGER jr. fand, eine *gleichläufige* Bewegung der Leukozytenkurve des Ohrläppchens mit der EDG-Rhythmik im *Splanchnikusgebiet*. Da an anderen Hautstellen die schon erwähnte Gegenrhythmik bestand, würde das auf eine direkte Wiedergabe der abdominalen Vasomotoreninnervation hinauslaufen. Die Erklärung dürfte anatomisch darin liegen, daß die engere Umgebung des Ohres, wie auch der Gehörgang vom *Vagus* innerviert wird.

Die umfangreichen Untersuchungen F. HOFF's über das *weiße Blutbild* müssen im Original nachgelesen werden. Für uns sind sie fast durchwegs ein schöner Beweis für unsere These, daß auch die *Niveausteuerung* sämtlicher vegetativer Regulationen, erstens vom Zentralnervensystem beherrscht wird, wie dies HOFF z. B. für die Leukozytose durch Bakterieneiweiß, künstliches und natürliches Fieber (Malaria) bewies, und daß zweitens diese Niveausteuerung meist durch vegetativ-neurotrope Zwischenkörper, sei es hormonaler oder enzymatischer Art und vor allem auch durch die Verschiebungen des Säure-Basen-Gleichgewichts beeinflußt wird. Im letztgenannten Fall kommt zur Untersuchung nicht die aktuelle, d. h. *regulierte* Azidose in Frage, sondern die durch Pufferung verdeckte *kompensierte* Azidose, die nach der VAN-SLYKE-Methode nachzuweisen ist.

Für die *Kurzrhythmik* der Leukozyten, sei es nun, daß diese wie bei den polynukleären wahrscheinlich über Zwischenglieder geht oder wie bei den Lymphozyten über die Rhythmik eines Speicherorgans (s. d.), ist dagegen die *aktuelle* Blutreaktion maßgebend. Sie folgt den kurzfristigen Schwankungen der zentralen vegetativen Zentren, insbesondere des Atemzentrums (s. S. 53).

Für die *Niveauregulierung*, wie sie besonders im *Fieber* von HOFF eingehend studiert wurde, ergeben sich, getrennt nach den *Arten* der weißen Blutzellen, *verschiedene* Verschiebungsbilder, die aber jeweils gleichartigen Änderungen des Säure-Basen-Gleichgewichts parallel gehen. Man kann eine gesetzmäßige Reaktionsfolge der Leukozyten feststellen, die, wie SCHILLING gezeigt hat, in *drei* Phasen abläuft.

HOFFS Analyse geht noch weiter ins einzelne, indem er den Anstieg und Abfall der Leukozyten, das *umgekehrte Bild* bei den *Lymphozyten*, stets gesetzmäßig von einem *Anstieg der Azidose* bzw. einem Absinken derselben bis zu alkalischen Werten, begleitet sah. Für diese Blutbildbewegungen spielte es keine Rolle, ob die Azidose durch infektiöse Prozesse, künstliches Fieber, durch Muskelanstrengung, Schwangerschaft (beachte den Faktor der inneren Sekretion!) oder *diabetische* Stoffwechselprodukte verursacht wurde.

Eine Unsumme mühevoller Einzelbeobachtungen mit scheinbar widersprechenden Resultaten erledigt sich unter den neuen Gesichtspunkten der Rhythmenlehre ganz von selbst. Häufig sind die Autoren um Haaresbreite am *Grundproblem* vorbeigegangen, so z. B. wenn JAPHA eine postdigestive Rhythmik auch schon bei völliger *Nahrungsenthaltung* beschreibt, TERZANIE, PAGNIEZ, SOLARINO u. a. weniger die Art der Nahrung als den *Salzsäurefluß* im Magensaft als den entscheidenden Reiz für die Verdauungsleukozytose ansehen. Die Autoren bemerken gar nicht, daß sie damit die PAWLOWsche, Versuchsanordnung geradezu originalgetreu kopieren! Beachten wir nun noch, daß nach unseren früheren Darlegungen auch die übrigen Nahrungsreflexe der Haut, der Leber, der Wasserausscheidung und nach dem eben Gesagten auch die Bewegungen des Blutbildes direkt oder mittelbar an der gleichen Rhythmik als *parallel geschaltete Vorgänge* teilnehmen, so haben diese Autoren geradezu den Beweis für unsere Anschauung vorweggenommen und hätten sich die Kontroversen sparen können.

Die Lymphozyten

zeigen in ihrem rhythmischen Verlauf eine entschiedene Bindung an das *Splanchnikussystem.* Das zeigt sich weniger im Normalfall, wo sie mehr einen „Gang“ mit der Atemregulation besitzen, als im Falle *schockartiger* Regulationsstörungen. Im EDG findet sich in solchen Fällen oft die schon bei Hirnverletzten beschriebene (Typ III) Überhöhung der Beinkurve gegenüber der Armkurve meist mit einer ausgesprochenen Dissoziation der lumbalen Dermatome gegenüber den Rumpfgebieten. Und *gerade dieser lumbalen*, also dem Splanchnikusbereich entsprechenden Bewegung *folgt* auch die *Lymphozytenkurve.*

Nun ist der Splanchnikus der *Kompressionsnerv der Milz* (F. Hoff), die durch ihn erst ihre von Barcroft entdeckte *Depot-* und *Ergänzungsfunktion* bei ungleicher Beanspruchung des Blutkreislaufs und der inneren Atmung erfüllen kann. Dasselbe gilt aber auch für die *Lymphozyten*, die nach Untersuchungen von W. Frey durch eine Adrenalininjektion in den Kreislauf ausgepreßt werden.

Wenn dem so ist, so haben wir Grund zu vermuten, daß wir in der *Lymphozytenausschwemmung* und ihrer dem Splanchnikusbereich folgenden Rhythmik eine charakteristische *Funktion* der *Milz* vor uns haben, die uns über das Zusammenspiel des Organs mit den übrigen wichtigen Regulationsstätten des Blutbildes, insbesondere der Leber und des Knochenmarks, Aufschluß geben kann. Aus dem Gleichlauf oder dem Zerfall dieser rhythmischen Organbeziehungen untereinander sind wichtige Hinweise für die in ihrer neuralen Genese noch völlig ungeklärten *hepatolienalen* Zusammenhänge zu gewinnen.

Die rhythmische Steuerung der Blutmauserung.

Eine exakte Beurteilung der *Blutmauserung*, wie wohl zuerst Eppinger die Ergänzung abgebauter alter Zellen insbesondere der *roten Reihe* bezeichnete, ist nur bei *quantitativer* Erfassung sowohl der *neugebildeten Erythrozytenrate* wie des *ausgeschiedenen Hämoglobinanteiles* möglich. Das erfordert eine *Bilanz* speziell des *Hämoglobins* als eines Stoffes, der im Körperhaushalt eine wichtige Rolle spielt. Nehmen wir im normalen Fall zunächst ein Gleichgewicht zwischen Bildung und Ausscheidung an, so muß verlangt werden, daß das *Bilirubin* der *Galle*, das nach Sprengung des Pyrrolkerns aus dem Hämatin entsteht, auch tatsächlich quantitativ oder doch in fester linearer Beziehung dem abgebauten Blutfarbstoff entspricht.

Hierüber sind bekanntlich ernstliche Zweifel besonders von Whipple geäußert worden. Nach ihm können auch andere „Cytochrome", die aus den Eiweißkörpern der Zelle oder dem *Myoglobin* der Muskeln stammen, zu Bilirubinbildnern werden, wobei ein zunächst hypothetischer „Pigmentkomplex" als Vorstufe zu gelten habe. Eppinger ist im Gegensatz hierzu der Meinung, daß sich aus dem Bilirubin einer *Gallenfistel* ein völlig korrekter Rückschluß auf den Blutzerfall ziehen lasse. Auch Morawitz findet verfüttertes oder in die Bauchhöhle gespritztes Lack- oder Zitratblut wenigstens in einem Teil seiner Versuche *quantitativ* im Stuhl der Versuchstiere wieder. Nur in Fällen gesteigerten Hämoglobinbedarfs, wie bei stärkeren sekundären Anämien bzw. nach Blutverlusten, wird Farbstoff retiniert. Allerdings war auch das Gegenteil zu beobachten, d. h. eine *vermehrte* Ausscheidung von Bilirubin, die möglicherweise auf eine *toxische Markreizung* zu beziehen war.

Jedenfalls ist die Farbstoffausscheidung wesentlich leichter und sicherer zu beurteilen als die Gegenkomponente, die *Bildung* frischen Hämoglobins.

Hier stehen bislang wohl nur zwei Möglichkeiten der Erfassung zur Verfügung, die *morphologische* Zählung der Vitalgranulierten oder der ihnen weitgehend parallelen (Schilling) *polychromatischen* Zellen und die Bestimmung der *Sauerstoffzehrung* der roten Blutkörperchen, die Morawitz zu einer brauchbaren Methode entwickelt hatte. Leider ist dieses Verfahren gerade im Normalfall wegen des nur geringfügigen Ausschlags kaum zu verwerten. Es bleibt somit für die Praxis einstweilen nur die im allgemeinen leicht und mit genügender Genauigkeit durchführbare Zählung der *Vitalgranulierten* übrig.

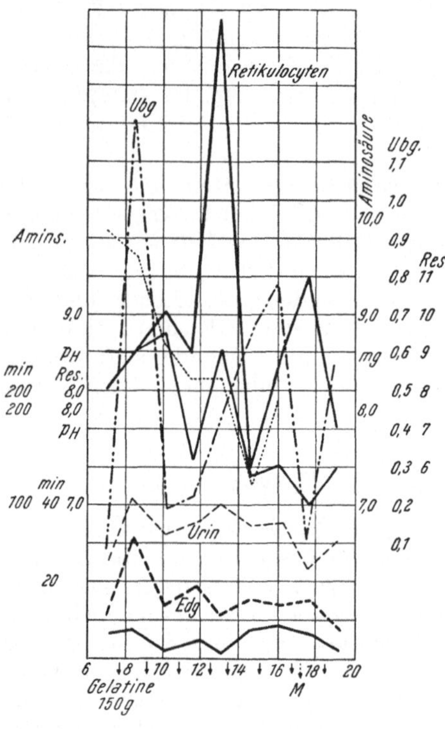

Abb. 44.

Für uns war hier, nachdem die Untersuchungen des vorigen Kapitels bereits eine ausgeprägte *Rhythmik* des *Urobilinogens* im Urin ergeben hatten, die weitere Vorfrage zu klären, ob nicht auch die *Bildung* des Hämoglobins, besser gesagt die *Zahl* der Vitalgranulierten, eine merkliche Rhythmik erkennen lasse. Im Falle einer nachweisbaren *bedingten Reflektorik* mußte sich dann sofort nach dem heuristischen Grundsatz (s. Teil II, S. 66) eine *zentral-nervöse Steuerung* ergeben, zweitens war für den Fall entsprechender Rhythmen in den Vitalgranulierten einerseits, der Farbstoffausscheidung andererseits eine *kombinierte Steuerung* dieser wichtigen Funktion der *Blutmauserung* erwiesen.

Solche Beziehungen zwischen den *jugendlichen Erythrozyten* und einer gleichartigen *rhythmisch* geordneten *Farbstoffausscheidung* ließ sich nun in der Tat in einer größeren Anzahl von Versuchen einwandfrei feststellen. Insbesondere zeigt Abb. 44 auf den ersten Blick eine erstaunliche Entsprechung der beiden Zackengruppen, und zwar, wie man aus der Verschiebung der Mahlzeit, lediglich bei regelmäßiger Flüssigkeitszufuhr erkennen kann, in *bedingter* Form. Über die gegenseitige Zuordnung der großen und kleinen Gipfel kann kein Zweifel bestehen. Offenbar wird hier eine Mehrausscheidung an Gallenfarbstoffen unmittelbar von einer entsprechend vermehrten Bildung von Retikulozyten beantwortet. Man sollte eigentlich das umgekehrte Verhalten erwarten, nämlich das Vorangehen des Bildungsreizes. Die Umkehrung dieser für gewöhnlich auch eingehaltenen Folge beider Regulationen ist hier durch den früh gegen 7.30 Uhr erfolgten Aminosäurenreiz des sogenannten „Gelatinefrühstücks" hervorgerufen worden. Die zeitliche Analogie der Pausenlängen, welche die Urobilinogenrhythmik im Vergleich mit den entsprechenden Gipfeln der Retikulozyten verrät, spricht für den uns bereits genugsam bekannten Mechanismus der *Schablonenverschiebung*, die hier durch den atypischen vorzeitigen Nahrungsreiz ausgelöst wurde (s. S. 62). Die *dienzephale Abhängigkeit* der *Farbstoffausscheidung* wird dadurch um so überzeugender. Ebenso aber auch die zerebrale Lenkung, die sich sofort in der Nachfolge einer entsprechenden Blutneubildung ausdrückt. Die Korrelation betrifft natürlich nicht nur diese beiden Funktionen, sondern, was mehr besagen will, die *Koordination* von *Knochenmark* und *Leber* zur Aufrechterhaltung eines Gleichgewichtes im Zuge der *Blutmauserung*.

Für die Retikulozyten gelten ähnliche Betrachtungen, nur ohne die Komplikation einer durch den Sonderreiz ausgelösten Horizontalverschiebung, d. h. die um 12 Uhr und abends gegen 7 Uhr ausgelösten Gipfel entsprechen unmittelbar der um diese Zeit fälligen Nahrungsaufnahme. Es handelt sich also in beiden Fällen um *unbedingte Nahrungsreflexe* unter *Zeitreiz*. Die Flüssigkeitsaufnahme wurde übrigens in diesen Versuchen aus den bereits in Abb. 42 besprochenen Gründen konstant und in bestimmten Intervallen gehalten.

Die Nahrungsausschläge erfolgen allerdings keineswegs immer in dieser prägnanten Form. Häufiger sind Zusammenziehungen und Verklumpungen der Gipfel. Aber selbst dann ist eine Koppelung des beidseitigen Geschehens noch unschwer zu erkennen. Es liegt nahe, z. B. im Fall der Abb. 44, den Inhalt der durch die Kurvenzüge umrandeten Dreiecksflächen des Ubg. und der Retikulozyten miteinander in geometrische Beziehung zu setzen oder, da sich Dreiecke von gleicher Grundlinie bekanntlich wie ihre Höhen verhalten, diese Amplituden in eine graphisch darstellbare Relation zu setzen. Das Resultat ist in derartigen symmetrischen Bildern bemerkenswert. Nimmt man nämlich die Retikulozyten zur Abszisse pro 1000 Erythrozyten und trägt die dazugehörigen Urobilinogenwerte als Ordinaten auf, so ergibt sich aus den zusammengehörigen Doppelgipfeln eine *Gerade*, die mit nur leichter Knickbildung durch den Nullpunkt des Koordinatensystems geht. Das heißt also, daß sich *Blutbildung* und *Blutabbau* einander *proportional* bewegen und, da wir die Gültigkeit des bedingten Reflexes nachgewiesen hatte, in diesem Zusammenhang auch eine *dienzephale Steuerung* besitzen.

Man findet leicht eine für die durchschnittliche Norm gültige Zuordnung beider Werte, die etwa einer Nachschubzahl von 5 pro 1000 Retikulozyten auf zirka 0,5 mgr% Urobilinogen entspricht. Diese Werte bestimmen etwa die *Winkelhalbierende* des gezeichneten Schemas (Abb. 45). Ein gewisser Streuungsbereich, durch die gestrichelten Geraden nach oben und unten eingegrenzt, ist dieser Normalreaktion einzuräumen. Auch die Absolutwerte sind zu berücksichtigen. Was jenseits dieser Abszissen- und Ordinatennorm, jedenfalls über 0,7 Urobilinogen respektive $^{7}/_{1000}$ Retikulozyten liegt, muß auch bei Einhaltung gleicher Proportionen zwischen den beiden Werten als *gesteigerte Blutmauserung* angesehen werden. Die Norm entspricht etwa einem Tangens von $45^0 = 1$.

Derselbe Patient, der zunächst mit nur vermutetem aber noch nicht erkanntem Magenkarzynom eingeliefert worden war, zeigte damals unter Nr. 12, Abb. 44 noch Werte innerhalb des Normalbereichs (Tangens nur wenig über 1). Nach einigen Monaten bereits nachweisbarer Entwicklung des Tumors liegt die Kurve in Nr. 17 zwar gleichfalls noch bei normaler Bilanz, jedoch im abseitigen Bereich *gesteigerter Bildungs- und Abbauzahlen*. Das bedeutet eine zwar angestrengte aber noch zulängliche Regulation von Blutbildung und Zerfall. Physiologisch betrachtet handelt es sich wohl um Einstellung eines „höheren Niveaus“ der Gesamtbilanz infolge toxischer Reizung überwachender zentraler Mechanismen bei Erhaltenbleiben der peripheren Ausgleichsfunktionen. Man könnte auch hier in der bereits bei anderen vegetativen Funktionen (S. 83) gefundenen Weise von einer *Spiegeleinstellung der Blutmauserung* sprechen, wobei die beiden Hauptkomponenten unter Erhaltung ihrer Proportion in sich höhere absolute Umsatzzahlen annehmen.

Ein Versagen dieser proportionalen Regulationslenkung zeigt bereits die Kurve des Falles 3 mit einer sehr geringen Steigerung (niedrigem Tangenswert) der *Charakteristik*. Auch hier liegen die beiden experimentell bestimmten Punkte bereits außerhalb der als „normal" umgrenzten Zone, jedoch mit der zusätzlichen Erschwerung, daß die *Blutneubildung* die *Ausscheidung* um das Dreifache überwiegt. Auch hierbei handelt es sich um ein Fortschreiten des Magenkarzinoms mit einer vorderhand noch starken regenerativen

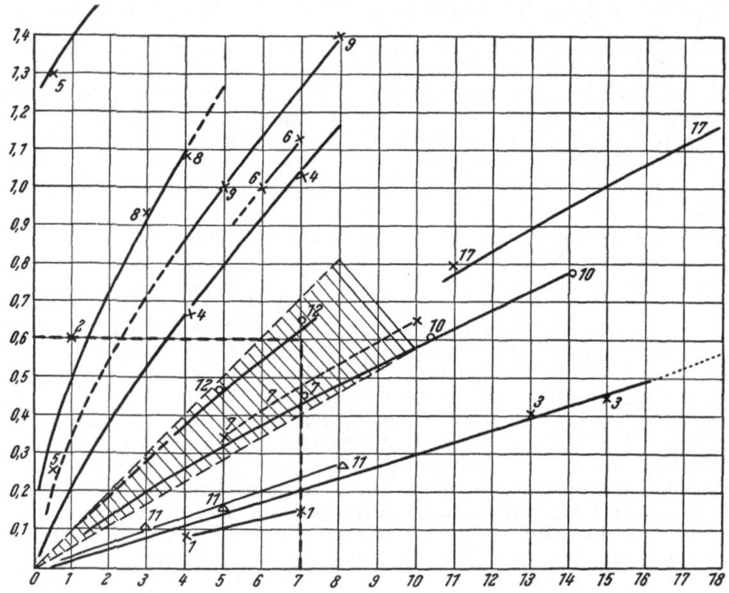

Abb. 45. Blutmauserungskurven jeweils aus 2—3 Gipfelpunkten der Ubg.- und Reticulocytenrhythmik bestimmt. Normalbereich schraffiert.

Kraft des Knochenmarks. Die tatsächlichen Verluste können natürlich niemals an Hand eines einzigen Tagesversuchs beurteilt werden. Dazu ist die Kenntnis der Vorgeschichte bei einer eventuellen mehrwöchigen klinischen Beobachtung erforderlich.

Auch die entgegengesetzte Reaktionsform läßt sich aus den Kurven ablesen, nämlich der *gesteigerte Zerfall* gegenüber *herabgesetzter Bildung*. Dies besagt die Kurve 4, gleichfalls eines Karzinomkranken. Die Urobilinogenquote ist hier um mehr als 50% gegenüber der Norm gesteigert, was eine entsprechende Erhöhung des Tangens, mithin der Steilheit des Kurvenanstiegs, bedeutet. Derselbe erhöhte Zerfall war auch beim *Ulcus pepticum* in Nr. 9 vorhanden, in Übereinstimmung mit einem klinisch nachzuweisenden *okkulten Blutverlust*. In den Fällen Nr. 6 und 8 lag dagegen nur eine stärkere chronisch-rheumatische Infektion vor, zum Teil allerdings mit beginnender kardialer Stauung der inneren Organe, vornehmlich der Leber. Es dürfte sich in diesen Fällen nicht so sehr um einen gesteigerten Blutzerfall als um eine *Leberschädigung* handeln. Umgekehrt verhalten sich die Dinge bei der *perniziösen Anämie*, die extrem an den äußeren Rand der Ordinate rückt, also entsprechend einem maximal gesteigerten Blutzerfall, so daß von einer

Aufzeichnung und Diskussion hier abgesehen werden mußte. Bei der perniziösen Anämie, wie übrigens auch beim hämolytischen Ikterus, ist ja die Sterkobilinogenausscheidung gegenüber dem Urobilinogen erheblich gesteigert (BAUMGÄRTEL), da wir es ja dabei mit indirektem Bilirubin zu tun haben, das in der pleiochromen Galle vermehrt ausgeschieden wird. Andererseits finden wir eine noch akute Form von rheumatischen Infektionen unter Nr. 1 gerade im entgegengesetzten Extrem des sehr kleinen Tangens, also der relativ stärker vermehrten Blutbildung. Wie diese Diskrepanz zu erklären ist, bleibt einstweilen noch eine offene Frage. Eine Erklärung soll angesichts der noch zu geringen Zahl verwertbarer Messungen einstweilen auch nicht versucht werden.

Da eine so klare, aus der Figur selbst entspringende Zuordnung mindestens zweier Punkte nicht immer gelingt, wurde in einer zweiten weniger übersichtlichen Hälfte von zirka 16 Fällen unseres Materials versucht, den Tangens bzw. den Quotienten Urobilinogen/Retikulozyten durch planimetrische Ausmessung der von dem Kurvenprofil begrenzten, auf gleicher Grundlage ruhenden Urobilinogen und Retikulozyten-*Flächen* zu gewinnen. Da sich nach dem Mittelwertsatz der Integralrechnung eine solche kurvenbegrenzte Fläche stets in ein Rechteck von bestimmter Höhe verwandeln läßt, muß das Verhältnis der Inhalte beider Figuren auch gleich dem Verhältnis der Höhen dieser Rechtecke sein. Andererseits gehen, wie Abb. 45 zeigt, die Bestimmungskurven ziemlich genau durch den Nullpunkt. Daher ist auch auf diese Weise ein Bild der Blutmauserung allerdings weniger elegant und weniger zuverlässig zu gewinnen.

Untersuchungen, die H. S. REGELSBERGER jr. an einem größeren Material von Patienten mit Commotio cerebri anstellte, zeigten, daß es sich bei der rhythmischen Komponente der Blutmauserung um eine recht labile Regulation handelt, die bereits durch relativ gutartig verlaufende Traumen zeitweise zu erschüttern ist. Bedenkt man, daß ähnliche, ja noch viel eingreifendere Störungen der Blutregeneration auch bei Geisteskranken der Schizophreniegruppe beschrieben wurden (Teil III), so folgt unter Verwertung der vorstehenden Befunde, daß eine *zerebrale Steuerung* sehr subtiler Art das Ineinandergreifen der betreffenden Knochenmarks- und Leberfunktionen überwachen muß. Durch die *rhythmische* Beobachtung dürfte sie weitgehend erfaßbar sein.

Eine annähernd quantitative Schätzung dieser wichtigen Regulation gibt der hier eingeführte Urobilinogen-, besser Sterkobilinogen/Retikulozyten-Quotient.

C. Die Stoffwechselrhythmik.

Die Rhythmik der Blutzuckerregulation.

Zu den Hauptfunktionen der Zelltätigkeit der Leber gehört unter bestimmten Bedingungen des Nahrungsbedürfnisses der *Abbau* des Glykogens zu Glukose, die sogenannte *Glykolyse.* Schon aus der FORSGRENschen Darstellung der 24-Stunden-Rhythmik dieses Prozesse (vgl. Abb. 39 A) war ersichtlich, daß diese wichtige Funktion regelmäßige, annähernd sinusförmige *Schwankungen* aufweist, die als *Dissimilationsphase* der Gallenabsonderung gleichsinnig verlaufen. Der umgekehrte phasische Verlauf, etwa um 180° verschoben, kommt der *Glykogenie,* der Glykogenspeicherung in der Leberzelle zu. Gleichzeitig hatte FORSGREN gezeigt, daß das bei der Glykogenspeicherung *aufgenommene Wasser* bei der Glykolyse wieder abgegeben wird, und zwar nicht nur in Übereinstimmung mit der 24-Stunden-Rhythmik, sondern sogar in einem *rhythmischen*

Zusammenhang mit den kleinen Zacken der Körpertemperatur. Dasselbe Verhalten zeigten ja auch noch andere dissimilatorische Produkte der Leber, die wir bereits betrachtet haben, nämlich der Gesamt- und *Harnstoffstickstoff* und ferner gewisse Farbstoffe oder doch deren Verwandte, wie das mehrfach erwähnte Urobilinogen (Sterkobilinogen). Es fragt sich nun, ob neben dieser *Grundrhythmik* ebenfalls noch eine *Kurzrhythmik* der *Blutzuckerregulation* besteht, in der Art, wie wir es bisher fast bei allen der Leber unterworfenen Stoffwechselprozessen angetroffen haben.

Es ist sicherlich kein Zufall, daß sich gerade die Endprodukte des Kohlehydratabbaus (der Fettstoffwechsel dürfte bei kurzfristigen Umsätzen im Körperhaushalt nur eine geringe Rolle spielen), nämlich Kohlensäure und Wasser, als die feinsten Indikatoren der Kurzrhythmik erwiesen. Sei es nun, daß diese Verbrennung mehr in der *Peripherie* oder als Energiequelle beim Abbau der Eiweißkörper in der Leber vor sich geht: es muß auf jeden Fall zur Zeit der dissimilatorischen Rhythmen auch mehr Glykogen abgebaut werden und damit auch mehr Zucker im Blut erscheinen. Das heißt mit anderen Worten, es müssen sich auch *periodische Schwankungen* des *Blutzuckerspiegels* in einem den bisher betrachteten vegetativen Funktionen analogen Rhythmus finden lassen.

Diese Annahme hat sich nun durchaus bestätigt, und zwar liegt der Beweis für unsere These wiederum nicht so sehr in der Tatsache eines unmittelbar *postdigestiven Blutzuckeranstiegs*, dieses Phänomen entspräche nur einer bekannten klinischen Erfahrung, als in dem Auftreten einer *bedingt reflektorischen Blutzuckererhöhung* auch beim *nüchternen* Menschen, und zwar in guter Übereinstimmung mit den Rhythmen des Elektrodermatogramms, d. h. also der Wärmeabgabe zur Zeit der *gewohnten Nahrungsaufnahme*. Im Hauptbrennpunkt der energiebildenden Prozesse, d. h. in der Leber, haben wir folgerichtig auch den *Taktgeber* der reflektorisch gesteuerten *Nahrungsrhythmik* zu suchen. Wie beim Elektrodermatogramm sind neben den unbedingten auch die *bedingten Reize* des gesamten äußeren und inneren Milieus einschließlich des sehr exakt arbeitenden Zeitgefühls maßgebend.

Allerdings sind die bedingten Reflexe in der Blutzuckerregulation gegenüber den reellen Nahrungsreaktionen auffallend gering. Es erfordert erst den Übergang zum pathologischen Geschehen, um einen überzeugenden Eindruck von ihnen zu bekommen (vgl. l. c. 28, S. 9 bis 11).

Blutzuckerrhythmus und Diabetes.

Die gesamte Morphologie des Elektrodermatogramms, von der sympathikotonischen Hochstellung des „leeren Niveaus“ bis zur gleichfalls zackenlosen „vagotonischen Depressionskurve“ reichend, wobei alle Übergänge der enthemmten, d. h. übersteigerten Rhythmen bis zu ihrer fast unkenntlichen Auslöschung gestreift werden können, findet sich in derselben Weise auch bei allen anderen vegetativen Funktionen wieder. Solche Niveauverschiebungen bedeuten dann jedesmal einen bestimmten Krankheitstyp oder doch Übergang zu einem solchen.

So bedeutet Hochstellung des Temperaturniveaus eben Fieber, die des Blutzuckers Diabetes, der Mittellage der Atemmuskulatur Asthma usw. Nicht minder interessant sind die Übergänge zwischen diesen stets mit Auslöschung der Rhythmik einhergehenden Extremen: nämlich die beschriebene sogenannte „Reizkurve des EDG“ mit ihren überhohen, wahrscheinlich enthemmten Ausschlägen. Wir fanden sie sonderbarerweise in vielen Fällen der leichteren (epidemischen) Hepatiden, aber auch bei einfachen, noch nicht als Basedow zu bezeichnenden *Thyreotoxikosen* (Abb. 34).

Auch diese Reiz- oder wohl besser gesagt „Enthemmungsrhythmen" haben ihr Gegenstück in einer besonderen Art des *Diabetes*, der sich durch schnell wechselnde hohe und wieder zurückschnellende Blutzuckerwerte auszeichnet. Es sind fast ausschließlich jugendliche Diabetiker, die auch früher dem Kliniker bereits durch ihre labile Stoffwechsellage viel Kummer bereiteten, welche diese *spontane Überhöhung* der an sich zeitlich normal gesetzten Nahrungsgipfel zeigen. Die Erkennung solcher Fälle ist von großer therapeutischer und klinischer Bedeutung, denn sie fordern bei ihrer zwischen Koma und hypoglykämischem Schock schwankenden Blutzuckerlage eine besonders geleitete Insulintherapie.

Beispiele dieser Art haben wir in früheren Veröffentlichungen ausführlich mitgeteilt, (l. c. 28, S. 9 bis 11), worauf hier, des Raummangels wegen, verwiesen sei. Sie bestätigen unsere eingangs aufgestellte These, daß die innere Sekretion, in diesem Fall das Insulin, zunächst und in erster Linie die *Niveaulinie* der Rhythmik beeinflußt und erst in zweiter Linie, hier durch Aktivierung einer Gegenregulation, die Überhöhung der Reflexausschläge erzeugt. Durch die dauernde Anspannung solcher Gegenregulationen entsteht dann jene andere Verlaufsform des Diabetes, welche durch einen auffallend trägen, reflexlosen und von der Nahrungsrhythmik fast unabhängigen Verlauf gekennzeichnet ist. Auch dieser Diabetes hat sein morphologisches Gegenstück in einer elektrischen Reizkurve zweiter Art, der uns schon bekannten *Niveauverschiebung* des Morbus Basedow.

Diese Blutzuckerkurve zweiter Art wird am besten an einem Hunger-Alkohol-Tage alten Stiles festgestellt werden (vgl. l. c. S. 11).

In der Praxis ist es nicht erforderlich, sich mit der Darstellung vollständiger *Blutzuckerkurven aufzuhalten*. Die weitgehende Übereinstimmung der „*Wasserkurve*" mit der Blutzuckerrhythmik ermöglicht an Hand dieser einfach zu gewinnenden „Leitlinie" — man hat nur nötig, die Harnmengen in eineinhalbstündigen Zwischenräumen zu sammeln und zu messen — einen genügend sicheren Anhalt für eine richtige und rechtzeitige *Insulinmedikation*. Besonders im ersterwähnten Fall des jugendlichen Diabetes, den wir auch als *Steuerungsdiabetes* bezeichnen können, ist dieses Vorgehen von großem Wert, ja oft entscheidender Wichtigkeit.

Eine erschöpfende Erklärung der beiden Diabetesformen auf Grund der verschiedenen Kurvengestaltung ist einstweilen noch nicht möglich und soll im engen Rahmen dieser mehr als *Übersicht* gedachten Darstellung auch gar nicht versucht werden. Sicher ist, daß die inneren Faktoren des intermediären und inkretorischen Stoffwechsels an der Genese der zweiten Art der Diabetikerrhythmik besonders beteiligt sind. Man kann insofern von einer *endogen* bedingten Rhythmik sprechen. Beim erstgenannten Diabetes dagegen ist offenbar eine weitgehende *Verselbständigung dienzephaler* und zugleich auch *enzymatisch* zellulärer Apparate eingetreten.

Demgegenüber betrifft die schnellwechselnde, die *Rhythmik* nicht aufhebende, sondern fast *übertreibende Form* des *jugendlichen Diabetes nicht das Niveau,* sondern gerade die *Kurzrhythmik allein,* nicht den „Tonus", sondern die zentralnervös bedingte und nerval übermittelte Komponente der schnellen Adaption und Feinregulierung. Man hat ein Recht, hier von einem *Steuerungsdiabetes* zu sprechen, um die Eigentümlichkeiten dieser Form herauszustellen. Soweit wir sehen, hat auch KATSCH auf diese Besonderheiten des jugendlichen Diabetes mit seinen gefährlichen pendelnden Schwankungen zwischen Koma und hypoglykämischem Schock oft schon bei relativ geringen, aber zeitlich falsch angewandten Insulindosen hingewiesen. Eine nachträgliche therapeutische Einführung der „tonischen Komponente" etwa durch ein Insulindepot kann günstig wirken, jedoch wiederum nur bei Beachtung sowohl der Latenzzeit der betreffenden Insulinwirkung wie auch der zeitlichen Beziehungen zu den Nahrungsgipfeln.

Soweit man bereits Vermutungen über eine „Lokalisation" der beiden Diabetesformen anzustellen berechtigt ist, wird man unter Beachtung der aus dem EDG zu entnehmenden Analogien sagen dürfen, daß in beiden Fällen die „tonische" Komponente betroffen ist, die wie jede Niveauregulierung in den bereits höheren striären Teilen des Zwischenhirns bzw. Vorderhirns zu suchen ist. Aber während im ersten Falle, des *Steuerungsdiabetes,* diese tonisch vegetative Komponente hinter der Norm zurückbleibt und zu schwach ist, tritt sie im zweiten Falle sogar überwertig hervor. Solche Betrachtungen gelten zunächst nur für die Innervations- und Steuerungsverhältnisse des Diabetes; die hormonalen, speziell das Insulin betreffenden altbewährten Erfahrungen bleiben davon unberührt.

Die rhythmische Tätigkeit des Darmes.

Der Frühanstieg des Blutzuckers ist eine Teilerscheinung einer allgemeinen Umstellung des vegetativen Nervensystems, die mit dem Übergang vom Schlaf- zum Wachleben zwangsläufig verknüpft ist. Mit der Nahrungsaufnahme hat dieser Frühanstieg nichts zu tun, wohl aber mit dem *Wechsel* von *Tag* und *Dunkel* oder, besser gesagt, mit den vegetativen Residuen, welche diese kosmisch-terrestrisch bedingten Reiz- und Hemmungsfolgen im Nervensystem hinterlassen haben. Das Gesagte gilt auch für die Tätigkeit des *Enddarmes,* der nach Abschluß der letzten Resorptionen im Dickdarm die Ausstoßung der Kotsäule vorbereitet. Wo dieser Mechanismus, z. B. bei der *spastischen Obstipation,* gestört ist, muß die Therapie bemüht sein, den alten Rhythmus der Darmtätigkeit wieder herzustellen. Wir pflegen bei dieser Art der „*Darmerziehung*" in der folgenden Weise vorzugehen, unter Ausnutzung der natürlichen rhythmischen Gegebenheiten.

Der Patient wird angehalten, sofort nach dem ersten Erwachen, also im Winter etwa um 6 Uhr früh, des Sommers bereits gegen 5 Uhr morgens, zu Stuhl zu gehen und den Darm durch Pressen „anzuregen". Ein paar

Schluck Karlsbader Wasser, das allmählich auf reines Wasser bei der Wiederholung der Prozedur verdünnt wird, unterstützt zunächst zweckmäßig die Behandlung. Ob diese erste Defäkationsbemühung erfolgreich ist, spielt keine Rolle. Wesentlich ist, daß der Patient die nun *folgenden* ein bis zwei Stunden eines kurzen *Morgenschlafes* wahrnimmt und somit unter *Ausschaltung* einer *psychogenen Gegenwirkung* allein der angeregten *vegetativen* Funktion ihren normalerweise *unbewußten Weg* freigibt. Das Resultat ist spätestens nach der dritten Wiederholung die Rückkehr normaler Verhältnisse, d. h. die dem Patienten *vorausgesagte Stuhlentleerung* zwischen 9 und 10 Uhr *vormittags*, und von da ab die Rückkehr normaler Verhältnisse *ohne* Anwendung von Abführmitteln.

Diese einfache Vorschrift zur Behandlung *jeder* Art von Obstipation, auch der sehr hartnäckigen bei klimakterischen Frauen und alten Leuten, pflegt in Kollegenkreisen meist ungläubig belächelt zu werden. Der Erfolg hat uns bisher noch immer recht gegeben. Es soll nicht bestritten werden, daß eine *suggestive Nachhilfe* mit im Spiele ist. Wo aber ist die Trennung zwischen *Psyche und vegetativer Funktion?* Eines durch das andere zu beherrschen, ist die Kunst des Arztes. Wer den Mechanismus des bedingten Reflexes auch im vorliegenden Beispiel erkennt, hat für das allgemeine Verständnis der Zusammenhänge viel gewonnen, besonders wenn er dadurch lernt, daß auch die *Umgebung* und nicht zuletzt das Pflegepersonal im Dienste der gleichen Idee stehen muß und keine neuen Hemmungen vor den Kranken aufrichten darf. Fehlschläge sind häufig in dieser Sparte zu suchen. Bei sicherer Einfühlung in die psychosomatischen Gegebenheiten gibt es kaum ein besseres überzeugenderes Vorbild für die Anwendung des bedingten Reflexes in der Therapie.

Die Stoffwechselrhythmik als Regulationsvorgang.

Der rhythmische Abbau der hauptsächlichen Nahrungsbildner, des Eiweißes und der Kohlehydrate, für den Fettstoffwechsel konnte er nur wahrscheinlich gemacht werden, scheint zunächst der haushälterischen Verwaltung zu widersprechen, welche der Körper sonst seiner Energieverteilung auferlegt. Er bedeutet, soweit er nicht unmittelbar in nutzbringende mechanische oder chemische Arbeit umgesetzt werden kann, eine zusätzliche Wärmebildung, die von der Haut kompensiert werden muß und insofern nur den Mechanismus der *Wärmeregulation* belastet. Er erinnert damit an eine andere Form der *Luxuskonsumtion*, die sogenannte spezifisch-dynamische Wirkung der Nahrungsstoffe. In energetischer Beziehung ist die spezifisch-dynamische Wirkung zur Hälfte auf die *Desamidierung* der Eiweißstoffe und auf die Bildung von *Harnstoff aus Ammomiak* zurückzuführen, während die restliche Hälfte nach GRAFE wohl auf dem dynamischen Effekt der Kohlehydrate allein beruht bzw. auf deren *plethorischer* Wirkung, wonach sie, dem Gesetz der chemischen Massenwirkung folgend, die Verbrennung in der Peripherie anregen. Die rein physikalisch-chemische Erklärung der dynamischen Stoffwechselsteigerung ist schon früher auf Widerspruch gestoßen, und besonders FRIEDRICH VON MÜLLER hat darauf hingewiesen, daß ein besonderer Anlaß, nämlich ein Nervenreiz des vegetativen Systems, dazukommen muß, um die Zelle zu einer Steigerung ihres Umsatzes anzuregen. Hier wurde dasselbe für die Kurzrhythmik der Leber und der Haut (EDG) gezeigt. Im ersten Teil dieser Arbeit wurde bewiesen, daß dem Ausschlag der elektrischen Hautkurve ein *Innervationseffekt*, und zwar auf die sehr aktive *Keimschicht* der Haut, zugrunde liegt. Die Zellmembran wird dabei für den Austausch der Stoffe durchlässiger, während gleichzeitig das Protoplasma, das von dieser Reizwirkung betroffen ist, eine gesteigerte Tätigkeit entfaltet. Es ist sicherlich kein Zufall, sondern ein *planmäßiger* innerer Zusammenhang der Dinge, wenn dieser nervöse Impuls in der Peripherie mit einer Steigerung des Blutzuckerumlaufs, des Eiweißabbaus, der Blutneubildung bzw. der Ausstoßung der Blutschlacken und selbstverständlich von einer entsprechenden rhythmischen Beanspruchung der Kreislaufapparate begleitet wird. Der Zusammenklang der *Leberrhythmen* mit der Innervation der *Peripherie* entspricht also einer *Korrelation aufeinander abgestimmter zweckmäßiger Vorgänge.*

Soweit bei diesen Stoffwechselinnervationen, mögen sie die langwellige oder die kurze Rhythmik betreffen, stickstoffhaltige Stoffe umgesetzt werden, kommt nach den Arbeiten von MEYERHOFER nur die *Leberzelle* als Bildungsstätte in Frage, da sie allein nur zur Oxidationssteigerung und zu vermehrter Wärmeabgabe gegenüber stickstoffhaltigen Stoffen befähigt ist. Sie tut dies schon in isolierten Gewebsschnitten, also gewissermaßen autonom und insofern auch schon in vitro in geringem Maße. Das geht aus den von FORSGREN gefundenen, oben erwähnten, exogen beeinflußten Tag- und Nachtperioden der Stickstoffausscheidung hervor, welche offenbar für diesen stickstoffbedingten Anteil der „Grundrhythmik" maßgebend sind. Darüber lagert sich der kurzrhythmische Impuls in Form eines zusätzlichen Umsatzstoßes gleichfalls als einer Erhöhung einer gewissen Eiweißquote, gleichzeitig aber auch, wie wir gezeigt haben, einhergehend mit einer Steigerung der Blutzuckerabgabe.

Die spezifisch-dynamische Wirkung.

Wenn diese Deutung der Vorgänge zutrifft, müßte sich ein nervöser Impuls bei zusätzlicher Eiweißbelastung (also bei spezifisch-dynamischer Wirkung) auch im EDG wiederfinden lassen.

Das ist nun in der Tat der Fall. In früheren Untersuchungen (l. c.[21]) sahen wir bei gleichlaufendem Anstieg der Stoffwechselkurve und des EDG in diesem ein kleines Anfangs-Zäckchen ausgeprägt, welches dem *unbedingten Nahrungsreiz* des Eiweißes entspricht. Das EDG geht dann in einen plateauartigen Buckel über, dessen Höhe mit einer deutlich ausgeprägten 12-Uhr-Zacke der *Stoffwechselkurve zusammenfällt.* Diese Zacke hat mit der spezifisch-dynamischen Wirkung der *verabreichten* Eiweißkörper nichts mehr zu tun, entspricht vielmehr einem *bedingten Nahrungsreflex,* welcher zur gewohnten Essenszeit aufschießt. An ihm sind neben Kohlehydraten auch *Depoteiweiße* beteiligt. Die Verwandtschaft beider Vorgänge, welche nach der oben erwähnten GRAFEschen Theorie der spezifisch-dynamischen Wirkung auch *chemisch* besteht, tritt also im Verhalten der Kurve auch äußerlich hervor. Rücken beide Gipfel näher zusammen, was besonders bei spätangesetztem Eiweißfrühstück leicht eintreten kann, so hat man eine Überlagerung des eigentlichen dynamischen Ausschlags und des Mittagsreflexes zu erwarten. Das führt zu Schwankungen der Ausschlaggrößen, die im üblichen klinischen Betrieb zu verfehlten Schlußfolgerungen führen können.

Außerdem ist hier wiederum an die notwendige Unterscheidung der *kurzen* Nahrungsreflexe und der *langsamen* Niveaubewegung zu erinnern.

Die unter Eiweißbelastung erfolgende spezifisch-dynamische Wirkung hebt zweifellos auch die allgemeine Stoffwechsellage, und zwar gerade im Anschluß an einen Kurzreflex, oft auf die Dauer von mehreren Stunden. Der Anteil dieser zweiten Komponente erklärt auch die starke *innersekretorische* Beeinflußbarkeit, welche bei der Untersuchung der spezifisch-dynamischen Wirkung ja besonders wertvoll ist.

Die spezielle Aufgabe der Nahrungsreflexe.

Es war vorhin der Ausdruck „Luxuskonsumtion" als Synonym der spezifisch-dynamischen Eiweiß- oder Kohlehydratwirkung benutzt worden. Diese Bezeichnung ist eigentlich nur berechtigt, wenn man nach der Vorstellung älterer Autoren annimmt, daß zusätzliches und überflüssiges Eiweiß in den *Säften* selbst zerstört wird. Wir haben uns jedoch hier in Übereinstimmung wohl mit der Mehrzahl neuerer Forscher auf den Standpunkt gestellt, daß die *Zelle selbst* zu einer unter Nervenimpuls (bei der Kurzrhythmik) oder einem innersekretorischen Anstoß (bei der Niveau- oder Grundschwingung) erfolgenden erhöhten *vitalen* Leistung angeregt werde. Wir sind gezwungen, einen *Sinn* in dieser auffallend gleichmäßigen Rhythmik zu suchen als eines *Regulationsvorganges,* der über das fast selbstverständliche Interesse der Wärmeregulation hinausgeht. Dies um so mehr, als ja die Leber als Bildungsstätte und die Haut als abführendes Organ der Wärme nicht allein betroffen sind, sondern *sämtliche* an der *Nahrungsaufnahme, Nahrungsbereitung* und *-verteilung* sowie die an der *Schlackenabfuhr* beteiligten *Funktionen.* Es handelt sich tatsächlich um *Schwingungen,* die das *gesamte Vegetativum,* also das Nervensystem mit seinen Erfolgsorganen und seinen zerebralen Befehlsstellen betroffen und in harmonischen Kontakt gebracht haben.

Wir werden bei der *Kurzrhythmik* am besten von der vereinfachten Sachlage ausgehen, daß alle Nahrungsgipfel in der *bedingten,* also sicherlich nervös ausgelösten Form aus den *eigenen Beständen* des Körpers selbst schöpfen. Die Vermutung liegt nahe, daß in diesen kurzen Impulsen eine Versorgung der Peripherie mit Nährstoffen, wir werden dabei dem aus dem Leberglykogen entbundenen Traubenzucker die wichtigste Rolle zuschreiben, erfolgt. Die „automatisch" zu gewohnter Zeit erfolgende Ausschüttung von Nährstoffen überbrückt dabei einen andernfalls drohenden Hungerzustand der Peripherie. Im *unbedingten Reflex,* dem unmittelbar *postdigestiv* erfolgenden gleichartigen Ausschlag, geschieht dasselbe, jedoch mit dem *besonderen* Auftrag, außerdem die gefüllten Nahrungsdepots für das andrängende, aus der Verdauung freiwerdende neue Angebot zu entleeren. Auf die quantitative Wärmemessung mit Hilfe eines modifizierten RUBNERschen Hautkalorimeters haben wir an anderer Stelle bereits hingewiesen, ebenso auf die Methodik einer örtlichen Erfassung der Hautwasserabgabe sowie die Möglichkeiten einer Berechnung dieses Teilumsatzes auf Grund der BENEDICT-ROOTschen Beziehung (c. l. [17]).

Trophische Nerven.

Schon FORSGREN hatte angenommen, daß die langwelligen Stoffwechselrhythmen nicht auf die Leber beschränkt seien, sondern auch für andere Körperzellen, vor allem die Muskulatur, in ähnlicher Periodik gelten. Wir hatten, unabhängig und ohne Kenntnis dieser Arbeiten, dasselbe bereits für die Kurzrhythmik und die Hautinnervation hervorgehoben und das Problem der *Trophik* diskutiert, damals noch in der Annahme, es müßten *gesonderte* Nerven sein, die mit jenen der *Perspiratio insensibilis* im gleichen Takt der Nahrungsrhythmik arbeitend zur Hautzelle zögen. Wir wissen heute, daß dies eine ganz unnötige und komplizierende Annahme ist. In Übereinstimmung mit der von SPERANSKY allerdings nicht ganz glücklich gewählten Bezeichnung der „*Dystrophie*“ für die Gesamtheit der nach Zerstörung einer wichtigen Nervenfunktion verbleibenden neuralen Reste sind auch wir der Auffassung, daß bereits die *Störung der rhythmischen Harmonie* in ihrer Gesamtheit die Vitalität der Hautzelle in einer Weise schädigt, die schließlich ihren Ruin herbeiführen muß. Die Annahme bestimmter trophischer Nerven ist, so gesehen, unnötig und verwirrend, ganz abgesehen davon, daß solche Nerven trotz wiederholten Suchens bislang noch in keinem Falle überzeugend nachgewiesen worden sind. *Die Eutrophik ist der Normalzustand einer geordneten Regulation des Stoffwechsels, die Dystrophie ihr Zerfall.*

Das EDG als Begleitvorgang dieser Ordnung gibt uns in bestimmten Arten seiner dann immer *dermatomär* oder auch *funikulär* gebundenen Abweichungen — wir erinnern an die im ersten Teil bei den verschiedenen *vegetativen Neurosen* und bei der *Gangrän* erhobenen Befunde — beachtliche Hinweise auf diesen drohenden oder bereits eingetretenen Zustand der Dystrophie. Es waren vor allem die den *Gefäßscheiden* folgenden *rhythmischen* Impulse, die in solchen Fällen vornehmlich gestört waren Es sind nicht beliebige vasomotorische Änderungen, die das Bild erzeugen, denn wir sahen, daß z. B. das Reflexerythem oder kurze Unterbrechungen des Blutkreislaufs, ja nicht einmal die im Laufe örtlicher nutritiver Reflexe erfolgenden Durchblutungsänderungen dieses beeinflussen konnten, sondern es waren die im Zuge einer *zerebral gesteuerten Stoffwechselregulation* betroffenen Impulse. In dieser allgemeineren Sicht münden die an der Haut selbst zu findenden trophischen Störungen in das allgemeinere Bild der von RICKERT geschaffenen sogenannten „*Relationspathologie*“ ein und erscheinen dann gleichfalls als Zustand *neuraler* Dysfunktion. Von seiten des EDG finden wir in solchen Fällen einen *vollkommenen Zerfall der Rhythmik* einschließlich der Niveausteuerung. Das bedeutet das Versagen der Regulationseinrichtungen in zentralen und peripheren Abschnitten dieser Funktion und läßt nach den geschilderten Zusammenhängen den gleichartigen Zusammenbruch auch in den anderen wichtigen Bereichen des Vegetativums vermuten. Das Bild ist allerdings nicht spezifisch, sondern ist bei allen *schweren chronischen und zehrenden Erkrankungen* zu beobachten.

Sinn der doppelten Rhythmik.

Dabei muß man die Frage stellen, warum der Organismus neben der *langwelligen* Stoffwechselperiodik noch die *kurzfristigen, reflektorischen* Nahrungsrhythmen benötigt. Wir glauben, daß eben mit dem zeitlichen Vorzug der *schnellen Anpassung* an plötzlich geänderte Bedingungen der Außenwelt die Antwort gegeben ist. Bei jeder Verschiebung der Nahrungszeit, wie sie der Alltag mit sich bringt, tritt zunächst der bedingte Reflex kompensierend ein, erst recht bei größeren Ortsverschiebungen, welche eine *Akklimatisation* des Organismus nötig machen. Die Erfahrung lehrt, daß das Gefühl des Hungers zunächst verschwindet, wenn die gewohnte Essenszeit um einiges überschritten wurde. Auf den *bedingten* Reiz ist der *bedingte Reflex* gefolgt und hat durch die gezeigten katabolen Reaktionen, insbesondere durch die Ausschüttung von Blutzucker, einen *realen Ausgleich* allerdings auf Kosten vorhandener Depots geschaffen. Dieser bedingte Reflex bleibt noch mehr oder weniger lange bestehen, bis die ,,Eingewöhnung“ an eine neue Nahrungszeit vollzogen ist. In derselben Weise erfolgt bei grundsätzlich veränderter Lebensweise auch auf anderen Gebieten der vegetativen Regulation die ,,*Akklimatisation*“ des Körpers an die neue Außenwelt.

Auch der *unbedingte* (Kurz-) Reflex erfüllt die Aufgabe der *sofortigen Nahrungssicherung*, bis die Aufschließung der eingeführten Speisen inzwischen vollzogen ist. Vermutlich ist die in der ,,Grundschwingung“ vor sich gehende Dauerabgabe von Nahrungsstoffen nicht ausreichend, wenigstens beim arbeitenden Menschen. Der hinzutretende additive Impuls bewahrt die Zellen vor einem bedenklichen *Übergangsstadium* akuten Hungerns, das zumindest mit der Energieleistung nach außen unverträglich wäre.

Die *doppelte Sicherung* einer lebenswichtigen Funktion durch eine *tonisch-langwellige* und eine *kurzschwingende rhythmische* Komponente ist offenbar ein *allgemeines Gesetz der vegetativen Ordnung.* Sie reicht weit hinein ins *animalische* System, wo wir die gleiche Arbeitsteilung in der schnellen Skelettmuskelzuckung und der wenigstens zum Teil vegetativinnervierten *Tonusfunktion* des *Sarkoplasmas wiederfinden.*

Auf andere vegetative Funktionen wollen wir nicht nochmals eingehen, nachdem uns dasselbe Problem in den vorstehenden Kapiteln mehrfach beschäftigt hat. Bei der Ausscheidung der Galle, beim Blutbild, bei der Atmung, der Wasserausscheidung durch die Niere, ja sogar bei den einzelnen Fraktionen des Eiweiß- und Kohlehydratabbaus lagen die Dinge klar im Sinne der Theorie. Auf das *Herzminutenvolumen* und seine rhythmischen Schwankungen werden wir später zurückkommen.

Das Elektrodermatogramm im Fieber.

Im Fieber kommt die strenge Scheidung zwischen Niveau und Kurzrhythmik zwecks Regulierung der Körpertemperatur zu einem sehr drastischen Ausdruck. Sie vermag, wenigstens in groben Zügen, diese im EDG bereits hervorgehobenen Besonderheiten am besten zu zeigen, da sie ein dem Arzt vertrautes Phänomen ist.

Freilich kommen die analogen Erscheinungen des hohen „zackenlosen“ Niveaus, d. h. der sogenannten *Kontinua*, bei den verschiedenen vegetativen Funktionen unter jeweils ganz anderen Bedingungen zur Darstellung. Was bei der Körpertemperatur stets den prägnanten Zustand einer schweren Infektion, etwa eines Typhus oder einer Pneumonie bedeutet, nämlich das hohe leere Niveau, kennzeichnet im EDG den *Morbus Basedow*, im Blutbild die *Leukämie*, in der Blutzuckerregulation den *Diabetes* usw. Auch die Art des Übergangs zur Normallinie hat ihre Parallelen. Das Erwachen kann im EDG in *lytischer* und *kritischer* Form erfolgen, wie übrigens im gleichen Falle auch in der Schlafkurve der alveolaren Kohlensäure (vgl. Abb. 18, 26 a, oben). Das sind mehr als äußerliche Ähnlichkeiten. Es handelt sich um Äußerungen grundsätzlich ähnlich reagierender zentraler *Zellkomplexe*. Solche Sinnverwandtschaften morphologischer Typen zeigen wiederum, daß unsere für den allgemeinen Aufbau des vegetativen Nervensystems gewählten Vergleiche (S. 65) zumindest den Rahmen der bestehenden Gesetzmäßigkeiten richtig erfaßt haben.

Die Temperaturkurve vermittelt uns in längst bekannten Beispielen noch ein weiteres wichtiges Moment, dessen Deutung im EDG gewissen Schwierigkeiten begegnete, nämlich das *Erlöschen* der *Rhythmik* bei maximal *gehobenem Niveau*. Hier haben wir eine *Wertung* vor uns, welche die Natur selbst im entscheidenden Ringen der Krankheit um die Existenz des Organismus unter den beiden Regulationsmöglichkeiten trifft. Die *Feinregulation* ist überflüssig geworden, das entscheidende Gewicht liegt allein auf der *tonischen* Dauerkomponente, nicht mehr auf der pulsierend ausgleichenden. Die *innersekretorischen* oder, allgemein gesprochen, die *humoralen* Reserven werden mobilisiert. Sie gehen aus einer Steigerung von Potenzen hervor, welche die *Grundrhythmik* enthält. Nur für das EDG trifft diese Auffassung nur bedingt zu, da sie auch im tonischen Anteil viel unmittelbarer der nervösen Steuerung unterliegt.

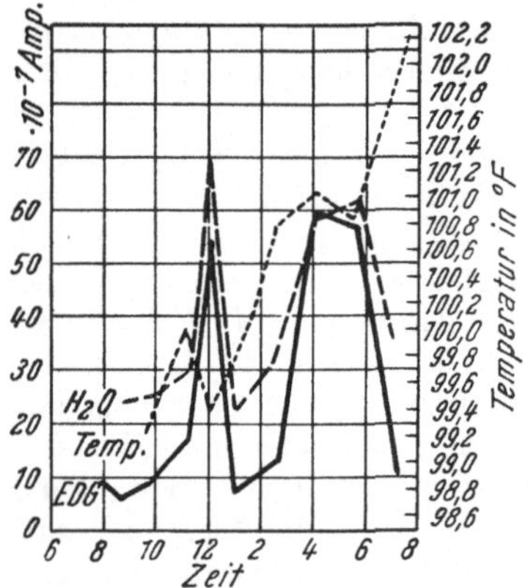

Abb. 46. Nahrungsrhythmik auch im Fieberanstieg erhalten. Beachte Größe und Gleichlauf von Elektrodermatogramm und Wasserabgabe.

Auch die *Reizkurve* der EGD-Rhythmik (Abb. 34), d. h. die Vergrößerung der Amplituden, meist bei tieferem oder mittlerem Niveau, hat ihre Parallele in der Körpertemperatur. Erstens bei den schnellaufschießenden abendlichen Temperatursteigerungen septischer Erkrankungen, zweitens bei der Tuberkulose im allergischen Stadium der zweiten hämatogenen Streuung. Das hierbei oft auffallend gleichmäßige und prägnante, über Wochen persistierende Rhythmenbild ist dem Lungenfacharzt bekannt. Die *Zuordnung* zur *Nahrungsaufnahme* aber läßt meist völlig *im Stich!*

Die *doppelte* Periodik der Körpertemperatur bleibt im *Fieber* erhalten, so daß Veranlassung besteht, auf die Beziehung der Nahrungsreflexe zur *Wärmeregulation* kurz einzugehen. So läßt sich zunächst feststellen, daß trotz *Fieberanstiegs* und steilaufstrebendem Temperaturniveau die Rhythmik im Elektrodermatogramm und in der Hautwasserabgabe zunächst auf *gleichem* Niveau verharrt und *nicht* mit einem parallelen Anstieg reagiert. Nur eine gewisse Erhöhung der Amplituden ist in beiden Funktionen erkennbar und dies ist offenbar die besondere Art, wie sich die Perspiratio insensibilis an der Gegenregulation beteiligt. Dasselbe beobachtet man häufig zur Zeit des *Fieberabfalls.*

Über das Verhältnis der Tagesrhythmik zum Niveauanstieg der Fieberkurve gibt Abb. 46 Aufschluß. Die kleinen Ausschläge heben sich, obwohl sie durch den schnellen Anstieg mitgezogen werden, noch deutlich ab und zeigen sogar in der Formgestaltung eine unverkennbare Anlehnung an die Gipfelkonfiguration der H_2O- und EDG-Kurven. Man erkennt sofort, daß die *Nahrungsbeziehung* für die Temperaturgipfel *nicht exakt stimmen* kann. Das Vorauseilen erfolgt *bedingt reflektorisch* und beweist somit, daß die beiden Seiten der Wärmeregulation eine weitgehende *Variabilität* ihrer Steuerungsorgane besitzen müssen.

Das Elektrodermatogramm bei körperlicher Arbeit.

Die Stoffwechselrhythmik ist keine isolierte Eigenschaft der Leber allein, sondern betrifft als gleichsinnig gerichtete Innervation auch andere Zellbereiche des Körpers. Die Rhythmik des Blutkreislaufs ist dadurch ebenso ein Integralwert wie die Körpertemperatur und hat ihre Wurzeln in dieser *Gesamtheit* zellulärer Stoffwechselvorgänge.

Da die Beziehungen zwischen Elektrodermatogramm und Kreislauf besonders bei körperlichen Anstrengungen hervortreten müssen, wäre es von Wert, das Verhalten beider Funktionen im *dosierten Arbeitsversuch* zu verfolgen, zumal ja hier für den Stoffwechsel eine gleichsinnige Belastung zu erwarten ist.

Während nun kleinere Anstrengungen, welche zum Programm des Alltagslebens gehören, keine nachweisbaren Ausschläge hervorbringen, so wie sie auch dem gesunden Menschen weiter nicht auffallen, erzeugt eine ungewöhnliche Steigerung der Leistung eine erhebliche *Verminderung* des *Polarisationswiderstandes* der Haut. Für gewöhnlich kehren aber, wenigstens bei jugendlichen und herzgesunden Personen, die Ausschläge wieder zu einem Ausgangswert zurück, welcher etwa dem Niveau der durchschnittlichen Tageskurve entspricht. Erst in den Abendstunden werden diese Rekursionen geringer, d. h. auch die Gesamtkurve nähert sich schließlich einem durch die Anstrengung erreichten hohen Niveau. Sie läßt dabei den abendlich eintretenden Kurvenabstieg vermissen, ein Verhalten, welches wir im Hinblick auf ähnliche Erfahrungen als *Ermüdungserscheinung* deuten dürfen (vgl. l. c.[19] Abb. 20).

Herzfunktionsprüfung und EDG.

Es ist interessant, daß die so gewonnene Arbeitskurve — vergleiche die obere Linie in Abb. 20 l. c. — eine große Annäherung an die einförmige *Horizontale* der *Basedow-Kranken* zeigt. Auch bei dieser Erkrankung ist ja die Strömungsgeschwindigkeit des Blutes ebenso wie hier im Arbeitsversuch erhöht, woraus sich eben wiederum die nahen Beziehungen zwischen Elektrodermatogramm und Kreislauf ergeben.

Das wird noch deutlicher, wenn man die Wirkung einer einmaligen stärkeren Arbeitsleistung, z. B. von 50 Kniebeugen, isoliert betrachtet und mit dem Ablauf der alveolaren Kohlensäure vergleicht. Es ergibt sich ein interessanter Gleichlauf beider Kurven. Dabei ist der erste schnelle Anstieg in beiden Fällen nach STRAUB und METTENLEITNER wohl durch *Kohlensäurestauung* trotz erhöhter Kreislaufgeschwindigkeit zu deuten. Der tiefere Fall der CO_2-Kurve noch unter die Nullinie als eine Anpassung und Überkompensation der Atmungsregulation an die Zunahme saurer Stoffwechselprodukte, wobei bemerkenswerterweise die Kreislaufbeschleunigung noch andauert. Schließlich erfolgt normalerweise die Einregulierung beider Funktionen auf eine annähernd anfangsgleiche Niveaulage. Bei *untrainierten* Versuchspersonen sowie bei leicht Kreislaufinsuffizienten bleiben beide Kurven auf höherem Niveau längere Zeit stehen, ein Verhalten, das ja auch bei den üblichen klinischen Funktionsprüfungen Beachtung findet. Es dürfte darin weniger ein Bestehenbleiben erhöhter Kreislaufgeschwindigkeit als das von HILL beschriebene *Sauerstoffdebt* zum Ausdruck kommen, welches besonders für die Physiologie der Ermüdung charakteristisch ist.

Als eine in der Handhabung noch einfachere Form zur *Prüfung der Herzleistung* unter Berücksichtigung des von EPPINGER in seiner besonderen Wichtigkeit betonten *peripheren Stoffwechsels* hat sich die Gegenüberstellung von Herzminutenfrequenzprodukt und EDG im angepaßten Belastungsversuch erwiesen. W. FINCK hat 1936 in Anlehnung an LILIJESTRAND und ZANDER das A. F. P. mit Hilfe der „reduzierten Amplitude", d. h. des Produktes aus der Pulszahl und der auf einen *mittleren* Blutdruck von 100 RR reduzierten Amplitude, berechnet und an Herzkranken mit verschieden schweren Kompensationsstörungen verglichen. Es zeigt sich dabei ein völliger *Gleichlauf* beider Kurven im *normalen* Fall. Das gilt auch noch für leichtere, gut kompensierte Herzerkrankungen. Bei mittelschweren bis schweren Dekompensationen *bleibt* dagegen der *EDG-Anstieg aus*, während die Ausschläge im A. F. P. noch vorhanden sind. Das Versagen des *peripheren Kreislaufes* bzw. der oben besprochenen energetischen Ausgleichsregulationen tritt also im EDG deutlich hervor, was als nicht zu unterschätzender Fortschritt gegenüber den bisherigen meist auf Puls und Blutdruck allein basierten Funktionsprüfungen des Herzens angesehen werden kann.

D. Schlußbemerkungen.

Die PAWLOWsche Reflexlehre hat sich zumindest auf dem hier bearbeiteten Gebiet der vegetativen Rhythmik als eine so umfassende These erwiesen, daß sie ohne Bedenken als *zentrales* Steuerungsgesetz des *vegetativen Nervensystems* bezeichnet werden kann.

Im übrigen soll es dem Fachgelehrten überlassen bleiben, wieweit sich Begriff und Anwendungsweise des bedingten Reflexes durch eine Grenzverschiebung nach oben oder unten, d. h. in dem Bereich des einzelligen Lebewesens einerseits, die menschliche Assoziationspsychologie andererseits erweitern läßt. Schließlich war es kein geringerer als LEIBNIZ, der in seinen „nouveaux essays" den Tatbestand des bedingten Reflexes, gewiß unbewußt und ohne Verwendung moderner Terminologie, aber durchaus erkennbar in wesentlichen Zusammenhängen, zur Deutung der Tierdressur erstmalig benützt hat. In der höheren Psychologie des Menschen hat neuerdings M. SCHELER den bedingten Reflex als integrierenden Bestandteil der „assoziativen Gesetzlichkeit" hervorgehoben, wonach ein Gesamtkomplex von Vorstellungen sich wiederherzustellen und seine fehlenden Glieder zu ergänzen strebt, wenn ein Teil dieses Komplexes sensorisch oder motorisch wiederbelebt wird.

Wie dem auch sei, für die *medizinische* Verwendbarkeit der bedingten Reflexe im allgemeinen und des EDG im besonderen ist festzuhalten, daß es sich um eine *Lebenserscheinung* handelt, die sich in ihrer ontologischen Stellung auf der *Grenzlinie* zwischen den objektiven *physiologischen* und den nur mehr subjektiv erfaßbaren *psychologischen* Vorgängen befindet. Wer sich daran gewöhnt hat, in den Bildern der vegetativen Rhythmik zu denken, für den ist die *Einheit psychosomatischer* Abläufe eine Selbstverständlichkeit geworden. Man wird sich dann nur über die oft recht gesuchten Umwege wundern, auf denen in der Fachliteratur solche Zusammenhänge indirekt bewiesen werden sollen.

Die vegetative Rhythmik und das Elektrodermatogramm ermöglichen einen *direkten* Zugang zu den Geschehnissen in den vegetativen Leitungsbahnen und Ganglien, welche das *statische Bild* des *Mikroskops* durch eine *dynamische* Betrachtungsweise *ergänzen.* Überhaupt scheint die Methodik der *Rhythmenforschung* berufen, die zum Teil recht stereotyp gewordene und in vielen Testuntersuchungen nur mehr in den Vormittagsstunden von 9 bis 11 Uhr um den Kranken bemühte *Labortechnik* wieder mit dem fließenden Leben in engeren Kontakt zu bringen.

Schon nach den vorliegenden Resultaten dürfen wir erwarten, daß uns die Rhythmenlehre, zumal in der Form des EDG, in *prognostischer* Beziehung fördern wird. Die Nachwirkungen, welche jedes krankhafte Geschehen in den vegetativen Ganglien hinterläßt, gewähren außerdem einen *Einblick* in die *krankhafte Vorgeschichte* des Patienten, die besonders bei der Aufsuchung der ursprünglichen *Herde,* also der *Fokaldiagnostik,* schätzbare Dienste leisten wird. Um hier zur Klarheit zu kommen, muß die innere Medizin und Neurologie die Erfahrung der *Kinderklinik* abwarten, die uns erst im biologischen Neuland des menschlichen Körpers, z. B. in den Dermatomen des Trigeminusgebietes, die nicht durch Zahn- oder Nebenhöhlenerkrankungen beeinflußten Rhythmenbilder zeigen muß.

Wie weit unsere bisherigen Vorstellungen durch die neuere Entwicklung der *Neuralpathologie* zu korrigieren oder zu erweitern sind, wird sich gleichfalls im Laufe des Ausbaues der Methodik zeigen. Neue Möglichkeiten einer verfeinerten *Organdiagnostik* bieten sich an, die unter Einschluß einer besseren Erfassung der *psychischen Komponenten* zu einem *Abbau* der *funktionellen* Erkrankungen zugunsten einer *organisch* und *anatomisch* besser fundierten Beziehung führen werden.

Auch die *Krankenbehandlung* dürfte aus dieser Entwicklung Nutzen ziehen, indem das ferne Ziel einer *objektivierenden* und doch streng *individualisierenden Therapie* in greifbarere Nähe rückt. Aber schon jetzt ergibt sich aus der vorliegenden Arbeit, daß jede Organbehandlung von der Körperoberfläche aus einfach die Umkehr der aus den HEADschen Zonen, zumal in der elektrischen Form des EDG gewonnenen Erkenntnisse ist.

Literaturverzeichnis.

1. Regelsberger, H.: „Über den Galvanismus der menschlichen Haut." 1. Mitteilung „Zum Problem der biologischen Strahlendosis." Z. exp. Med. 42 (1924), 159—171.
2. —, „Zum Problem der biologischen Strahlendosis." Sitzungsber. med.-phys. Soz. Erlangen 22. 2. 1924. Klin. Wschr. 3 (1924), 20 : 906.
3. —, „Die Beurteilung unspezifischer Reaktionen mit Hilfe der alveolaren Kohlensäure." Z. exp. Med. 60 (1928), 591—610.
4. —, „Polarisationsmessungen an der menschlichen Haut. Zur Diagnose der Basedowschen Krankheit und ihrer strahlentherapeutischen Beurteilung." Fortschr. Röntgenstrahlen 41 (1930), 6 : 950—956.
5. —, „Wege und Aussichten einer bioelektrischen Strahlendosierung." Strahlenther. 37 (1930), 1 : 179—192.
6. —, Tagesrhythmen und Reaktionstypen des Polarisationswiderstandes der menschlichen Haut." II. Mitteilung „Über den Galvanismus der menschlichen Haut." Z. exp. Med. 70 (1930), 438—451.
7. —, Apparat zur Polarisationsmessung der menschlichen Haut." Fortschr. Röntgenstrahlen 42 (1930), 3 : 379—386.
8. —, „Polarisationsmessungen an der menschlichen Haut und ihre klinische Bedeutung." Kongr. f. inn. Med. Wiesbaden (1930).
9. —, „Grundsätzliches über die Polarisationsmessungen an der menschlichen Haut." III. Mitteilung. Z. exp. Med. 76 (1931), 635—652.
10. —, „Das Elektrodermatogramm. Beitrag zur trophischen Hautinnervation." Klin. Wschr. 10 (1931), 27 : 1244—1249.
11. —, „Zur Methodik des Elektrodermatogramms." IV. Mitteilung. Z. exp. Med. 81 (1932), 298—313.
12. —, „Über Pawlowsche Reflexe der menschlichen Haut und der Atmung." V. Mitteilung: „Zur Deutung des Elektrodermatogramms." Z. exp. Med. 85 (1932), 836—852.
13. Stelzner, W.: Elektrodermatogramm und pharmakodynamische Dermoreaktionen." Z. exp. Med. 83 (1932), 545.
14. Regelsberger, H., und W. Stelzner: Elektrodermatogramm und Dermoreaktionen." (Verh. Dtsch. Ges. f. inn. Med. Wiesbaden (1932).
15. —, „Über die efferenten Bahnen der Hautnahrungsreflexe des Menschen." Z. Neurol. u. Psych. 146 (1933), 180—200.
16. —, „Weitere Untersuchungen über die Nahrungsreflexe der menschlichen Haut." Verh. d. Dtsch. Ges. f. inn. Med. Wiesbaden (1933).
17. —, „Hautwasserabgabe und Körpertemperatur in ihrer Beziehung zum Dermatogramm." VI. Mitteilung. Z. exp. Med. 93 (1934), 222—235.
18. —, „Gesetzmäßigkeiten in der Regulation des Stoffwechsels und des Energiehaushaltes des Elektrodermatogramms." VII. Mitteilung. Z. exp. Med. 95 (1935), 30—46.
19. —, „Das Elektrodermatogramm und die Nahrungsreflexe des Menschen." Erg. d. inn. Med. u. Kinderkh. 48 (1935), 125—165.
20. —, „Die hautelektrische Prüfung des vegetativen Nervensystems." Med. Klin. 31 (1935), 51 : 1661—1664.
21. —, „Die rhythmische Tätigkeit der Leber." Klin. Wschr. 14 (1935), 1 : 113 bis 116.

22. Regelsberger, H., und W. Stelzner: „Die vegetative Rhythmik als Grundlage der Therapie.“ Verh. d. Dtsch. Ges. f. inn. Med. Wiesbaden (1937).
23. Regelsberger, H., und W. Kinkelin: „Verdauungsleukocytose und cerebrale Streuung des Blutbildes.“ (Zugl. VIII. Mitteilung des „Elektrodermatogramms.“ Z. exp. Med. 101 (1937), 307–334.
24. Greving, R., und H. Regelsberger: „Die Nahrungsrhythmik des Blutbildes.“ Klin. Wschr. 16 (1937), 40 : 1374–1380.
25. Schröter, M.: „Über Pawlowsche Reflexe bei Geisteskranken.“ Z. Neurol. u. Psych. 164 (1939).
26. Regelsberger, H.: Über die cerebrale Beeinflussung der vegetativen Nahrungsrhythmik.“ Z. Neur. u. Psych. 170 (1940), 531.
27. Bingel, A.: „Über die Tagesperiodik Geisteskranker, dargestellt am Elektrodermatogramm.“ Z. Neurol. u. Psych. 170 (1940), 3 : 404–440.
28. Regelsberger, H.: „Die vegetative Nahrungsrhythmik und ihre klinische Bedeutung.“ Klin. Wschr. 19 (1940), 1 : 1–6.
29. —, „Die Veränderungen des elektrischen Gleichstromwiderstandes im Schlaf. Ein Beitrag zur Innervationsfrage des Perspiratio insensibilis.“ Z. Neur. u. Psych. 174 (1942), 1 : 66–79.
30. —, „Über vegetative Korrelationen im Schlaf des Menschen.“ Z. Neur. u. Psych. 174 (1942), 727–739.
31. Brill, E. H., und K. Goyert: „Über zentrale und periphere vegetative Vorgänge bei Hautkrankheiten, gemessen am Polarisationswiderstand (Elektrodermatogramm) der Haut.“ Arch. Derm. u. Syph. 43 (1942), 183 : 168–191.
32. Hasslinger, W.: „Chirurgische Krankheitsbilder und vegetatives Nervensystem (geprüft am Polarisationswiderstand der Haut).“ Habilitationsschrift Würzburg 1942. Arch. Klin. Chirurg. 204 (1942), 1 : 84–133.
33. Dieckmann, G.: „Die vegetative Nahrungsrhythmik beim Kleinkind.“ Inaug.-Dissert. Münster 1944.
34. Regelsberger, H.: „Über die zentrale Steuerung der Leberfunktionen durch Pawlowsche Reflexe.“ Z. exp. Med. 113 (1944), 341–367.
35. —, „Das Elektrodermatogramm bei Hirnverletzten. Zur Funktionsprüfung des Stammhirns und vegetativen Nervensystems.“ Ärztl. Wschr. 3 (1948), 3/4 : 33–37.
36. Regelsberger, H., sen.: „Das Elektrodermatogramm und seine Messung“, Med. Klin. 26 (1949), 817–825.
37. Regelsberger, H. S., jun.: „Die Commotio cerebri im Bilde des Elektrodermatogramms.“ Klin. Wschr. 25/26 (1949), 437.
38. —, „Experimentelle Untersuchungen über die physiologische Schwankungsbreite der Leukocytenwerte.“ Ärztl. Wschr. 29/30 (1949), 449.
39. —, „Das Verhalten der Leukocyten im reaktiv hyperämischen Stromgebiet.“ Ärztl. Wschr. 17 (1950), 266.
40. Bloedner, C. D.: „Der vegetative Tonus der Hautsegmente des Thorax bei der aktiven Lungentuberkulose.“ Ärztl. Wschr. 1950, Heft 47.
41. —, „Das Elektrodermatogramm im klinischen Verlauf der Lungentuberkulose.“ Med. Klin., Heft 49, 1950, S. 1563–1566.
42. Regelsberger, H., sen.: „Über elektrographische Organdiagnostik auf Grund der Headschen Zonen.“ Sonderdruck aus „Verhandlg. d. Deutsch. Gesellsch. f. innere Medizin.“ 56. Kongreß 1950.
43. Regelsberger, H. S., jun.: „Verteilungsleukocytose und Elektrodermatogramm (EDG).“ Acta Neurovegetativa, Bd. II, Heft 1–2, 1951.
44. —, „Schlafstörung bei gedeckter Hirnschädigung.“ Ärztl. Forschung 1951.
45. Regelsberger, H., sen.: „Über elektrographische Organdiagnostik auf Grund der Headschen Zonen.“ Acta Neurovegetativa, Bd. III, Heft 3–4, 1951.
46. Bloedner, C. D.: „Die Dysbakterie des Dickdarmes bei der Lungentuberkulose und ihre Beziehung zum vegetativen Nervensystem.“ Tuberkulosearzt, Heft 5 (1951).

47. Störkel, H.: „Über das Elektrodermatogramm bei Erkrankung der Leber und der Gallenblase.“ Deutsche Zeitschr. f. Nervenheilkunde, Bd. 166, S. 303—314 (1951).
48. Müller, P., und K. H. Scharmann: „Elektrodermatographische Messungen bei Rheumatikern.“ Zeitschr. f. Rheumaforschung“, 10. Bd., Heft 9/10, Oktober 1951.
49. Enste, W.: „Ergebnisse elektrodermatographischer Reihenuntersuchungen an Schizophrenen.“ (Noch im Druck.)
50. Regelsberger, H., sen.: „Der bedingte Reflex und die vegetative Rhythmik des Menschen dargestellt am Elektrodermatogramm“. Acta Neurovegetativa/Supplementum I. Springer-Verlag, Wien 1952.

Pawlow, P.: Die höchste Nerventätigkeit. Bergmann-Verlag, München 1927.
Ischlondsky, N. E.: „Der bedingte Reflex und seine Bedeutung in der Biologie“ (Neuropsyche und Hirnrinde, Band 1). Urban & Schwarzenberg, Berlin-Wien 1930.
—, Physiologische Grundlagen der Tiefenpsychologie“ (Neuropsyche und Hirnrinde, Band 2). Urban & Schwarzenberg, Berlin-Wien 1930. Hier auch ältere Literatur der Pawlowschen Schule.
Hansen und Staa: Reflektorische und allgemeine Krankheitszeichen der inneren Organe. Thieme-Verlag 1938.
Veil H., und A. Sturm: Die Pathologie des Stammhirns und ihre vegetativen klinischen Bilder. Verlag G. Fischer, Jena 1942.
Müller, L. R.: Lebensnerven und Lebenstriebe. Verlag J. Springer 1931.
Harold G. Wolff (New York): Die bedingte Reaktion, Handb. d. Neur. v. Bumke-Foerster. J. Springer, Berlin 1937. Band II, S. 318 ff.
Pawlow, P.: „Lectures on conditioned reflexes. . . . higher nervous activity of animals.“ London 1929.
—, „Conditioned Reflexes. An investigation of the physiol. activity of the cerebral cortex.“ Oxford 1924.